U0868240

张仲景君药大剂量应用治疗学

王心东　王放　王杏　主　编

中医古籍出版社
Publishing House of Ancient Chinese Medical Books

图书在版编目（CIP）数据

张仲景君药大剂量应用治疗学 / 王心东，王放，王杏主编. — 北京 ：中医古籍出版社，2024. 9. — ISBN 978-7-5152-2871-6

Ⅰ. R243

中国国家版本馆CIP数据核字第2024XT4854号

张仲景君药大剂量应用治疗学

王心东　王放　王杏　主编

策划编辑　姚　强
责任编辑　李　炎
封面设计　王　悦
出版发行　中医古籍出版社
社　　址　北京市东城区东直门内南小街 16 号（100700）
电　　话　010–64089446（总编室）010–64002949（发行部）
网　　址　www.zhongyiguji.com.cn
印　　刷　北京市泰锐印刷有限责任公司
开　　本　710mm×1000mm　1/16
印　　张　14.5
字　　数　287千字
版　　次　2024 年 9 月第 1 版　2024 年 9 月第 1 次印刷
书　　号　ISBN 978–7–5152–2871–6
定　　价　69.00 元

编委会

主　编：王心东　王　放　王　杏

副主编：袁　兵　李　政　王志甫

熊　伟　张风梅　封银曼

编　委（排名不分先后）：

祖丽华　周英武　马吉元　刘若愚　王新建　王　渊

杨岩峰　杨少玫　张　振　赵西平　赵玉琦　徐云来

常　顺　黄伟伟　惠　玲　郭全军　吉郡珠　宋汉锋

郭长海　杜　峰　刘英姿　王申路　杨　萍　王青登

马清林　石成玉　毛成坤　李康辉　顾景阳　冯亚男

乔国岩　石耀桦　申　豪　杨荆雯

序

王心东主任医师从事中医内科临床工作 47 年，爱岗敬业，辛勤奉献，团结协作，刻苦钻研，中医理论知识扎实，临床诊疗能力突出，积累了比较丰富的临床经验和技术专长，成绩卓著，在国内中医行业有一定的影响力，为河南省中医药事业的发展做出了积极贡献。

王心东主任医师临床擅长以君药大剂量治疗急危重疑难病，展现了其高超的中医技术能力，对这种源于医圣张仲景的用药思想，其总结的论文发表在中医顶尖期刊《中国医药学报》和《中医杂志》上，下载频次高达 448 次和 331 次。王心东主任医师潜心研究张仲景大剂量用药学术思想，助推中医药行业重大理论与实践传承发展，彰显其高深的中医学术水平。

本书继承有新意，发掘有深度，创新有依据，突出中医特色优势，能够显著提高中医药疗效，提高临床医生对中药汤剂的应用信心和使用率，改善中医队伍应急乏术和弃中就西的现状，对创新和发展中医药理论有重大的实践意义和学术价值。

我和王心东同志相识四十多年，他善于学习，多有建树，是南阳中医药学术传承创新的优秀人才，对中医药事业的执着追求，难能可贵，故乐之为序！

国医大师：唐祖宣

2020 年 6 月 26 日

自 序

河南省中医药科学研究专项课题“张仲景药物大剂量应用治疗急危重疑难病的传承与创新研究”（2014ZY02103）由本人主持，本人带领团队成员严谨求实，刻苦钻研，经过近4年的奋力攻关艰苦探索，完成了预定任务和研究目标，顺利通过了河南省中医管理局组织的专家组评审验收，并于2019年12月获河南省中医药科技成果一等奖（2019-1-055），这是我省、我市中医药科学研究工作取得的又一新的成绩，标志着我省、我市的张仲景学术思想研究及应用技术水平有了较大的发展，也为我省、我市进一步提高中医药临床疗效和健康服务能力注入了生机与活力。本书是该项目的主要研究成果，现将本书内容特色介绍如下。

一、这是一项开拓创新的中医学重大理论和实践课题

近半个世纪以来，在国内外经济社会不断进步、现代科技高速发展、疾病谱明显变化、健康需求日益增加的大环境下，中医的传承发展面临严峻的挑战。表现在中医学不断遭到非议，质疑中医治疗急危重疑难病的临床疗效不太突出、不太确切，局限于《中华人民共和国药典》（简称《药典》）规定的中药用量，很难收到理想的中医临床疗效。国内有关学者从文物学、实物学、史料学或文献学等不同角度，对中药的古今剂量折算法进行了专题研究，出现了经方1两等于现代1.6g、3g、6.9g、13.8g、15.6g等各种剂量折算标准的研究结果。但有关研究团队又发文称，13.8g的折算标准在选择经方剂量时难以作为临床处方用量的普遍参考。出于对中医药事业的强烈热爱和执着追求，本人带领团队成员，从中医最经典的《伤寒论》和《金匮要略》中，对“方书之祖”的经方原始大剂量应用记载和内容进行了探幽索微、爬梳剔抉。本课题与国内同类项目的研究，在思路方法上有明显不同，没有进行折算率的研讨，而是从张仲景的药物本原基础应用方面，采取传统与现代中药用量对照比较方法着手探讨，研究结果独树一帜。项目查新显示，本课题在国内外研究较早，方法独特，是国内外张仲景大剂量君药应用研究的开拓者。

二、这是一项治疗急危重疑难病的中医独到技术成果

本课题的整理研究显示：以国家中医统编教材中，中药 1 两等于现代 3g 为折算标准，以《方剂学》中的“量大为君”为组方标准，以等于或超过《药典》的药物用量为大剂量应用标准，以国家中医药管理局制定的急危重疑难病概念为诊断标准，总结发现张仲景经方有大剂量 2 倍、超大剂量 6 倍和特大剂量 14 倍三种君药重量应用方法，分别命名为“崭露头角型”“金鸡独立型”和“鹤立鸡群型”应用状态；归纳了张仲景君药大剂量应用有 9 个方面的安全用药方法和注意事项；概括了张仲景大剂量用药的适应病机是复杂多元相兼，创造性地制定了相应大剂量用药适应病症的风险程度和等级。

三、这是一项普遍适用的“接地气”的实用成果

本课题旗帜鲜明地主张君药大剂量应用，简明易记，联系实际，使用便利，既能以大剂量、超大剂量、特大剂量治疗急危重疑难病，也符合张仲景大中小本原剂量的用药特点，更符合现实临床大中小不同剂量应用的实际需要，有明显的可行性、实效性、普适性。

熟练掌握张仲景君药大剂量应用治疗急危重疑难病的经验和技术，能扩大和占领中医临床阵地与领域，提高中医药人员应用中药汤剂及颗粒剂的信心和使用率，避免中医大夫学非所用，并能进一步完善对辨证施治的评价标准，尤其能突破中医学理论和技术发展缓慢的瓶颈与羁绊，执此牛耳，牵一发而带动中医药各学科、各专业、各体系，在基础医学、临床医学和科研教学诸方面，全面深入地提高中医药学术水平和防病治病能力，促进中医药学术理论和应用技术的丰富升华。

四、这是一项具有中医主体思维的纯正中医成果

本课题创造了张仲景君药大剂量应用治疗急危重疑难病的使用方法，对邪气猖獗、急危重病或病邪痼结、深伏久羁的病症，大剂量用药药味纯厚，功专效强，能拯急救难，防止传变，见效快，疗效好，治愈率高。这一真正纯粹的具有代表性的中医药成果，有利于在重大疾病防治中发挥中医的协同攻关作用，有利于用纯正中医的思维使用中医药，有利于做好纯正中医的保护传承，挽救和振兴中医。

对此颠覆既往的认知，改变惯常的治法，为临床提供了强有力的技术支撑，是医圣绝学的一部分，完完全全是按照中医自身发展规律认识事物规律和生命健康的一个新突破，标志着中医学术及事业的发展将开辟一个新疆域，跨上一个新阶段，中医药临床疗效将会以更大活力和更大空间得到全面提高发展。

五、这是一项突出中医药特色的临床应用指南

本课题总结制订了张仲景君药大剂量应用的 8 项规则及应用指南：辨证施治是根本保证，适应病症是前提基础，君药应用是主要形式，对症量大是具体措施，分型倍量是

重用标准，风险等级是关键要点，安全规范是基本要求，提高疗效是核心要义。

六、这是一个法律、政策、学术、专业广泛支撑的行业聚焦项目

本课题汇总张仲景君药的大剂量应用，现代有 7 大方面的重要支撑。

一是《药典》的法律支撑。

二是原卫生部《处方管理办法》的政策支撑。

三是《方剂学》的学术支撑。

四是古今名方及名老中医专家的实践支撑。

五是现代医学应用支撑。

六是新药研制规范支撑。

七是张仲景经方用量古今支撑。

七、这是一项促进《药典》改革创新的重大研究

本课题研究表明，张仲景经方剂量的应用标准，依从源自汉代及之前的有关中医经典著作和临床应用记载，是现今《药典》药量的最早基础应用和最重要的历史记载。《药典》制定的现今用量，是近现代以前，历代中医药经典及临床应用记载的传承和延续，但遗憾的是《药典》没有完整地记载张仲景经方大剂量用药的应用经验，这不能不说是重大的学术遗漏和缺憾。

人为地限制中药的用量范围，不但丢掉了中医药临床应用的一个主要技术特长，而且严重影响了中医学的继承发展和创新提高。在《药典》中增补张仲景大剂量用药内容，已十分迫切和必要，如此方能充分体现《药典》是完整性、规范性、科学性、安全性、权威性和实用性的高度统一。

八、这是一项促使中医药中西医结合获得诺贝尔奖项的催化剂

历史规律表明，一门学科的发展主要依赖学科新概念、新技术、新方法的不断出现和发现，而中医学的现状是中医创新后继乏力。本课题研究发现，在北大中文核心期刊发表专题论文较多，在国内引用率和下载率较高，提出“君药大剂量”学术概念及应用技术方法，是中医学术传承创新研究的切入点，也是整个中医学科产生突破和变革的关键。

屠呦呦研究员研究青蒿素获得诺贝尔奖，其实质就是在青蒿的用量上采取了大剂量用药的方法。“青蒿一握，以水二升渍，绞其汁，尽服之”，汉代 1 升等于现代 200mL，用 400mL 的水浸药后再绞汁全部服下，这 400mL 的药液能说药量少吗？且经乙醚提取的药物能说青蒿素的基本元素含量很少吗？中国医学科学院血液病医院从“当归芦荟丸”组方的青黛一药中提取的靛红玉药效成分，可有效地治疗慢性粒细胞白血病，其研究的关键就是在口服此汤药时大剂量用药才产生的重大发现。

九、这是一项事关中医药学术事业传承发展的全局性、战略性、关键性重要成果

我们团队对此课题项目的探讨阐释及整理研究，发掘有深度，继承有新意，创新有依据，鲜明地突出中医药特色和优势，体现了原创性、综合性和独特性的技术特征，临床实践应用具有显著的科学性、创新性和实用性，有利于解决中医药行业中存在的急危重疑难病疗效不高的问题，扩大和占领中医临床领域和阵地，研制开发中药新药，提升中医四大自信（疗效自信、专业自信、学术自信、理论自信），破解行业“五化”困境（中医思维弱化、中医特色淡化、中医学术异化、中医技术退化、中医治疗西化），推动医、教、研学术技术水平和服务能力，全面深入地继承提高并不断彰显中医药学对经济发展和社会保障的贡献率，增强中医药自主创新关键技术、核心技术在国内外的竞争力和影响力！

十、这是一项富有仲景故里特色的地方标志性成果

河南省是仲景之乡，南阳市是仲景故里，历史文化积淀深厚，中医学术氛围浓郁，成才了无数中医学子，造就了我们团队研究出张仲景君药大剂量应用治疗急危重疑难病的措施方法。同行专家们认为这是一项原汁原味、地地道道的仲景学术应用成果，是中医药学术技术领域重要的学术流派，是河南省独具特色的医疗资源，也是仲景之乡南阳的一张中医名片，丰富和充实了张仲景医药文化和中医药宝库，难能可贵，极其宝贵。

十一、这是一项回归本位守正传承的使命任务

中医药学的命运，历史与现实颇受关注与重视，虽有些许对立和抗争，但事业的发展终归是道经千载更光辉、不废江河万古流。国家的法律政策极大地保障了中医药学的传承创新。对此，不仅是中医界的大事，也是整个中国医药卫生界的大事，更是关乎中华民族每个公民健康福祉的大事。确切地讲，中医药学术事业的发展，最重要的是要有自身独特的具有核心竞争力的理论和技术。而张仲景君药大剂量应用这一独特的理论和治疗技术，就是历经两千多年实践和时间检验，对生命健康和病症规律性的认识总结，具有显著的专业特色和独特优势，是中医药学可持续发展的重大核心竞争力。这是我们回溯本源、回归本位、传承精华、守正创新的专业共识，也是我们开展本项目课题研究的初衷和使命。

本项目多次在国际性、国家级、省市级专业学术会议上宣读交流和推广应用，受到众多国内外专家学者的重视和支持，得到河南省卫健委、河南省中医管理局、河南省中医药学会、河南省张仲景学说委员会的大力鼓励和支持。这是我省、我市对国家科技创新工作的贡献，也是我省、我市对中医药学术进步和中医药事业发展的贡献！我们占据着促进张仲景学术技术成果及中医药学术精华创造性转化与创新性发展的根据地和制高点，未来张仲景学术及中医药行业的发展必将潜力无限！前景广阔！前途辉煌！

仲景故里仲景学子，揭示仲景学术千年大奥秘，君药重剂救治急重，拓展中医传承发展新领域。

王心东

2023年8月19日于南阳市中医院

前 言

本书以破解张仲景大剂量用药奥秘为方向。医圣张仲景的两部中医经典专著《伤寒论》和《金匮要略》，两千年来仍高效地指导着中医临床，理法方药量辨证施治被广泛地应用于临床。中药的用量有言是不传之秘。张仲景经方药物中的中、小剂量应用我们非常熟悉，而其大剂量药物应用，近年来受到许多专家学者的高度重视，有关专项专题研究方兴未艾。本书选择用仲景经典经方药量，与现行的《药典》中的中药用量，进行相对比较的研究方法，对仲景专著中经方药用大剂量的应用记载、方法要点、特征规律等进行深入探讨，意图破解中药用量不传之秘，更好地提高中医药治疗急危重疑难病的疗效。

本书以阐述张仲景君药大剂量用药经验为主题。为全面系统地总结仲景君药大剂量应用的学术特长，本书分五章予以概括整理。第一章挖掘发现研究，第二章本原传承研究，第三章现代临床研究，第四章编者应用研究，第五章学说构建研究。其中，第三章对仲景君药大剂量应用的每一味药，分 5 个层次加以分析，一是张仲景用量、二是折合公制、三是记载方剂、四是《药典》用量、五是现代应用，力求清晰明确地展示张仲景君药大剂量应用的记载和用量用法。

本书以专项课题报告为蓝本，是课题组主持承担的河南省中医药科学研究专项课题的结题总结，受团队成员专业水平、科研条件、投入时间、文献资料缺如等所限，对《伤寒论》中等于或超过《药典》中中药用量的 34 味药，《金匮要略》中等于和大于《药典》中中药用量的 27 味药，尚没有完全总结整理，故有所不完整。又因团队成员专业水平参差不齐、基础资料整理经验不足，故本书内容的前后篇章段落、写作体例、文献的引用规范等，也有所不一致。书中难免还有其他不妥和错误之处，希望广大专家学者和各位读者不吝批评指教。

王心东

2023 年 6 月

内容提要

本书以“1 两 =3g”为中药用量折算标准，以“量大为君”为组方标准，系统整理了张仲景《伤寒论》和《金匮要略》中等于或超过《药典》规定的中药用量而大剂量应用君药的原始载述，发现有大剂量、超大剂量和特大剂量 3 种用药类型，归纳出 9 个方面的安全用药方法和注意事项，概括出古今法典政策学术等对君药大剂量应用的 7 大专业支撑。本书分别从挖掘发现研究、本原传承研究、现代临床研究、编者应用研究和学说构建研究 5 个层次，初步展示张仲景君药大剂量应用的学术技术特长，力图见证中医药特色疗法治疗急危重疑难病的本源内涵，反映医圣杰出的理法方药量辨证施治的中医贡献。

本书内容新颖，观点独到，聚焦传承精华，着眼提高疗效，把握前沿热点，交流探索关键，引领学术守正创新，致力中医赓续传承，适用于各级各类中医药临床、科研、教学工作者参考学习。

主编简介

王心东，男，主任医师，教授，第五批全国老中医药专家学术经验继承工作指导老师、2016年全国名老中医药专家传承工作室获批者、全国基层优秀名中医、享受国务院特殊津贴专家、河南省名中医、南阳市突出贡献中医名师，国家级、省级、市级、县级四栖名中医、首届全国“最美中医”候选人。先后担任中华中医药学会脑病分会常委、中华中医药学会民间特色诊疗技术研究分会常委、中华中医药学会神志病分会常委、中国中医药研究促进会专科专病建设分会常委、世界中医药学会联合会神志病委员会理事、中国民间中医医药研究开发协会仲景国医教育分会常委、中国民间中医医药研究开发协会岐黄中医药研究分会常委等。

从医五十余载，先后在河南省新野县中医院和南阳市中医院工作。在长期的临床实践工作中，形成了精准的三纲辨证中医主体思维应用方法，积累了君药大剂量应用治疗急危重疑难病的学术思想和临床经验，擅长脑络靶点内服外贴“三通疗法”治疗脑血管急危重疑难病，内服方药采用辨证施治君药大剂量应用组方配伍治疗，外贴药物采用自行研制的“中风回春膏”在特定穴位上贴敷，内外合治，用法独特，安全有效，科学实用。

主编专著4本，副主编专著3本，作为第一完成人获省级中医药科技成果一等奖1项、二等奖2项，获市级中医药科技成果一等奖3项、二等奖9项，独著或作为第一作者在《中医杂志》《中华中医药杂志》《中国中西医结合临床急救》等核心期刊发表论文15篇，在省级专业期刊发表论文67篇。撰写的《论张仲景君药大剂量治疗急危重疑难病》被评为2019年10月第五界仁心雕龙学术论坛优秀论文第二名。连续三届获得“南阳市科技拔尖人才”“南阳市首批学术技术带头人”等荣誉称号。

编者特别声明

阅读本书，请首先学习全国中医药高等院校统编教材《中药学》《方剂学》并参考《中华人民共和国药典》等有关专著，以及原卫生部《处方管理法》等有关法规政策，统筹学习本书概括的法典、政策、学术等对君药大剂量应用的 7 大专业支撑，不经辨证、擅自不科学大剂量用药者后果自负，严禁初级医务人员擅自大剂量用药。

目录

第四章 编者应用研究 /149

第五章 学说构建研究 /203

第一章

挖掘发现研究

引　言

对张仲景《伤寒论》和《金匮要略》两书中方药剂量的临床应用研究，现时热潮不断，百家争鸣，对经方1两等于现代1.6g、3g、6.9g、13.8g、15.62g等多种剂量折算标准的整理研究［程先宽，韩振蕴，范吉平．中药超大剂量应用历史及现状．上海中医药杂志，2007，41（2）：69-71］，不仅充实了中医理法方药量的辨证施治体系，而且丰富了中医临床治疗学的应用技术方法，可谓异彩纷呈，百花齐放。

对每一种经方本原剂量折算法的研究，都有文物学、实物学、史料学或文献学等方面的探讨理由和依据。我们的课题研究和学术观点是主张坚持全国中医药界已经应用了40多年，并且现今仍普遍应用的汉代1两＝现代1钱＝3g的古今中药剂量折算标准。

在这种1两等于现代3g的折算基础上，我们探索和发现了张仲景用药等于或超过现代《中华人民共和国药典》（以下简称《药典》）规定的中药用量而大剂量应用治疗急危重疑难病的主要内容及特殊现象。

一、背景现状

现代中医临床上中药处方剂量有等于或超过《药典》权威规定剂量应用的现象，这种大剂量用药虽然不是中医临床处方的全部，但确在中医临床处方中占有相当的比重和范围（许国振，谢守敦．古今中药超大计量应用集萃．北京：中国医药科技出版社，2005）。对这种毋庸置疑的客观实际，赞颂提倡推广者有之，非议责难反对者有之，仁者见仁，智者见智，众说纷纭，莫衷一是。新中国成立后，质疑、歧视、诋毁、非议、取消中医的各种奇谈怪论时有出现，给中医药事业的发展带来了很大的负面影响。

中医药屡屡受到诟病，关键的原因还是中医药的临床疗效。疗效是中医药存续和发展的根本。现代临床客观上存在对急危重疑难病的治疗中医药疗效平平或不够确切的现状，中医药对当今人们医疗保障的显示度、可见性和贡献率相对偏弱。

而中药药量与疗效密切相关，中国中医科学院中药研究所的专家学者的调研（杨洪军，黄璐琦.中药饮片用量标准的研究.福州：福建科学技术出版社，2011），证实了中医界相当普遍地存在着超《药典》规定用量使用的状况，并强调对于有确切疗效的专病专药大剂量的应用，应当高度重视并深入研究。

二、研究缘由

医圣张仲景的《伤寒论》和《金匮要略》两部医典，理法方药量俱备，奠定了中医辨证论治的基础。书中大、中、小不同药物剂量的组方应用，因其疗效显著而得到后世及现代的继承应用和弘扬发展。

对于书中中、小剂量的应用，古今非常熟识，而对于书中大剂量的应用，特别是超过现代《药典》规定用量而在临床上使用的大剂量用药，古今则少有专门系统深入的研究。

我们的研究发现，《伤寒论》和《金匮要略》中大剂量用药的经验及用量，按目前中医药界共识的汉代 1 两 = 现代 1 钱 =3g 的古今中药剂量换算，已经超过了现代《药典》中一些药物的规定用量，也即现实中很多大剂量用药就是契合沿袭了张仲景大剂量用药的经验。

这种张仲景式的药物大剂量应用，能够治疗急危重疑难病，且疗效明显，能够拓展临床诊疗思路，有利于中药新药的研制开发，中医药优势突出，符合张仲景大剂量用药的学术观点，推动了张仲景学术思想的继承和发展。

三、研究方法

我们的研究以明·赵开美复刻宋本《伤寒论》原书为蓝本[1]，以 1964 年湖北中医学院主编的《金匮要略》为蓝本，以李培生主编的中医教材《伤寒论讲义》（第五版）中的药物古今剂量折算法为依据[2]，即 1 两≈ 3g，1 升≈ 30g，分别以 2000 年版和 2005 年版《药典》颁布的中药用量为标准[3]，将《伤寒论》和《金匮要略》中属于大剂量应用的药物进行总结与分析。个别药物在《药典》中未载述的，则以规划教材《中药学》[4] 和《中药大辞典》[5] 的用量为标准。另有个别药物的计量测算参考了规划教材《伤寒论选读》[6] 和有关文献[7]。

药物的大剂量应用就是有别于中等量（常规量）和小剂量的应用，临床上及有关文献有的称“重（众）量”，有的称“大量”，本文统称为“大剂量”，系指一首方剂中的某一药物的具体用量，即药物在方中的绝对量。

《伤寒论》和《金匮要略》中的经方以汤剂为主，其特点是吸收快，发挥疗效迅速，故我们只选取汤剂中的药物应用情况。两书中还有应用散剂方药、丸剂方药的，因与汤剂方药的功效与用法有所不同，故均未做大剂量用药计算。

四、主要载述

（一）《伤寒论》大剂量用药统计

书中共有 34 味药物的使用量等于或超过《药典》的用量，占全书 89 味总药数的 38%，参与组方 85 首，占全书 112 首方剂的 76%，说明《伤寒论》对急危重症的治疗非常重视大剂量用药。具体情况见表 1-1。

表 1-1 《伤寒论》药物大剂量应用统计对照

序号	药名	《伤寒论》用量	折合公制	《药典》用量	用药方次
1	甘草	4 两	12g	9g	5
2	桂枝	4 ～ 6 两	12 ～ 18g	9g	6
3	大枣	5 ～ 30 枚	15 ～ 90g	15g	37
4	生姜	4 两～半斤	12 ～ 24g	9g	8
5	芍药	6 两	18g	赤芍 12g，白芍 15g	3
6	附子	1 ～ 3 枚	15 ～ 30g	15g	19
7	半夏	半升	15g	9g	13
8	茯苓	半斤	24g	15g	1
9	麻黄	3 ～ 6 两	9 ～ 18g	9g	7
10	黄连	3 ～ 4 两	9 ～ 12g	5g	5
11	杏仁	24 ～ 70 个	10 ～ 28g	9g	6
12	栀子	14 ～ 15 个	14 ～ 15g	9g	8
13	柴胡	4 两～半斤	12 ～ 24g	9g	5
14	石膏	鸡子大	60g	60g	1
15	细辛	2 ～ 6 两	6 ～ 18g	3g	4
16	芒硝	半升～ 1 升	15 ～ 30g	12g	2
17	厚朴	半斤	24g	9g	2

续表

序号	药名	《伤寒论》用量	折合公制	《药典》用量	用药方次
18	香豉	1 升	30g	15g	1
19	葛根	半升	24g	15g	1
20	桃仁	50 个	15g	9g	1
21	知母	6 两	18g	12g	2
22	五味子	半斤	24g	9g	1
23	蜀漆	3 两	9g	6g	1
24	吴茱萸	1 ～ 2 升	30 ～ 60g	4.5g	2
25	虻虫	30 个	10g	1.5g	1
26	水蛭	30 个	40g	3g	1
27	赤小豆	1 升	30g	30g	1
28	麦门冬	半升～ 1 升	15 ～ 30g	12g	2
29	赤石脂	1 斤	48g	12g	1
30	栝蒌实	1 枚	70g	15g	1
31	胶饴	1 升	30g	30g	1
32	梓白皮	1 升	30g	9g	1
33	生地黄	1 升	48g	30g	1
34	禹余粮	1 升	48g	15g	1

（二）《伤寒论》大剂量用药药量悬殊

特大剂量用药：2 味，吴茱萸和水蛭，平均用量是《药典》用量的 13 倍；超大剂量用药：3 味，大枣、虻虫、栝蒌实，平均用量是《药典》用量的 6 倍；其余大剂量用药：29 味，平均用量是《药典》用量的 2 倍。具体情况见表 1-2。

表 1-2　《伤寒论》大剂量用药 3 种类型及比率

类型	药名	《伤寒论》用量	折合公制	《药典》用量	二者用量比率（倍）
特大剂量	吴茱萸	2 升	60g	4.5g	13.3
	水蛭	30 个	40g	3g	13.3
超大剂量	大枣	30 枚	90g	15g	6
	虻虫	30 个	10g	1.5g	6.7
	栝蒌实	1 枚	70g	15g	4.7

续表

类型	药名	《伤寒论》用量	折合公制	《药典》用量	二者用量比率（倍）
其余大剂量	29 味				2（平均值）

（三）《金匮要略》大剂量用药统计

书中共有 27 味药物的使用量等于或超过《药典》的用量，占全书 156 味总药数的 17%，参与组方 80 首，占全书 205 首方剂的 39%，说明《金匮要略》对疑难杂症的治疗十分重视大剂量用药。具体情况见表 1-3。

表 1-3 《金匮要略》药物大剂量应用对照统计

序号	药名	《金匮要略》用量	折合公制	《药典》用量	用药方次
1	半夏	半升～半斤	15 ～ 24g	3 ～ 9g	23
2	麻黄	3 ～ 6 两	9 ～ 18g	2 ～ 9g	17
3	生姜	5 两～半斤、1 升	15 ～ 24g、30g	3 ～ 9g	15
4	附子	1 ～ 3 枚	15 ～ 30g	3 ～ 15g	13
5	五味子	半升	15g	1.5 ～ 6g	9
6	细辛	3 两	9g	1 ～ 3g	9
7	杏仁	50 个、70 个	15g、21g	4.5 ～ 9g	8
8	厚朴	5 ～ 8 两、1 升	15 ～ 24g、30g	3 ～ 9g	5
9	甘草	4 两	12g	1.5 ～ 9g	4
10	茯苓	半斤	24g	9 ～ 15g	4
11	柴胡	半斤	24g	3 ～ 9g	4
12	栀子	14 枚	14g	6 ～ 9g	4
13	生地黄	1 升、2 斤	30g ～ 100g	9 ～ 15g	3
14	麦门冬	半升、1 升、7 升	15g、30g、210g	6 ～ 12g	3
15	栝蒌实	1 枚	60 ～ 80g	9 ～ 15g	3
16	薤白	半升	15g	5 ～ 9g	3
17	橘皮	1 斤、2 斤	50g、100g	3 ～ 9g	2
18	乌头	5 枚	25g	3 ～ 9g	2
19	吴茱萸	3 两、1 升	9g、30g	1.5 ～ 4.5g	2
20	桃仁	50 个	15g	4.5 ～ 9g	2
21	泽漆	3 斤	150g	5 ～ 10g	1

续表

序号	药名	《金匮要略》用量	折合公制	《药典》用量	用药方次
22	黄连	3 两	9g	2 ～ 5g	1
23	水蛭	30 个	40g	1.5 ～ 3g	1
24	虻虫	30 个	10g	1 ～ 1.5g	1
25	苇茎	2 升	60g	30g	1
26	黄柏	4 两	12g	3 ～ 10g	1
27	竹茹	2 斤	100g	6 ～ 10g	1
					合计：142

（四）《金匮要略》大剂量用药药量悬殊

特大剂量用药：3 味，麦门冬、水蛭和泽漆，平均用量是《药典》用量的 15 倍；超大剂量用药：7 味，生地黄、栝楼实、半夏、橘皮、吴茱萸、虻虫和竹茹，平均用量是《药典》用量的 6 倍；其余大剂量用药：17 味，平均用量是《药典》用量的 2 倍。具体情况见表 1-4。

表 1-4　《金匮要略》大剂量用药 3 种类型及比率

类型	药名	《金匮要略》用量	折合公制	《药典》用量	二者用量比率（倍）
特大剂量	麦门冬	7 升	210g	12g	17.5
	水蛭	30 个	40g	3g	13.3
	泽漆	3 升	150g	10g	15
超大剂量	生地黄	2 升	100g	15g	6.7
	栝蒌实	1 枚	70g	15g	4.7
	半夏	2 升	60g	9g	6.7
	橘皮	2 升	60g	9g	6.7
	吴茱萸	1 升	30g	4.5g	6.7
	虻虫	30 个	10g	1.5g	6.7
	竹茹	2 升	60g	10g	6
其余大剂量	17 味				2（平均值）

（五）《伤寒论》大剂量用药形式

书中单君应用 49 方（次），两君并用 24 方（48 方次），三君并用 3 方（9 方次），四君并用2方（8方次），合计君药应用114方次，占全书大剂量应用152方次的75%。其余臣药应用17方次，佐药应用8方次，使药应用13方次。

（六）《金匮要略》大剂量用药形式

书中单君应用46方（次），两君并用26方（52方次），三君并用6方（14方次），四君并用1方（4方次），五君并用1方（5方次），合计君药应用121方次，占全书142总方次的85%。其余臣药应用21方次，佐药应用1方次。

（七）两书大剂量用药的表现形式及君药内涵

两书中较高的君药大剂量应用比率，准确地表明大剂量用药主要作为方剂中的君药。单君应用主要针对单一的病因病机或单纯的病症，两君、三君、四君等并用，主要是针对两种以上的病因病机或病情复杂的病症，以充分发挥君药的协同作用。

这种大剂量用药以君药的地位表现，主要是在方剂中针对主要病机证候而用量较大，意在充分发挥君药专病专方专药专治的主治功效，显示其针对性强和力大效宏的特性。

其内涵是：君药必须对准病机证候，且君药用量要大于臣、佐、使药。方药对准病机证候必以君药量大来体现，而君药量大又必须以辨证准确为前提，这就是“针对病机+主药量大=君药”的概念含义和表现形式。

（八）两书大剂量用药的依据是病情急危重笃与疑难杂症

1.《伤寒论》药物大剂量应用治疗急危重笃

治疗急症：208条、35条、66条、106条、38条等；

治疗危症：159条、174条、175条等；

治疗重症：103条、63条、134条、177条等。

【治疗急症】

（1）208条：阳明病，脉迟，虽汗出，不恶寒，其身必重，短气腹满而喘，有潮热者，此为欲解，可攻里也。手足濈然汗出者，此大便已硬也，大承气汤主之；若汗多，微发热恶寒者，外未解也，其热不潮，未可与大承气汤；若腹大满不通者，可与小承气汤，微和胃气，勿令至大泄下。

——表邪已解、里邪已成的阳明腑实证，厚朴半斤（24g）。

《药典》规定厚朴用量 9g。

（2）35 条：太阳病，头痛发热，身疼，腰痛，骨节疼痛，恶风，无汗而喘者，麻黄汤主之。

——寒邪外束、肺气被阻证，杏仁 70 个（28g）。

《药典》规定杏仁用量 9g。

（3）66 条：发汗后，腹胀满者，厚朴生姜甘草半夏人参汤主之。

——脾虚气滞证，生姜半斤（24g）。

《药典》规定生姜用量 9g。

（4）106 条：太阳病不解，热结膀胱，其人如狂，血自下，下者愈。其外不解者，尚未可攻，当先解外。外解已，但少腹急结者，乃可攻之，宜桃核承气汤。

——下焦蓄血证，桃仁 50 个（15g）。

《药典》规定桃仁用量 9g。

（5）38 条：太阳中风，脉浮紧，发热恶寒，身疼痛，不汗出而烦躁者，大青龙汤主之。若脉微弱，汗出恶风者，不可服。服之则厥逆，筋惕肉瞤，此为逆也。

——表寒里热、营卫俱实证，石膏鸡子大（60g）。

《药典》规定石膏用量 60g。

【治疗危症】

（1）159 条：伤寒，服汤药，下利不止，心下痞硬。服泻心汤已，复以他药下之，利不止，医以理中与之，利益甚。理中者，理中焦，此利在下焦，赤石脂禹余粮汤主之。复利不止者，当利其小便。

——下焦虚脱不固证，赤石脂、禹余粮各一斤（48g）。

《药典》规定禹余粮用量 15g。

（2）174 条：伤寒，八九日，风湿相搏，身体疼烦，不能自转侧，不呕，不渴，脉浮虚而涩者，桂枝附子汤主之。若其人大便硬，小便自利者，去桂枝加白术汤主之。

——发汗太过、阳虚液脱证，附子 3 枚（30g）。

《药典》规定附子用量 15g。

（3）175 条：风湿相搏，骨节疼烦，掣痛不得屈伸，近之则痛剧，汗出短气，小便不利，恶风不欲去衣，或身微肿者，甘草附子汤主之。

——风湿邪盛、阳气衰弱证，附子 2 枚（20g）。

《药典》规定附子用量 15g。

【治疗重症】

（1）103 条：太阳病，过经十余日，反二三下之，后四五日，柴胡证仍在者，先与小柴胡汤。呕不止，心下急，郁郁微烦者，为未解也，与大柴胡汤，下之则愈。

——邪在少阳、胃热腑实证，柴胡半斤（24g）。

《药典》规定柴胡用量 9g。

（2）63 条：发汗后，不可更行桂枝汤。汗出而喘，无大热者，可与麻黄杏仁甘草石膏汤。

——邪热迫肺、气逆作喘证，麻黄 4 两（12g）。

《药典》规定麻黄用量 9g。

（3）134 条：太阳病，脉浮而动数，浮则为风，数则为热，动则为痛，数则为虚。头痛发热，微盗汗出，而反恶寒者，表未解也。医反下之，动数变迟，膈内拒痛，胃中空虚，客气动膈，短气烦躁，心中懊憹，阳气内陷，心下因硬，则为结胸，大陷胸汤主之。若不结胸，但头汗出，余处无汗，齐颈而还，小便不利，身必发黄。

——阳邪内陷、热与水结证，芒硝一升（30g）。

《药典》规定芒硝用量 12g。

（4）177 条：伤寒，脉结代，心动悸，炙甘草汤主之。

——心血不足、心阳不振证，大枣 30 枚（90g）。

《药典》规定大枣用量 15g。

2.《金匮要略》药物大剂量应用治疗疑难病

（1）呕吐秽下利病脉证治第十七篇第 16 条“胃反呕吐者，大半夏汤主之”，半夏 2 升（60g）为君组方，主治胃气上逆、中焦虚寒证。《药典》规定半夏用量为 9g。

（2）痰饮咳嗽病脉证并治第十二篇第 23 条“病溢饮者，当发其汗，大青龙汤主之”，麻黄 6 两（18g）为君组方，主治外感风寒、内兼郁热证。《药典》规定麻黄用量为 9g。

（3）痰饮咳嗽病脉证并治第十二篇第 28 条“呕家本渴，渴者为欲解，今反不渴，心下有支饮故也，小半夏汤主之”，生姜半斤（24g），与半夏并为君药，主治胃气不和、痰饮呕吐证。《药典》规定生姜用量为 9g。

（4）痉湿暍病脉证治第二篇第 23 条：“伤寒八九日，风湿相搏，身体疼烦，不能自转侧，不呕不渴，脉浮虚而涩者，桂枝附子汤主之”，附子 3 枚（30g）为君组方，主治风寒痹阻、表阳虚弱证。2005 年版《药典》规定附子用量为 15g。

（5）肺痿肺痈咳嗽上气病脉证治第七篇第 6 条“咳而上气，喉中水鸡声，射干麻黄汤主之”，五味子半升重用为君组方，主治寒饮郁肺、肺气耗散证。《药典》规定五味子用量为 9g。

（6）黄疸病脉证并治第十五篇第 15 条：“酒黄疸，心中懊憹，或热痛，栀子大黄汤主之”，栀子 14 枚（14g）为君药组方，主治嗜酒伤中、湿热交蒸证。《药典》规定栀子用量为 9g。

（7）腹满寒疝宿食病脉证治第十篇第 11 条“痛而闭者，厚朴三物汤主之”，厚朴 8 两（24g）为君药组方，主治气滞不通、实热内积证。《药典》规定厚朴用量为 9g。

（8）百合狐惑阴阳毒病脉证治第三篇第 5 条：“百合病不经吐、下、发汗，病形如初者，百合地黄汤主之”，生地黄汁一升（30g）为君药组方，主治神志不宁、阴虚内热证。《药典》规定生地黄用量为 15g。

（9）中风历节病脉证并治第五篇第 10 条：“病历节，不可屈伸，疼痛，乌头汤主之”，乌头 5 枚（25g）为君药组方，主治寒湿痹阻、经脉不通证。《药典》规定乌头用量为 9g。

（10）妇人杂病脉证并治第二十二篇第 14 条：“妇人经水不利下，抵当汤主之”，水蛭 30 个（40g）为君药组方，主治瘀血内结证，也治男子膀胱满急瘀血者。《药典》规定水蛭用量为 3g。

（11）肺痿肺痈咳嗽上气病脉证治第七篇第 14 条“肺胀，咳而上气，烦躁而喘，脉浮者，心下有水，小青龙加石膏汤主之”，细辛 3 两（9g）为君药组方，主治外寒内饮、肺蕴郁热证。《药典》规定细辛用量为 3g。

张仲景在辨证准确的基础上，针对急危重疑难病的病因病性及病机证候，大剂量用药强力祛邪扶正，重在拦截病势，突出体现了大剂量用药的原则和特长，至今仍对突出中医药特色，发挥中医药优势，提高中医药临床疗效，有较强的实用价值和指导意义。

（九）张仲景君药超大剂量、特大剂量用药状况

1.《伤寒论》超大剂量用药状况

《伤寒论》超大剂量用药状况与证治，见表 1-5。

2.《伤寒论》特大剂量用药状况

《伤寒论》特大剂量用药状况与证治，见表 1-6。

3.《金匮要略》超大剂量用药状况

《金匮要略》超大剂量用药状况与证治，见表 1-7。

4.《金匮要略》特大剂量用药状况

《金匮要略》特大剂量用药状况与证治，见表 1-8。

表 1-5 《伤寒论》超大剂量用药状况与证治

序号	药名	所在方剂	书中用量	折合公制	《药典》用量	二者用量比率(倍)	方中功效位次	所在篇章	主治病症	适应类型
1	大枣	炙甘草汤	30 枚	90g	15g	6	三君并用	太阳病	心气阴血俱虚	急重疑难病
2	虻虫	抵当汤	30 个	10g	1.5g	6.7	两君并用	太阳病	血结在里蓄血重症	急重疑难病
3	栝蒌实	小陷胸汤 小柴胡汤	1 枚	70g	15g	4.7	三君并用 两君并用	痰热互结 太阳病	心下痰热 少阳扰心	急重疑难病

表 1-6 《伤寒论》特大剂量用药状况与证治

序号	药名	所在方剂	书中用量	折合公制	《药典》用量	二者用量比率(倍)	方中功效位次	所在篇章	主治病症	适应类型
1	大枣	炙甘草汤	30 枚	90g	15g	6	三君并用	太阳病	心气阴血俱虚	急重疑难病
2	虻虫	抵当汤	30 个	10g	1.5g	6.7	两君并用	太阳病	血结在里蓄血重症	急重疑难病

表 1-7 《金匮要略》超大剂量用药状况与证治

序号	药名	所在方剂	书中用量	折合公制	《药典》用量	二者用量比率(倍)	方中功效位次	所在篇章	主治病症	适应类型
1	栝蒌实	栝蒌薤白白酒汤 栝蒌薤白半夏汤 枳实薤白桂枝汤	1 枚	70g	15g	4.7	均为两君并用	胸痹心痛短气病	痰饮阳痹 痰饮气逆 痰饮阴盛	均属急重疑难病
2	竹茹	橘皮竹茹汤	2 升	60g	10g	6	两君并用	呕吐哕下利病	胃虚气逆	急重疑难病
3	半夏	大半夏汤	2 升	60g	9g	6.7	单君应用	呕吐哕下利病	胃气上逆 朝食暮吐 暮食朝吐	急重疑难病

续表

序号	药名	所在方剂	书中用量	折合公制	《药典》用量	二者用量比率（倍）	方中功效位次	所在篇章	主治病症	适应类型
4	橘皮	橘皮竹茹汤	2升	60g	9g	6.7	两君并用	呕吐哕下利病	胃虚气逆	急重疑难病
5	吴茱萸	吴茱萸汤	1升	30g	4.5g	6.7	单君应用	呕吐哕下利病	胃寒气逆	急重疑难病
6	虻虫	抵当汤	30个	10g	1.5g	6.7	两君并用	妇人杂病	瘀血内结经脉痹阻	急重疑难病
7	生地黄	防己地黄汤	2斤	100g	15g	6.7	单君应用	中风历节病	外风虚热心神不安	急重疑难病

表1-8　《金匮要略》特大剂量用药状况与证治

序号	药名	所在方剂	书中用量	折合公制	《药典》用量	二者用量比率（倍）	方中功效位次	所在篇章	主治病症	适应类型
1	泽漆	泽漆汤	3斤	150g	10g	15	单君应用	肺痿肺痈咳嗽上气病	水饮内停咳嗽身肿	急重疑难病
2	水蛭	抵当汤	30个	40g	3g	13.3	两君并用	妇人杂病	瘀血内结经脉痹阻	急重疑难病
3	麦门冬	麦门冬汤	7升	210g	12g	17.5	两君并用	肺痿肺痈咳嗽上气病	肺阴虚损咳嗽上逆	急重疑难病

（十）大剂量用药安全有法度

考究《伤寒论》和《金匮要略》大剂量用药，并非盲目莽撞、随心所欲，而是有深刻的科学内涵，突出表现在以下9个方面。

1. 重量运用多先煎

如葛根黄芩黄连汤中的葛根，苓桂甘枣汤中的茯苓，桂枝芍药加蜀漆牡蛎龙骨救逆汤中的蜀漆，小陷胸汤中的栝蒌，十枣汤中的大枣，栀子豉汤、栀了生姜豉汤、栀子甘草豉汤中的栀子，大承气汤中的厚朴等，这些药物的大剂量应用均采取先煎的方法，可充分煎出药液，增强药效，使药力更胜，充分发挥药物的功能疗效。

2. 药后瞑眩示趋愈

如以附子3枚（30g）组方的桂枝附子去桂加白术汤，“初一服，其人身如痹……三服都尽，其人如冒状，勿怪”（174条）；以柴胡半斤（24g）组方的柴胡桂枝干姜汤，“初服微烦，复服，汗出便愈”（147条）。前者是病邪速溃的表现，后者是阳气振奋的现象，大剂量用药，药后发生瞑眩，其病均能迅速好转或脱然而愈，说明切中病机，药中肯綮，正如名老中医岳美中教授言：“深痼之疾，服药中病则瞑眩，瞑眩愈剧，奏效愈宏。”药不瞑眩，厥疾弗瘳，对此现象的认识关键是，服药后瞑眩现象比较短暂，且必须伴有原有病症的减轻或缓解，对此必须高度重视，注意识别。

3. 发散解表求微汗

如大剂量麻黄组方的麻黄汤、葛根汤、葛根加半夏汤、大青龙汤等，方后注均要求“取微似汗”，以防“汗多亡阳遂虚”。

4. 清泻攻下中病止

如以大剂量芒硝组方的大陷胸汤，“得快利，止后服”（134条）；以大剂量栀子组方的栀子豉汤、栀子甘草豉汤、栀子生姜豉汤、栀子干姜汤、栀子厚朴汤，其方后均示“得吐者，止后服”，此皆提示泻下类药或清热类药，大剂量应用时其效力较著，故须注意中病即止，勿使太过伤及正气。

5. 活血化瘀求下利

如以桃仁50个（15g）组方桃核承气汤，主治太阳蓄血轻症，方后称“当微利”（106条）；以水蛭30个（40g）、虻虫30个（10g）组方抵当汤，主治太阳蓄血重症，“小便自利者，下血乃愈”，故方后注“不下，更服”（124条）。此三味药是《伤寒论》中大剂量用药的仅有的活血化瘀类药，用药方次虽少，治蓄血轻重且又不同，但其破瘀血、散癥结则一也，求其药后下利则一也。

6. 体质强壮宜重量

如用附子一枚（15g）组方四逆汤，主治阳亡于外、寒盛于内（29条），本来附子一枚就已属大剂量用药，可方中还写明“强人可大附子一枚”，大附子约为30g，改大附子已属超大剂量的运用。值得注意和重视的是，《伤寒论》中运用大剂量附子组成的方剂在书中重复出现6方次（29条、92条、225条、323条、353条、388条），均反复强调“强人可大附子一枚”。可见，体质强壮之人，机体对药力耐受性强，欲取高效，必须大剂量用药。

7. 虚人体质宜慎用

如以附子3枚组方桂枝附子去桂加白术汤（174条），主治阳气虚弱、寒湿相搏，方后言："虚弱家及产妇，宜减服之。"虚弱之人，产妇之躯，机体反应性差，不耐药力，不胜攻伐，故宜谨慎运用大剂量药物，以防伤及正气。

8. 药后异常勿再服

如麻黄四两组方的牡蛎汤（《金匮要略》第4篇），主治牡疟病，服药后若出现呕吐，就是不正常的现象，故方后注："若吐，则勿更服"，说明服药后病症没有减轻缓解的征象，且出现了呕吐的不良反应，此时就不能再服药了，以确保患者安全。

9. 重视炮制去毒性

如应用杏仁，要"去皮尖"；用半夏，要"洗"；用厚朴，要"炙"；用附子，要"炮、去皮，破八片"；用水蛭，要"熬"；用虻虫，要"熬，去翅足"，等等。

这些炮制方法，可以消除药物的有害成分，减少药物的不良反应，降低大剂量用药带来的毒副作用。

五、内容概括

（一）大剂量用药统计

《伤寒论》有34味药的用量等于或超过《药典》的用量，在方剂中作为君药应用114方次（含一君单用、两君并用、三君并用和四君并用，下同），占大剂量用药152总方次的75%。

《金匮要略》有27味药的用量等于或超过《药典》的用量，在方剂中作为君药应用121方次，占大剂量用药142总方次的85%。

合计：张仲景大剂量用药61味，（含两书重复用药20味），占两书245味总药数的25%，参与组方165首，占比52%，作为君药应用235方次，占比80%，其余发挥了臣、佐、使药的作用。书中较高的君药大剂量应用比率，客观明确地表明大剂量用药作为方中的君药，是在找准病机证候或主症的基础上，以较大的药量来体现君药的地位，发挥君药针对性强和力大效宏的特性。"针对病机＋主药量大＝君药"的概念含义，是张仲景平脉辨证组方用药的最初定义，也是中医学"量大为君"的本原初衷。

（二）大剂量君药适应急危重疑难病

1.《伤寒论》大剂量君药治疗急危重疑难病

《伤寒论》大剂量君药治疗急危重病证范例，见表 1-9。

表 1-9 《伤寒论》大剂量君药治疗急危重病证范例

用途	条文	病机证候	君药用量	折合公制	《药典》用量
治疗急症	208	表邪已解、里邪已成的阳明腑实证	厚朴半斤	24g	9g
	35	寒邪外束、肺气被阻证	杏仁 70 个	28g	9g
	66	脾虚气滞证	生姜半斤	24g	9g
	106	下焦蓄血证	桃仁 50 个	15g	9g
治疗危症	38	表寒里热、营卫俱实证	石膏鸡子大	60g	60g
	159	下焦虚脱不固证	赤石脂、禹余粮各 1 斤	48g	15g
	174	发汗太多、阳虚液脱证	附子 3 枚	30g	15g
	175	风湿邪盛、阳气衰弱证	附子 2 枚	20g	15g
治疗重症	103	邪在少阳、胃热结实证	柴胡半斤	24g	9g
	63	邪热迫肺、气逆作喘证	麻黄 4 两	12g	9g
	134	阳邪内陷、热与水结证	芒硝 1 升	30g	12g
	177	心血不足、心阳不振证	大枣 30 枚	90g	15g

2.《金匮要略》大剂量君药治疗疑难病

《金匮要略》大剂量君药治疗疑难病范例，见表 1-10。

表 1-10 《金匮要略》大剂量君药治疗疑难病范例

序号	篇章条文	病机证候	君药用量	折合公制	《药典》用量
1	呕吐哕下利第十七篇第 16 条	胃气上逆、中焦虚寒证	半夏 2 升	60g	9g
2	痰饮咳嗽第十二篇第 23 条	外感风寒、内兼郁热证	麻黄 6 两	18g	9g
3	痰饮咳嗽第十二篇第 28 条	胃气不和、痰饮呕吐证	生姜半斤	24g	9g
4	痉湿暍第二篇第 23 条	风寒痹阻、表阳虚弱证	附子 3 枚	30g	15g
5	肺痿肺痈咳嗽上气第七篇第 6 条	寒邪郁肺、肺气耗散证	五味子半斤	15g	9g

续表

序号	篇章条文	病机证候	君药用量	折合公制	《药典》用量
6	黄疸病第十五篇第 15 条	嗜酒伤中、湿热交蒸证	栀子 14 枚	14g	9g
7	腹满寒疝宿食第十篇第 11 条	气滞不通、实热内积证	厚朴 8 两	24g	9g
8	百合狐惑阴阳毒第三篇第 5 条	神志不宁、阴虚内热证	生地黄 1 升	30g	9g
9	中风历节第五篇第 10 条	寒湿痹阻、经脉不通证	乌头 5 枚	25g	9g
10	妇人杂病第二十二篇第 14 条	瘀血内结证	水蛭 30 个	40g	3g
11	肺痿肺痈咳嗽上气第七篇第 14 条	外寒内饮、肺蕴郁热证	细辛 3 两	9g	3g

我们整理发现，《伤寒论》与《金匮要略》所治病类主次不同，但大剂量君药组方应用则是一致的，说明急危重疑难病是君药大剂量应用的前提，君药大剂量应用的适应病机证候是急危重疑难病。对此毋庸置疑的客观记载，体现了君药大剂量用药的原则，开拓了君药大剂量用药的先河，至今对我们提高中医药临床疗效仍有极其重要的实用价值和指导意义！

我们的挖掘、整理和发现，较为系统地总结了张仲景君药大剂量应用治疗急危重疑难病的经验和记载，彰显了张仲景用药的历史成就和用量典范，表明张仲景开创了中药大剂量应用的先河，凸显了中医药学治疗史上的独到用法，传承了中医学两千年来大剂量用药的治疗特长，给当今中药大剂量应用展示了广阔的传承创新发展前景。

张仲景大剂量用药的学术思想和临床经验具有原创性、综合性和独特性，概况其研究应用的整体原则是：

辨证施治是根本保证，适应病症是前提基础，
君药重用是主要形式，对症量大是具体方法，
分型倍量是重用标准，风险等级是关键要点，
安全规范是基本要求，提高疗效是核心要义。

实践和历史证明：张仲景大剂量用药的学术思想和特长是难能可贵且丨分宝贵的，既不因岁月尘封而失色，也不因时代变迁而黯然，有较大的历史影响力和时空穿透力。

现代名老中医药专家君药大剂量用药范例，见表 1-11。

表 1-11　名老中医药专家大剂量用药范例

用药及用量	《药典》规定用量倍数	主治病症	疗效	来源
细辛 30～100g	10～33 倍	治疗 100 例类风湿性关节炎	总有效率 100%	冯恒善 . 重用细辛治疗类风湿关节炎 100 例分析 . 河北中医，1986，（4）：8
柴胡 125g	14 倍	治疗肺炎乳痈、功能失调性子宫出血、顽固性便秘、滴虫性阴道炎	效果显著	毕明义 . 剂量按古今方兑换　疗效有桴鼓之应 ——重剂小柴胡汤临床应用的体会 . 上海中医药杂志，1985，4（10）：42
赤芍 120g	10 倍	重症肝炎、暴发性肝衰竭	效果显著	汪承柏 . 凉血活血重用赤芍治疗 13 例瘀胆型肝炎 . 中医杂志，1983，24（6）：30
半夏 90g	10 倍	食管癌	总有效率 75%	王佑民 .40 例食管癌梗阻的辨证论治 . 上海中医药杂志，1982，1（7）：4
水蛭 30g	10 倍	下肢动静脉栓塞	效果显著	唐祖宣 . 抵当汤的临床辨证新用 . 上海中医药杂志，1985，4（6）：21
半夏 60g	6 倍	顽固性哮喘	效果显著	王华明 . 大剂量小青龙汤治疗支气管哮喘 . 福建中医药，1983，（11）：61
桂枝 50～60g	6 倍	重症精神病	效果显著	丁德正 . 桂枝救逆汤在精神病临床上的运用 . 河南中医，1985，（3）：16~17
生地黄 120g	4 倍	重症出血热	效果显著	徐德先 . 凉血化瘀法治疗重症流行性出血热 . 中医杂志，1985，26（8）：33
麻黄 15～30g	3～4 倍	坐骨神经痛	效果显著	唐祖宣等 . 桂枝芍药知母汤的临床应用 . 云南中医杂志，1984，5（5）：49
桂枝 30g	3 倍	脱疽	效果显著	唐祖宣 . 老中医周连三运用温阳法的经验 . 上海中医药杂志，1982，1（5）：6
生地黄 60g	2 倍	小儿乙脑 78 例	痊愈率 85.9%	夏翔 . 中医治疗小儿乙型脑炎 78 例临床分析 . 中医杂志，1987，28（4）：35

六、规范应用

1. 应用标准

以《药典》颁布的中药用量为标准，以李培生主编的中医教材《伤寒论讲义》（第五版）中的药物古今剂量折算法为依据（1 两≈ 1 钱≈ 3g），以段富津主编的全国规划教材《方剂学》中“量重为君”的定义为原则。

为了统一我国的计量工作，国务院指示从 1979 年 1 月 1 日起，全国中药处方用药计量单位一律采用以“克”为单位的公制。

具体规定：“中药计量单位的换算，按 10 两为 1 斤的市制的 1 钱等于 5g，16 两为 1 斤的市制的 1 钱等于 3g，尾数不计。”

2. 适应病症

以国家中医药管理局 1993 年 9 月《中医医院分级管理文件汇编》（第 205 页疾病程度）为病症使用标准：

急：指病情紧急但尚无生命危险的疾病阶段。常见于一般急症和慢性病急性发作期。

危：已有危及生命的体征出现，不及时抢救患者将会死亡。

重：患者有脏器的器质性损伤和衰竭表现。

疑难病：指诊断、治疗难度较大的疾病。

3. 应用措施

准确辨识病症，严格炮制煎煮，切实掌握药性，科学配伍组方，逐步递增渐进，中病适可而止。

4. 疾病类型与风险程度分级

张仲景君药大剂量应用是指其用量超过《药典》用量的 2 倍，在书中的 3 种大剂量应用中，是一般的大剂量应用方法和状态，为便于记忆和运用，命名为“崭露头角型”。

张仲景君药超大剂量应用是指其用量超过《药典》用量的 6 倍，与超过 2 倍的方法和状态相比，是明显超过一般大剂量的用法，呈现的状态更加超出、突出，为便于记忆和运用，故命名为“金鸡独立型”。

张仲景君药特大剂量应用是指其用量超过《药典》用量的 14 倍，与超过 6 倍的方法和状态相比，更加突出地显示奇特，超常超大超高，为便于记忆和运用，故命名为“鹤立鸡群型”。

我们的研究表明，大剂量用药确实适用于急危重疑难病，但大剂量用药又分3种用药类型，如何选择不同倍数的用药类型，或者说急危重疑难病该如何选择不同类型的大剂量用药，与疗效有特别紧密的关系，这种重要的量效关系，说明大剂量用药并不是能随心所欲和漫无边际地大量用药。

我们通过深入研究《伤寒论》《金匮要略》后发现，张仲景大剂量用药所治疗的疾病，一般的大剂量用药多适用于简单的急病、简单的危病、简单的重病，也适用于急危相兼病、急重相兼病、危重相兼病、疑难相兼病。超大剂量用药多用于急危重疑难病之间互相兼夹又复合的疾病。而特大剂量用药则适用于急危重疑难病之间复合又叠加的疾病。

为了正确规范地指导大剂量用药选用，我们尝试将疾病类型量化，设置疾病风险程度级别，即将急、危、重、疑难病4种病症类型分别设为单一的一级风险病症，2种病症相兼为二级风险病症，3种病症复合存在为三级风险病症，4种病症叠加则为四级风险病症。级别越大，风险程度越大。

因此，大剂量用药的选择标准是：一般的大剂量用药适用于一级风险或二级风险病症，即适用于急危重的单一病症或相兼病症；超大剂量用药适用于三级风险病症，即适用于急危重疑难病复合的病症；特大剂量用药适用于四级风险病症，即适用于急危重疑难病叠加的病症。见表1-12。

表1-12　张仲景君药大剂量应用3种类型特征和适应病症级别

类型	书中占比（%）	超量比率	特征	适应病症
大剂量用药	77	超过《药典》用量的2倍	崭露头角型	一级或二级风险病症
超大剂量用药	15	超过《药典》用量的6倍	金鸡独立型	三级风险病症
特大剂量用药	8	超过《药典》用量的14倍	鹤立鸡群型	四级风险病症

七、大剂量用药的法律、政策、学术支撑

大剂量用药的药量超过了《药典》中的用量，这是我们确立中药大剂量的用药标准，即超过《药典》中的标准用量视之为“大剂量”。

古今中医药临床中，大中小不同剂量药物的应用，是对病症多样化的、普遍的临床治疗技术方法。大中小不同剂量药物的应用，经历了历史和实践的验证，其治疗各种常见

病、多发病、时疫病、急危重和疑难病的临床疗效不容争议。

现代临床对大剂量用药的应用和研究则有所忽略，也因此造成了中医急危重和疑难病治疗阵地的萎缩和丢失，此亦是中医药继承不足和创新不够的一个重要原因和主要方面。

（1）《药典》的法律支撑。历版《药典》（2005年版、2010年版、2015年版）在“凡例”中均指明，书中药物“用量是指成人一日常用剂量，必要时可根据需要酌情增减”，此为大剂量用药提供了较为宽松的法律环境。

（2）《处方管理办法》的政策支撑。原卫生部2007年下发的，现仍在实行的《处方管理办法》规定，医师开超量药物时需要双签字，提示医师临床时要高度重视急危重疑难病并高度防范医疗差错，为大剂量用药提供了有力的政策保障。

（3）《方剂学》的学术支撑。多版全国中医高等院校统编教材均定义方剂配伍中的“君”药是“量重为君”，为大剂量用药提供了有力的学术支持。

（4）古今名方及名老中医专家的实践支撑。如清代王清任补阳还五汤中黄芪120g的大量应用，邓铁涛国医大师治疗重症肌无力重用黄芪120g，汪承柏教授治疗瘀胆型重症肝炎重用赤芍60g，唐祖宣国医大师治疗重症周围血管病重用水蛭30g，中国科学院院士仝小林教授治疗糖尿病重用黄连30g等。

（5）现代医学应用支撑。在近现代西医的临床急危重疑难病的救治中，其对西药的应用，也呈现大剂量应用的现实，足可供我们学习参考和借鉴。如抢救有机磷农药中毒大剂量阿托品化、治疗各种菌毒血症抗生素多联大剂量应用、抗休克抗过敏的大剂量激素冲击疗法、心衰救治的洋地黄化等。

（6）新药研制规范支撑。现代中药新药的研制开发，特别要求突出应用大剂量君药。如著名中医药学专家王北婴主编的《中药新药研制与申报》明确要求：“君药，即针对主病或主症起主要治疗作用的药物，是方剂中不可缺少的主要药物，其用药也是该药常规用的大量，甚至越过常用量。”

（7）仲景经方用量古今支撑。张仲景在书中的大剂量药物配伍组方应用记载，是中医学的核心学术精华和本原用药剂量，特别是应用大剂量君药治疗急危重疑难病的本原治疗方法和模式，充实了辨证施治的内容和方法，支撑着中医药学术事业传承发展，世世代代，生生不息。

八、重要启示

我们认为，现实中中医学不断遭到少数人的指责和非议，“中医不科学”的杂音也时隐时现，关键还是临床疗效问题。中医疗效不太突出或不太确切，最主要的原因是张仲景大剂量用药治疗急危重疑难病的临床经验及诊疗技术还没有完全被普遍认识、掌握和应用。其实张仲景大剂量用药疗效显著，已被多数医家默许和认可。

古今中医大师，历代社会名医，不论是民间行家，还是有一技之长的能手，大多是会正确合理地进行君药大剂量应用，故有许多医家的绰号是因擅长大剂量应用某些用药而得名，有许多行医者的看家本领就是以大剂量应用某一药物而成独门绝技。

我们发现，在中药治疗急危重疑难病的临床实践中，局限的中药剂量很难收到理想的疗效，因此，大剂量用药是提高和增强中医药疗效的有效途径和方法。所以，继承并发展张仲景大剂量用药的学术思想及诊疗经验，就显得特别必须、特别重要、特别有价值。

九、探索发现

1. 学术特征

大剂量用药药味纯厚，功专效强，对病因繁杂、病重危急、邪气猖獗，或病邪痼结、深伏久羁的病症，能拯急救重，防止传变，见效快，疗效好，治愈率高，用药安全有法度，突出张仲景学说和中医学的特色优势，符合《方剂学》中“量重为君”的组方原则。

2. 创新研究

张仲景大剂量用药的诊疗经验和应用方法，并未在急危重疑难病临床中广泛传承和体现，不仅遗漏了中医经典著作中重要的中医理论学术观点，而且丢掉了中医药的精华和特长，严重影响了后世对中医学的继承和发展。

为维护中医药的学术地位和权威，充分体现和发挥中医基础理论的完整性、科学性，我们提议明确昭示中医界和社会，张仲景大剂量用药的主要适应病症是急危重症和疑难病，以强化中医药基础理论临床应用的针对性、特异性。

3. 水平特点

学习张仲景君药大剂量应用的学术经验和特长，继承有新意，发掘有深度，创新有依据，有较强的先进性、科学性和实用性，既是大力传承中医基础理论的切入点，也有望成为当前中医理论发展的突破口，对于促进中医药医、教、研学术水平的提高发展，提升中医药的社会效益和经济效益，均有积极的现实意义。

4. 作用目的

掌握“针对病机＋主药量大”的君药应用处方形式，能够提高中医药治疗急危重疑难病的疗效，扩大和占领中医临床领域与阵地，提高中医药人员应用中药汤剂及颗粒剂的信心和使用率，并能够完善对辨证施治的评价标准，促进中医临床治疗学的提高发展。

5. 发展愿景

疗效是中医的生命，是中医药生存和发展的根基。张仲景君药大剂量应用的学术思想和临床经验是中医药学术的精髓，是治疗急危重疑难病易见效、速见效、高疗效的重要举措和主要方法，是中医行业按照自身发展规律认识社会事物和生命健康的一个新突破，中医药临床疗效将会以更大活力和更大空间得到全面提高发展。进而能够突破中医药学术理论发展缓慢的羁绊和瓶颈，执此牛耳，牵一发而动全身，带动中医药各学科、各体系、各专业，在基础医学、临床应用、科研教学诸方面，全面深入地提高中医药学术水平和防病治病能力，促进中医药学术理论的丰富升华和创新发展。

6. 价值意义

张仲景君药大剂量应用治疗急危重疑难病的独特技术方法，彰显中医药治疗优势，体现了原创性和解决重大问题的技术特征。

这一独特技术方法能够引领和推动中医临床治疗学的发展，充分发挥中医独特的卫生资源、潜力巨大的经济资源、优秀的文化资源、重要的生态资源、具自主知识原创优势及先发优势的科技资源，不断促进中医药学创造性转化、创新性发展，强化中医药传承精华、守正创新的战略目标，坚定中医药事业的理论自信、学术自信、疗效自信和专业自信，增强中医药助力“健康中国”的光荣感、自豪感，增强中医药学术事业在国内外的学术竞争力和影响力。

7. 历史影响

张仲景君药大剂量应用及其量效研究，既是一个重大的理论命题，又是一个重大的实践命题。科学认识这一命题，准确把握其实质内涵和实践意义，对于破解中医特色淡化、中医优势弱化、中医学术异化、中医技术退化、中医治疗西化，以及传承不力、创新不够的状况，破除诟病中医无疗效、歧视中医不科学等奇谈怪论，具有重大的现实作用和深远的历史影响。

虽然现今社会乃至今后，仍会有人歧视中医、排斥中医，但无论你是否承认，中医药的大中小剂量的临床应用是会永远存在下去的，中医君药大剂量的医教研工作是会永远存在下去的，中医药学的基础理论和应用实践是会永远存在下去的，并将逐步形成医学界及社会的认同与共识。

我们有充足的理由相信，随着张仲景君药大剂量应用治疗学的传承与发展，一定会使中医药成为攻克急危重疑难病的法宝，一定会涌现出更多先进实用的优秀成果，一定会为国内外的医学事业提供更多中医学的解决方案，一定会使中医药学术事业焕发勃勃生机，彰显中医的力量，绽放中医的精神，闪亮中医的辉煌。

参考文献

[1] 重庆市中医学会 . 新辑宋本《伤寒论》. 重庆：重庆人民出版社，1955.

[2] 李培生 . 伤寒论讲义 . 上海：上海科学技术出版社，1985：228.

[3] 国家药典委员会 . 中华人民共和国药典（一部）. 北京：北京化学工业出版社，2010.

[4] 雷载权 . 普通高等教育中医药类规划教材 · 中药学 . 上海：上海科学技术出版社，1995.

[5] 江苏新医学院 . 中药大辞典（下册）. 上海：上海人民出版社，1977.

[6] 柯雪帆 . 普通高等教育中医药类规划教材 · 伤寒论选读 . 上海：上海科学技术出版社，1996：206.

[7] 张浩良，衢融 . 古方中特殊计量的实测与探讨 . 浙江中医杂志，1987，22（4）：177.

[8] 段富津 . 普通高等教育中医药类规划教材 · 方剂学 . 上海：上海科学技术出版社，1995：6.

[9] 蒋士生 . 论中药大剂量用药 . 中国医药学报，1990，5（6）：33.

[10] 李金田 . 临床大剂量用药探析 . 北京中医学院学报，1993，15（3）：17.

[11] 王心东，张双善，李宝林 . 桂枝的大剂量应用综述 . 国医论坛，1988，2（2）：50.

[12] 王心东，等 . 重用细辛治疗急重疑难病症述评 . 北京中医学院学报，1993，15（3）：27.

[13] 王心东，张风梅 .《伤寒论》麻黄特异用量治疗急重症述评 . 中国中医急症，1993，7（5）：227-230.

[14] 王心东，张风梅，史代萌 .《伤寒论》药物大剂量应用初步探讨 . 中国医药学

报，2002，17（5）：270-273.

[15] 王心东，张风梅，王杏 .《金匮要略》大剂量用药初步探讨 . 中医杂志，2010，51（2）：177-179.

[16] 国家药典委员会 . 中华人民共和国药典（一部）. 北京：中国医药科技出版社，2010.

[17] 徐立鹏，穆兰澄，郭允，等 . 论药材含水量对经方剂量折算的影响 . 中国中医药报，2015-06-12(04).

[18] 仝小林 . 重剂起沉疴 . 北京：人民卫生出版社，2010.

[19] 仝小林 . 方药量效学 . 北京：科学出版社，2013.

[20] 程先宽，韩振蕴，范吉平 . 中药超大剂量应用历史及现状 . 上海中医药杂志，2007，41（12）：69-71.

[21] 肖小河，鄢丹，金城，等 . 突破中药传统用量局限，提高中医药临床疗效 . 中国中药杂志，2008，33（3）：229-232.

[22] 柯雪帆，赵章忠，张玉萍，等 .《伤寒论》和《金匮要略》中的药物剂量问题 . 上海中医药杂志，1983，29（12）：36-38.

[23] 仝小林，穆兰澄，姬航宇，等 .《伤寒论》药物剂量考 . 中医杂志，2009，50（4）：368-372.

[24] 李可 . 李可老中医急危重疑难病经验专辑 . 太原：山西科学技术出版社，2005.

[25] 许国振，谢守敦 . 古今中药超大剂量应用集萃 . 北京：中国医药科技出版社，2005.

[26] 仝小林，王涵 . 临证方药量效求真 . 北京：人民卫生出版社，2018.

[27] 杨洪军，黄璐琦 . 中药饮片用量标准研究 . 福州：福建科学技术出版社，2011.

第二章

本原传承研究

一、《伤寒论》药物大剂量应用初步探讨

我们以2000年版《药典》颁布的中药用量为标准，以《伤寒论讲义》（第五版）中的药物古今剂量折算法为依据，对《伤寒论》中的药物大剂量应用情况进行了总结和分析：（1）书中大剂量用药34味，使用152方次，组方85首，应用比较广泛。（2）大剂量用药分类10种，集中在解表、清热、补虚、温里和化痰止咳平喘5大类上。（3）大剂量用药使用方次较多的是大枣和附子，表明张仲景重视补益脾肾。（4）大剂量用药多用于阳经病症。（5）大剂量用药多作为方剂中的君药。（6）大剂量用药的依据是病情急危重笃。（7）大剂量用药的应用法度：①重量运用多先煎，②药后瞑眩示趋愈，③发散解表求微汗，④清泻攻下中病止，⑤活血化瘀求下利，⑥体质强壮宜重量，⑦虚人体质宜慎用。《伤寒论》中大剂量用药内容丰富，经验可贵，开拓了中医药大剂量用药的先河，对急危重症的治疗、新药的研制开发和创立中医药新理论，有较强的实践价值和指导意义。

《伤寒论》有药物大、中、小不同剂量的组方应用，并因其疗效卓著而饮誉古今。对于其中、小剂量的应用，我们比较熟识，而对于其大剂量的应用，则少有专文论说，实际上张仲景对此有独到的经验，堪称后世之楷模。

今将书中药物大剂量应用的状况做一初步探讨，以便总结其规律，展示其价值，促进《伤寒论》方药更有针对性、更灵活地运用于临床。

（一）依据与方法

本文以明•赵开美复刻宋本《伤寒论》原书为蓝本[1]，以李培生主编的中医教材《伤寒论讲义》（第五版）中的药物古今剂量折算法为依据[2]，以2000年版《药典》颁布的中药用量为标准[3]，将《伤寒论》中属于大剂量应用的药物进行了总结与分析。个别药物在《药典》中未载述的，则以规划教材《中药学》[4]和《中药大辞典》[5]的用量为标准，另有个别药物的计量测算参考了规划教材《伤寒论选读》[6]和有关文献[7]。

药物的大剂量应用有别于中等量（常规量）和小剂量的应用，临床及有关文献有的称“重（众）量”，有的称“大量”，本文概称为“大剂量”，系指一首方剂中的某一药物的具体用量，即药物在方中的绝对量。

《伤寒论》组方以汤剂为主，特点是吸收快，发挥疗效迅速，故我们只选取汤剂中的药物应用情况。书中还有7首散剂方药，5首丸剂方药，因与汤剂方药的功效与用法

有所不同，故均未做大剂量用药计算。

（二）分析与讨论

1. 大剂量用药药味多，使用频率高，应用广泛

经统计《伤寒论》中共有34味药的用量等于或超过《药典》的最大药量，以此作为大剂量用药来计算，占全书89味总药数的38%，总共大剂量使用152方次，参与组方85首，占全书112首方剂的76%，说明《伤寒论》非常重视使用大剂量药物，重量组方，功专效强。

2. 大剂量用药分类10种，使用方次较多的有5大类

《伤寒论》中大剂量用药按《中药学》的分类统计，主要分布在10大类中（见表2-1），使用率较高的又集中在解表类、清热类、补虚类、温里类和化痰止咳平喘类上，说明张仲景擅长在这5类药中使用大剂量，明显地体现其强于补虚扶正、专注发散性能、重视清热药效、精于温里散寒、善于化痰止咳平喘的治则治法。

表2-1 《伤寒论》药物大剂量应用分类表

分类	药物名称	数量（味）	用药方次
解表类	麻黄 桂枝 生姜 细辛 柴胡 葛根 豆豉	7	32
清热类	石膏 知母 栀子 黄连 梓白皮 生地黄 芍药	7	21
泻下类	芒硝	1	2
化湿类	厚朴	1	2
利水渗湿类	云苓 赤小豆	2	2
温里类	附子 吴茱萸	2	21
活血化瘀类	桃仁 水蛭 虻虫	3	3
化痰止咳平喘类	半夏 栝蒌实 杏仁 蜀漆	4	21
补虚类	甘草 大枣 胶饴 麦门冬	4	45
收涩类	五味子 赤豆脂 禹余粮	3	3
合计		34	152

3. 大剂量用药方次分布悬殊较大，学术观点突出

统计发现，《伤寒论》中大剂量用药使用方次最多的是大枣和附子，分别是 37 方次和 19 方次，在 34 味大剂量用药中，另有 21 味药使用方次为 1 方次或 2 方次，相比之下，用药方次分布差别十分明显。大剂量、多频次地使用大枣和附子，既体现了顾护胃气、缓峻慢攻、扶持正气、滋养后天脾胃的观点，又体现了温补肾阳、散寒止痛、回阳救逆、扶助先天之本的观点，突出地表明了张仲景温补先后天、重视补脾肾的学术思想。

4. 大剂量用药组成方剂多用于阳经病证

大剂量用药的 85 首方剂，用于三阴经病证的方剂有 21 首，除去重复运用于太阳、少阳、阳明的桂枝汤、小柴胡汤、大承气汤 3 首方剂外，实际三阴经病证共用大剂量方剂 18 首，而三阳经病证实际共用大剂量方剂 67 首，是三阴经病证的 3.7 倍，提示《伤寒论》中的大剂量用药组成方剂多用于三阳经病证。

5. 大剂量用药绝大部分作为方剂中的君药

大剂量用药在《伤寒论》中的表现形式，是在方剂中针对主要病机证候而用量较大，有的作为单一君药，雄踞方中其他药量之首，有的作为并用君药，共同发挥药效。书中一君单用 49 方（次），两君并用 24 方（48 方次），三君并用 3 方（9 方次），四君并用 2 方（8 方次），合计君药运用 114 方次，占 152 总方次的 75%，其余作为臣药运用 17 方次，作为佐药运用 8 方次，作为使药运用 13 方次，表明了经方运用主要以切合病机、药味精简、君药量大为特征。君药若不对准病机则无的放矢，或药过病所，量大也罔然。而在辨证准确的基础上，若君药量不大，则群龙无首，或杯水车薪，药力不能突出主治功用，难以适应病机。此是仲景君药大剂量应用的两层含义，一则君药必须对准病机，二则君药必须量大于臣、佐、使药。方药对准病机必以君药量大来体现，君药量大又必以辨证准确为前提，二者相辅相成，密不可分，不可偏执一端，《伤寒论》是最早的融理法方药为一体的辨证论治的经典方书，这种源清本正的“针对病机 + 主药量大 = 君药”的内容含义和表现形式，一直影响着后世中医方剂的组方原理和配伍规律，并一直促进着中医药学术理论的发展。前五版的《方剂学》教材在论述方剂的组成结构时，均仅说明君药是针对主病或主症的药物，并没有讲明其用何种形式体现出来，直到今天的规划教材《方剂学》[8] 才明确提出君药的用量要大于方剂中

臣、佐、使的药量，此可谓深得仲景之薪传。但现代中医及中西医结合临床处方上，对君药的组方原则及其表现形式并没有得到完全表现和重视，因此仲景的这种大剂量君药的应用方法和表现形式，值得我们进一步学习研究与效法应用，也可进一步充实完善对中医临床辨证施治的评价标准。

6. 大剂量用药的依据是病情急危重笃

《伤寒论》大剂量用药的适应病症是急危重症，这是张仲景大剂量用药的依据，意在强力祛邪扶正，拦截病势，此在书中俯拾皆是，无处不现。

在治疗危症方面，如用赤石脂、禹余粮各 1 斤（各 48g），组方赤石脂禹余粮汤，治疗下焦滑脱不固证（159 条）；用附子 3 枚（30g），组方桂枝附子汤，治疗发汗太过、阳虚液脱证（174 条）；用附子 2 枚（20g），组方甘草附子汤，治疗风湿邪盛、阳气衰微证（175 条）等，书中还有许多运用大剂量附子回阳救逆、散寒消阴治危症的条文。

在治疗急症方面，如用厚朴半斤（24g），组方大承气汤，治疗表邪已解、里实已成的阳明腑实证（208 条）；用杏仁 70 个（28g），组方麻黄汤，治疗寒邪外束、肺气被阻证（35 条）；用生姜半斤（24g），组方厚朴生姜半夏甘草人参汤，治疗脾虚气滞证（66 条）；用桃仁 50 个（15g），组方桃核承气汤，治疗下焦血瘀证（106 条）；用石膏鸡子大（60g），组方大青龙汤，治疗表寒里热、营卫俱实证（38 条）。

在治疗重症方面，如用柴胡半斤（24g），组方大柴胡汤，治疗邪在少阳、里热结实证（103 条）；用麻黄 4 两（12g），组方麻杏石甘汤，治疗热邪迫肺、气逆作喘证（63 条）；用芒硝 1 升（30g），组方大陷胸汤，治疗阳邪内陷、热与水结证（134 条）；用大枣 30 枚（90g），组方炙甘草汤，治疗心血不足、心阳不振证（177 条）。

这些急危重症的病机证候是张仲景大剂量用药的前提，在辨证准确的基础上，针对急危重症的病因病性及病机病势，突阵擒敌，力挽狂澜，集中体现了张仲景大剂量用药的原则和特色。张仲景这种大剂量用药治疗急危重症的实践，开拓了中医药大剂量用药治疗急危重症的先河，至今仍对突出中医特色、提高中医临床疗效有较强的实用价值和指导意义。

7. 大剂量用药有 7 方面应用法度

考究《伤寒论》大剂量用药，并非盲目莽撞、随心所欲，而是有其深刻的内涵的，突出表现在以下几方面。一是重量运用多先煎。二是药后瞑眩示趋愈。三是发散解表求微汗。四是清泻攻下中病止。五是活血化瘀求下利。六是体质强壮宜重量。七是虚人体质宜慎用。以上7个方面的用药注意事项，显示了大剂量用药的独到经验，说明大剂量用药不致为害，不致有误，但必须明确掌握其用药法度和规矩。

小结

综上所述，《伤寒论》记载了前人大剂量用药的经验，论述了大剂量用药的特征，内容是大量的、丰富的，这是张仲景匠心独运，对大剂量用药的理论科学性与实践有效性的宝贵总结。大剂量用药，峻剂取胜，药证相对，确有桴鼓之效，现代临床的报道及有关总结已广泛证实了这一点[9-13]，这是张仲景学说最具特色与优势之处，也是张仲景学说体系的主要精华之一，我们应进一步认识大剂量用药的规律，揭示其本质，提高急危重症和疑难病症疗效，促进新药开发研究。尤为重要的是，继承发展张仲景大剂量用药的学术思想，并使之推陈出新，提高创新，还有可能引发新理论，提出新观点，不断丰富和完善中医药学基础理论。

需要说明的是，中药用量大小不同则有各自不同的证候疗效，大刀阔斧挽急重，微风柔和散阴霾，同样有回春之功。虽然非大剂不能抗毒烈，非大剂难以拔痼疾，但我们并不崇“霸道”而贬“王道”，应一切从实际出发，辨证论治，必须谨守“病皆与方相应者，乃服之”(317条)。

参考文献

[1] 重庆市中医学会．新辑宋本《伤寒论》．重庆：重庆人民出版社，1955.

[2] 李培生．伤寒论讲义．上海：上海科学技术出版社，1985：228.

[3] 药典委员会．中华人民共和国药典（一部）．北京：化学工业出版社，2000.

[4] 雷载权．普通高等教育中医药类规划教材·中药学．上海：上海科学技术出版社，1995.

[5] 江苏新医学院．中药大辞典（下册）．上海：上海人民出版社，1977.

[6] 柯雪帆．普通高等教育中医药类规划教材·伤寒论选读．上海：上海科学技术出版社，1996：206.

[7] 张浩良，衢融．古方中特殊计量的实测与探讨．浙江中医杂志，1987，22（4）：177.

[8] 段富津．普通高等教育中医药类规划教材·方剂学．上海：上海科学技术出版社，1995：6.

[9] 蒋士生．论中药大剂量用药．中国医药学报，1990，5（6）：33.

[10] 李金田．临床大剂量用药探析．北京中医学院学报，1993，15（3）：17.

[11] 王心东，张双善，李宝林．桂枝的大剂量应用综述．国医论坛，1988，2（2）：50.

[12] 王心东，王成林，杨殿钦．重用细辛治疗急重疑难病症述评．北京中医学院学

报，1993，16（3）：27.

[13] 王心东，张风梅，等.《伤寒论》麻黄特异用量治疗急重症述评. 中国中医急症，1993，2（5）：227-230.

二、《金匮要略》药物大剂量应用初步探讨

我们以 2005 年版《药典》颁布的中药用量为标准，以《伤寒论讲义》（第五版）中的药物古今剂量折算法为依据，对《金匮要略》中的大剂量用药情况进行了总结和分析：①书中大剂量用药 27 味，组方 80 首，使用 143 方次，应用广泛；②大剂量用药分类 10 种，其中解表类、化痰止咳平喘类和温里类药使用方次较多，使用频次较高的中药是半夏、麻黄、生姜和附子；③大剂量用药多作为方剂中的君药，组方药味精简而功专效强；④大剂量用药有安全规矩和法度；⑤大剂量用药历久弥新，意义重大。

《金匮要略》是医圣张仲景关于诊治疑难杂病的专书，书中药物有大、中、小不同剂量的组方应用，因其用药精当，功效卓著，故而饮誉杏林。对于书中药物中、小剂量的应用，古今医家比较熟识，而对于其大剂量的应用，则少有专文论说[1]。我们曾对《伤寒论》中大剂量用药进行了初步探讨[2]，现将《金匮要略》中大剂量用药的状况做一初步整理，以便进一步总结其规律，展示其价值。

（一）依据与方法

历代中医学家对《金匮要略》的整理研究版本较多，各具特长，本书以 1964 年湖北中医学院主编的《金匮要略》（以下称“原书”）为蓝本，以李培生主编的《伤寒论讲义》（第五版）中的药物古今剂量折算法为依据，以 2005 年版《药典》颁布的中药用量为标准，对《金匮要略》中属于大剂量应用的药物进行分析与总结。个别药物在《药典》中未载述的，则以规划教材《中药学》[3] 和《中药大辞典》[4] 的用量为标准，另有个别药物的计量测算参考了规划教材《伤寒论选读》[5] 和有关文献[6]。

药物的大剂量应用有别于中等量（常规量）和小剂量的应用，临床及古今有关文献有的称为“重（众）量”，有的称为“大量”，本文概称为“大剂量”。原书中凡药物在方剂中的绝对量，等于或超过《药典》《中药学》或《中药大辞典》的用量，我们即认为是大剂量，个别药物在原书和实际中不太常用，若等同于以上三书用量，也视为大剂量。《金匮要略》收载方剂在治疗选用剂型上，既有汤、丸、散、酒的内服药剂，又有熏、坐、洗、敷的外治药剂，但其主要运用的是汤药内服剂。因汤药服药及时，

见效快，疗效迅速，为便于认识研究其量效关系，故本书只选取汤剂中的药物应用情况。原书中有关丸、散、酒、熏、坐、洗、敷剂的药物，因与汤药的功效用法有所不同，故均未做大剂量用药统计。

本书根据规划教材《方剂学》[7]中的“君药”概念内涵，以“针对病机＋主药量大＝君药”为标准，对书中药物大剂量的运用形式进行总结分析。凡方剂中君药使用的药物药量没有超过《药典》《中药学》或《中药大辞典》的用量记载，则不属于本书统计的大剂量用药范畴。凡方剂中有 1 种大剂量药物参与组方，即为大剂量药物参与的组方，有 2 种及以上大剂量药物参与组方，仍按 1 种大剂量药物参与组方计算。对有关病脉证治篇后的附方用药，也进行了统计。

（二）分析与讨论

1. 大剂量用药频率较高，应用广泛

经统计，《金匮要略》共有 27 味药物的使用量等于或超过《药典》的最大药量，占全书 156 味（杂疗方 3 篇除外）总药数的 17%，参与组方 80 首，占全书 205 首方剂（其中有 4 首只载方名而未见药味）的 39%；总共大剂量用药使用 143 方次，占全书汤剂（含饮剂和煎剂）721 方次的 20%。

2. 大剂量用药类别有异，功效突出

按现今中药的功效分类统计，原书中大剂量用药主要集中在解表药、化痰止咳平喘药、温里药、清热药、收涩药、补虚药、芳香化湿药、利水渗湿药、理气药、活血化瘀药共 10 大类中。在药味的使用数量上，各大类之间无明显差别，但在各大类药物的使用方法上却有明显的不同，解表类药使用 45 方次，化痰止咳平喘类药使用 36 方次，温里类药使用 17 方次，其余几类药与此 3 类药使用方次相比明显偏少。另外，在这 3 类药中，使用频率较高的是半夏、麻黄、生姜、附子。可见，在大剂量用药的 27 味药物中，张仲景尤其擅长解表药、化痰止咳平喘药及温里药的大剂量用药，明显地体现出其专注解表发散，重视化痰止咳平喘，善于温里散寒的治则治法，表明张仲景时代多发的是风寒表证、里虚寒证和咳嗽痰证等疑难杂症，这也是《金匮要略》的证治特点之一。

3. 大剂量用药配伍精当，独树一帜

大剂量用药在《金匮要略》中有3个特点。一是在方剂中多数作为君药应用。原书大剂量用药配伍中，单君应用46方（次），两君并用26方（52方次），三君并用6方（14方次），四君并用1方（4方次），五君并用1方（5方次），臣药应用21方次，佐药应用1方次，合计君药应用121方次，占143总方次的84.62%。单君应用主要针对单一的病因病机或单纯的病症，两君、三君、四君及五君并用主要针对两种以上病因病机或病情较为复杂的病症，以发挥君药的协同作用。原书普遍用大剂量药物来组方配伍，表明大剂量用药主要以君药的地位来体现，在方剂中针对主要病机或证候而用量较大，以充分发挥君药专病专方专药专治的主治功能，显示其针对性强和功专力猛的特性。二是在组方时药味数量较少。经统计，原书大剂量用药方剂组成中，1味药1方，系大乌头煎（10条），2味药7方，3味药15方，4味药10方，5味药16方，6味药7方，7味药12方，8味药3方，9味药7方，10味药1方，12味药1方，乃温经汤（22条），最常见的是每首方剂用药3～7味，所有大剂量用药组方均没有超出12味，这种以切合病机而组方简练、药少味精的用药形式，是经方大剂量用药的显著特征。三是实际应用疗效显著。如应用柴胡半斤组方柴胡桂枝干姜汤（5条），主治疟病寒多热微或但寒不热，服后效果显著，故书中明确记载“服一剂即效”“初服微烦，复服汗出便愈”。应用栀子14枚组方茵陈蒿汤（15条），主治湿热黄疸（谷疸），疗效明显，故方后云“小便当利，尿如皂角汁状，色正赤。一宿腹减，黄从小便去也”。在识证准确的基础上，发挥君药的功能，起到了强力祛邪、拦截病势的作用，体现了药简效宏的威力。

4. 大剂量用药安全规范，法度严谨

安全用药是古今医家都十分注重的问题，考究《金匮要略》中大剂量用药，并非随心所欲、盲目行事，而是有严格的规矩和法度。主要表现在：一是重视炮制去毒性。如应用杏仁，要“去皮尖”；用半夏，要“洗”；用厚朴，要“炙”；用附子，要“炮、去皮，破八片”；用水蛭，要“熬”；用虻虫，要“熬，去翅足”等。这些炮制方法，可以降低大剂量用药带来的毒副作用，消除其有害成分，减少药物的不良反应。二是体质强弱有宜忌。如附子1枚组方四逆汤（17条），方后云“强人可大附子1枚”。附子3枚组方大黄附子汤（10条），嘱其“煮取二升，分温三服，若强人煮二升半，分温三服”。大乌头煎（10条），“强人服七合，弱人服五合”。小青龙加石膏汤方（7条），

“强人服一升，羸者减之”。根据体质强弱而决定药物的用量，这是大剂量用药安全的基本要求。三是药后异常勿再服。如麻黄4两组方的牡蛎汤（4条），主治牡疟，服药后若出现呕吐，就是不正常的现象，故方后嘱其“若吐，则勿更服”。说明凡服药后出现不良反应，就不能再服药了，以确保患者安全。四是解表发散求微汗。如麻黄3两组方的葛根汤（2条），要求“覆取微似汗”。麻黄3两组方的麻黄加术汤（2条），要求“覆取微似汗”。麻黄6两组方的大青龙汤（12条），要求“取微似汗”。附子1枚组方的甘草附子汤（2条），云其“得微汗则解”。解表药或发散药多辛温通阳，为防止大汗亡阳，故要求微汗，以保证治疗安全。五是祛邪要求中病止。如生地黄1升组方的百合地黄汤（3条），要求“中病，勿更服”。栀子14枚组方的栀子豉汤（17条），嘱其“得吐则止”。厚朴半斤组方的大承气汤（2条），云其“得下止服”。大剂量用药效力较强，勿使祛邪太过伤及正气，故须注意中病即止。

5. 大剂量用药历久弥新，意义重大

《金匮要略》收载了前人大剂量用药治疗疑难杂病的经验和规律，论述了大剂量用药的应用方法和表现形式，体现了大剂量用药的原则和特色，开创了中医学大剂量用药治疗疑难杂病的先河，内容是比较丰富和系统的，经验是十分可贵的，不因岁月尘封而失色，不因时代变迁而黯然，具有较大的历史影响力和时空穿透力，启示我们今天要特别地予以挖掘，重点地进行继承。

现代临床中药大剂量应用已是一种趋势，但一剂汤药处方中非君药用量大，或10多味、20多味药物都大量应用，就不是张仲景的本意了，那是浪费药材资源。我们曾对现代的临床报道进行了有关的总结评论[8-12]，意在从临床治疗学出发，引导社会重视经方君药的运用。故正确应用经方君药，一则能够提高中医从业人员应用汤剂及颗粒剂的信心和使用率，在挽治急危重症和疑难病症上发挥利剑作用，切实提高中医疗效。二则能够充分发挥经方专病专药的特长，弘扬量重味厚、方简效宏的优势，适应当今疾病谱的变化，开发研制出具有关键技术和自主知识产权的中药新药，促进中药产业的发展。三则能够维护和完善《药典》的权威，真正的、科学的《药典》，应能完整地、准确地继承中医药传统的经验，并能吸纳现代研究成果。两千多年的中医临床证明：经方君药药味精简，功专效强，用药安全，此与《药典》规避风险、科学使用的主旨完全一致，故君药的大剂量应用和实践，会促进《药典》的不断修订和充实，使《药典》的学术地位和安全性要求得到共识和遵守。四则能够突破困扰中医学术进步的羁绊和瓶颈，执此牛耳，牵一发而动全身，带动中医学各学科、各体系、各专业，在基础理论、临床应用、科研教学、学术评判等各方面，成为继承和发展中医的切入点和突破口。

在张仲景君药应用面前，不管是古方、名方，大方、小方，经方、时方，偏方、验方，夏天、冬天，北方、南方，道地药材、非道地药材，野生品种、栽培品种，都会一视同仁，标准一致，或水涨船高，或水落船低地在治疗中应用（不反对少味少量、少味多量或多味少量等方法），鲜活而具体地推进中医处方规范化、标准化的改革，广泛而深刻地推进中医临床治疗学的革命，促进中医药学术理论的创新发展，提高中医对人类健康的贡献度。

参考文献

[1] 程先宽，韩振蕴，范吉平．中药超大剂量应用历史及现状．上海中医药杂志，2007，41（12）：69-71.

[2] 王心东，张风梅，史代萌．《伤寒论》药物大剂量应用初步探讨．中国医药学报，2002，17（5）：272.

[3] 雷载权．普通高等教育中医药类规划教材・中药学．上海：上海科学技术出版社，1995.

[4] 江苏新医学院．中药大辞典．上海：上海人民出版社，1977.

[5] 柯雪帆．普通高等教育中医药类规划教材・伤寒论选读．上海：上海科学技术出版社，1996.

[6] 张浩良，衢融．古方中特殊计量的实测与探讨・浙江中医杂志，1987，22（4）：177.

[7] 段富津．普通高等教育中医药类规划教材・方剂学．上海：上海科学技术出版社，1995.

[8] 王心东，张双善，李保林．桂枝的大剂量应用述评．国医论坛，1988，2（2）：50.

[9] 王心东，王成林，杨殿钦．重用细辛治疗急重疑难病述评．北京中医学院学报，1993，5（3）：27.

[10] 王心东，张风梅．《伤寒论》麻黄特异用量治疗急重症述评．中国中医急症，1993，2（5）：227-230.

[11] 王心东，张风梅，史代萌．张仲景重用生地黄治疗急重症和疑难病概说．中国医药学报，2004，19（1）：39-42.

[12] 王心东，曹宇，张红心．应用重量半夏治疗急重症和疑难病述评．中华中医药杂志，2007，22（6）：384-386.

第三章

现代临床研究

一、麻黄

（一）张仲景用量

《伤寒论》3 ～ 6 两 7 方，《金匮要略》3 ～ 6 两 17 方。

（二）折合公制

9 ～ 18g。

（三）记载方剂

《伤寒论》大青龙汤、麻黄杏仁甘草石膏汤、葛根汤、葛根加半夏汤、桂枝加葛根汤、小青龙汤、麻黄汤，《金匮要略》葛根汤、麻黄加术汤、牡蛎汤、乌头汤、续命汤、越婢加术汤、射干麻黄汤、厚朴麻黄汤、越婢加半夏汤、小青龙加石膏汤、大青龙汤、小青龙汤、越婢汤、甘草麻黄汤、麻黄醇酒汤、麻黄附子汤、文蛤汤。

（四）《药典》用量

9 ～ 18g。

（五）现代应用

1. 急发哮喘

赵氏报道，诊治喘息性支气管炎和支气管哮喘患者 500 余例，其中多数患者长期服用氨茶碱和肾上腺皮质激素及使用舒喘灵喷雾剂，疗效均不理想而来诊。经用“咳喘合剂 3 号”治疗（宗小青龙汤方，重用麻黄 12g 为君），结果大部分患者症状都有不同程度的缓解，还有相当一部分胃纳增加，能够参加劳动，疗效极为显著[1]。王氏等连续观察治疗 6 例顽固性过敏性支气管哮喘发作患者，均经中西医治疗，疗效不显著。辨为寒邪束肺，痰湿壅阻，肺气上逆，以小青龙汤加味，重用炙麻黄 15g，均在服药后半小时到两小时内哮喘即平，听诊双肺哮鸣音大减或基本消失，2 ～ 3 剂后病情趋向稳定，体征消失，哮喘基本控制[2]。林氏验证上述经验，亦采用小青龙汤加味，重用炙麻黄 15g，治疗 20 例风寒外束，饮邪内停，阻遏阳气，肺气失宣的支气管哮喘急性发作患者，结果甚效[3]。王氏治疗 1 例支气管哮喘持续状态重症患者，咳痰不爽，痰声辘辘，张口抬肩，不能平卧，先后 4 次送医院急诊，均未见效，辨为寒痰束肺、肺气不宣，予重剂小青龙汤 3 剂，重用蜜炙麻黄 15g，患者误将 2 剂同时合煎浓缩，1 次顿服，麻黄即成为30g，结果服药后半小时哮喘渐平，气急消失，酣然入睡，未见出汗、身热、舌麻、心悸等不良反应[4]。另有查氏报道治疗1例寒痰咳喘证，使用小青龙汤，重用麻黄30g，治疗3日，夜能安睡，且获大汗，喘嗽痰逆俱除[5]。

2. 急性肾炎

张氏治疗急性肾炎属风寒湿热外袭，肺气郁闭之风水证者，重用麻黄15～20g，配伍宣肺清热利湿之品，效果较佳[6]。刘氏治疗一青年男性急性肾炎并肾性高血压，住院40天，使用西药未能控制病情，宗麻黄连翘赤小豆汤加味，重用炙麻黄15g，服药9剂，尿量逐渐增加，肿势渐退，腹水亦减，脾肾阳虚之象显露，仍用宣肺利水之法合温补脾肾治则，重用炙麻黄至22g，又服19剂，尿量明显增加，浮肿消退，精神好转，血压正常，基本痊愈而出院。后追访，未再复发[7]。

3. 痹证疼痛

董建华教授治疗痹痛，凡辨为寒痹，即予麻黄、川乌相配伍。如治一郭姓患者，腰骶疼痛如掣，向下肢放射，不能直立，夜间疼痛尤剧，形寒肢麻，西医诊为“坐骨神经痛”。前医虽投温经散寒之品，疗效不著，董老投以麻黄、川乌各15g，配活血通络药，6剂服后腰痛大减，已能直立，守方又服6剂，疼痛缓解，可独立行走[8]。唐氏等治疗坐骨神经痛，善用桂枝芍药知母汤，方中重用麻黄15～30g，认为若用量小则不能起发散风寒湿邪之作用，用至30g，其风寒痹痛之症多能应手取效。因方中有白术、芍药等配伍，大剂量麻黄不致大汗，仅能浑然汗出，故重剂运用无中毒之弊[9]。傅氏应用“乌附麻辛桂姜汤”治疗风寒顽痹疼痛，也善重用麻黄。报告2例，分别用麻黄24g与30g，前例服药4剂，后例服药3剂，均很快收到痛止、身轻、关节屈伸灵活之效[10]。董氏报告治疗2例痹证，1例为湿热痹证类风湿性关节炎，拟越婢加术汤合乌头汤加减，初用麻黄12g，服药6剂，效不著；继加大麻黄量为30g，服药3剂，病情未减；后再加重麻黄量为120g，服药1剂后汗出如洗，第2天诸症悉去，随访多年未再发。另1例为顽痹类风湿性关节炎，发病10余年，症情笃重，仍用越婢加术汤合乌头汤加减，其中麻黄120g，服后汗出如洗，次日关节肿胀全消，行动自如，继以益气养血、补益肝肾而恢复正常[11]。董氏又撰文总结，对上述痹证麻黄用量虽重但治疗百余例未见弊端，经验是取上述合方，煎取两次，混合于晚上顿服，体质弱者麻黄用量80g，配生石膏300g，生白术50g（余药用常规量不变）；体质较强者麻黄用量120g，配生石膏500g，方能开出。故董氏认为，用大剂量麻黄为主药组成的发汗剂，只要把握病机，煎煮得法，以汗出邪去为宜，自能获效[12]。

4. 急性眼疾

近年有重用麻黄治疗眼科疾病的报道，立论新颖，颇具特色。如陶氏治一患者，白睛布满赤丝，上下眼睑红肿，畏光溢泪，眼眵黏稠，眼睫毛被分泌物糊住，不易睁眼，双眼及前额部胀痛，诊断为急性结膜炎，服强力霉素及银翘散加味，外用氯霉素眼药水，未效。以陈寒外束，内有化热之势证治，投四味大发散加味，麻黄重用10g，迭进2剂，病愈，未再发[13]。熊氏治疗1例暴发赤眼，71岁，男性，左眼红肿疼痛7天。近3日疼痛加剧，医嘱速摘除患眼，否则有双目失明之虑。症见左眼球焮红肿胀突起，赤丝瘀点满布，疼痛难忍，局部热感不明显，羞明发痒，畏寒肢冷，口不渴，大便2日不解，舌淡苔白滑，脉沉细。证属寒犯少阴、瘀阻脉络。用麻黄附子细辛汤合桃核承气汤重用麻黄20g，服2剂，疼痛及红肿减半，麻黄改为12g，又服2剂，病愈[14]。

5. 指端疮肿

指端疮肿历代方书名谓疔毒，乃脏腑蕴热，火毒结聚，故多疗以清热解毒，但近年有以麻黄温经散寒、通阳破结治疗疔毒的用法，饶有新意。如唐氏治疗疔毒症，右手食指尖部起小疱疹，随即溃破，色暗黑，多痒少痛，周围坚硬，继则患部剧痛，溃面流水无脓，病属寒湿郁结，选用真武汤去生姜加麻黄，重用麻黄15g，服药2剂，疼痛减轻，伤口流出暗黄色毒水，续以上方增损调理而愈[15]。唐氏另报告，一女性因阴雨连绵，作业于水中而致左手拇指麻木作痒、疼痛如锥刺，面晦无华，语声低颤，指肿，乍看为红肿，细审则晦暗，断为水邪内侵，阳衰脾湿，投真武汤加麻黄，重用麻黄15g，服药2剂，濈然汗出，寒热俱退，疼痛全止[16]。

6. 肺炎、肺脓肿

刘氏治疗一患者，体温39.4℃，听诊双肺呼吸音减弱，双肺底有湿性啰音，血象较高，X线胸透诊为大叶性肺炎。处以大青龙汤，重用麻黄15g，服药2剂，体温降至正常，诸症减轻。改服麻杏石甘汤2剂，血象、X线均正常[17]。

7. 用于磺胺结晶瘀塞致危症

据宋氏报道，治疗1例7岁男孩因“流行性脑脊髓膜炎”用磺胺类药物5天后，热退神清，突然出现血尿，色暗红，小便镜检除见严重血尿外，且发现大量磺胺结晶，立即停用磺胺药，静滴碱性液后，小便全无，渐至全身严重水肿，深度昏迷，面晄唇白，痰声辘辘，气息低微，时有停吸，四肢逆冷，舌胖苔黑，六脉不显，病情十分危笃。以浊阴内聚，水湿泛滥，阻遏清阳，阳微欲绝证治。急投真武汤合麻黄汤加减，重用麻黄30g，鼻饲3小时后，四肢回温，面色转红，呼吸均匀，续用原方1剂后，小便如注，神清肿消，观察3天，痊愈出院[18]。

8. 全传导系统缺陷

全传导系统缺陷近年才逐渐引起临床医生的重视。高氏报道，治疗一急性发作患者，胸闷气短、心慌不安，头昏，动则尤甚，脉沉迟无力，心率37次/分，心电图为三度房室传导阻滞伴室内传导阻滞，拟温阳散寒、益气活血法，用麻黄附子细辛汤加味，重用麻黄15g，服药31剂，心率恢复60～70次/分，诸症悉除，心电图恢复正常[19]。

9. 急性痿证

据报道，张氏治疗一马尾神经炎患者，双下肢麻木酸痛，软弱无力，不能站立，中医辨为痿证，证属风寒湿阻，处方用桂枝芍药知母汤，重用麻黄15g，服药27剂后，患者可弃杖行走，双下肢已无麻木胀痛感[20]。

10. 急性腰扭伤

单氏经验，治疗此病用麻黄12g，黄芩12g，车前子12g，甘草12g，水煎服，每日1剂，观察治疗20余例，一般1剂可愈，最多不超过3剂[21]。方中麻黄显然是重用为君，虽然药物组成简单，但突出了主药的药量、功能及地位，故收效快速，确为验方。

11. 荨麻疹

张氏撰文总结，治一男性患者，头面四肢起荨麻疹，皮疹偏白而充实，遇寒则皮疹严重，诊为风寒型荨麻疹，方取麻杏石甘汤加蝉蜕、浮萍、薄荷，重用麻黄15g，连服3剂，疹即消退[22]。

12. 寒实厥证

谢氏治一患者，素体健壮，2日前突然仆倒，不省人事，四肢抽搐，双目直视，呼吸急促，牙关紧闭，小便失禁，用通关散吹鼻3次，无嚏出，又用稀涎散、解语丹口服，亦无获效，急改用千金还魂汤，重用麻黄50g，煎服1剂，无任何反应，又服1剂，患者鼻部微汗溅溅，5小时后，抽搐缓解，神志转清。再服1剂，诸症大减，神清食进而愈[23]。

13. 多脏器衰竭

邓氏治疗1例患者，症见目黄身黄，全身浮肿，心悸气短，呼吸急促，张口抬肩，喉有哮声，倚息难卧，小便短黄，尿量为410mL/d，大便4日未行。经西医确诊为肝肾综合征喘息性肺炎并心衰。用西药对症治疗，效不显。中医辨为肃降失顺、水道失调、水湿凌心渍肾，即重用麻黄12g，配伍他药，服药2剂，二便通利，喘息渐平，肿胀始退。续进原方12剂，肿消、黄退、喘定，诸症悉减[24]。

此外，尚有以越婢汤治疗风水、水肿，麻黄常用至18g的报道[25]。

14. 简评

由上述可知，重量麻黄在临床上的应用是客观存在的且疗效突出。因此，麻黄的重量运用应引起我们的高度重视，笔者发现麻黄的重量应用有以下几个特点。

（1）多治急危重症。急危重症，病情凶险，若常规小剂，诚可谓井深绳短。此时准确辨证后予重剂施治，方能救重危于顷刻之间。

（2）重量久服无弊。历来认为麻黄有多汗、失眠、头晕的不良反应，俗有“麻黄细辛不过钱，过钱常服命相连”之言，故临床上普遍对麻黄的小量运用已约定俗成。考《伤寒论》中大剂量麻黄的应用有7方（次），中等量5方（次），小剂量3方（次），此种7∶5∶3的应用频率和次序，表明了麻黄的重量应用在《伤寒论》中的突出地位和作用，说明张仲景是较普遍地注重大剂量使用麻黄的，提示麻黄的重量应用有一定的适应病证和治疗规律。后世何以出现“不过钱”之说，有待进一步考证和探讨。今天，我们并不否认麻黄小剂量普遍应用的功效，但为何不允许麻黄的大剂量应用呢？上述重量运用的总结和报道，实足以使“不过钱”之说不攻自破。再考治肾炎有服28剂的[7]，治全传导系统缺陷服药31剂的[19]，治痿证服药27剂的[20]等，均为连续服用，皆未见有明显的毒副作用。有的虽有大汗出的反应，如查氏治喘的报道[5]、董氏治痹的报告[11]等，但结果均每收捷效，或汗出喘止，或专意求汗，以汗出邪去，达除黜痹证之目的；有的配伍有止汗、固表、敛营佐制之药，所以药后大汗出，不能一概而论，应区别情况，不同对待。有的是治疗的需要，有的可考虑药品的优劣、生炙炮制的不同，有的系患者体质差异、病情轻重有别。

总括上述资料，均无其他特殊反应的记载。即或长服，亦无弊端，所以可说麻黄是能够在较长时间内重量应用的。

（3）小儿也可重用。麻黄的重量应用，不但对成人可使用，对小儿也可使用。如治急性肾炎[7]，治肺炎、肺脓肿[17]，治磺胺结晶瘀塞致危症[18]，治麻疹[25]，用量分别为15g、20g、30g、24g，小儿用如此剂量实为罕见，若非胆识过人，安能如此大刀阔斧！而实际用后却能转危为安，效验异常显著。说明小儿只要病情危重、病证相符、病机适应，完全可重量应用而无妨。此又为小儿科临床上中医急症治疗的研究，带来了新的契机！

总之，麻黄的重量应用取效倍捷，平喘堪称圣药，除痹功专效神，利水效彰灵验，治眼功用奇妙，在辨证精确、立法严谨的原则和前提下，对常规药量的突破和发展，对临床治疗颇有指导意义和实用价值。然而，汇集有关文献，发现个案后治验报道较多，大宗病例报道较少。故此仅做初步述评，如何系统地观察总结大剂量麻黄治病的规律，探索麻黄重量用药规范的使用，有待我们进一步去实践、去整理、去研究、去提高。随着中医药学的不断实践和发展，麻黄的重量应用必将会对急危重症、沉疴痼疾等疾病的治疗开辟新的领域！

参考文献

[1] 赵体健．咳喘合剂 3 号的疗效观察．上海中医药杂志，1981，15（11）：28.

[2] 王华明．重剂小青龙汤治疗支气管哮喘．上海中医药杂志，1981，15（12）：15.

[3] 林文谋．重剂小青龙汤治疗支气管哮喘甚效．上海中医药杂志，1985，19（12）：23.

[4] 王华明．大剂量小青龙汤治疗支气管哮喘一例．福建中医药，1983，17（5）：6.

[5] 查国科．重温旧案忆先师——记刘民叔先生治疗咳喘症．上海中医药杂志，1985，19（2）：20.

[6] 张琪．谈祖国医学对肾炎的辨证论治．黑龙江中医药，1982，11（1）：18.

[7] 刘燕池．肾炎临床证治浅见．北京中医学院学报，1982，4（4）：33.

[8] 王长洪，陈光新．董建华治疗痹证的临床经验．中医杂志，1982，23（2）：15.

[9] 唐祖宣，许保华，黄永奇，等．桂枝芍药知母汤的临床运用．云南中医杂志，1984，5（5）：50.

[10] 付传国．应用“乌附麻辛桂姜汤”治疗痹证的体会．成都中医学院学报，1982，5（2）：50.

[11] 董长富．汗法治疗类风湿性关节炎的临床体会．辽宁中医杂志，1980，23（7）：37.

[12] 董长富．中医汗法治疗类风湿性关节炎的体会．辽宁中医杂志，1984，27（7）：29.

[13] 陶昔安．大发散的临床运用．湖北中医杂志，1984，5（3）：38.

[14] 熊永厚．疑难病症医案三则．广西中医药，1982，5（3）：29.

[15] 唐祖宣．老中医周连三运用温阳法的经验．上海中医药杂志，1982，16（5）：5.

[16] 唐祖宣．应用温阳内消法治疗疔毒的经验体会．新医药学杂志，1979，20（5）：43.

[17] 刘金渊 . 大青龙汤可治大叶性肺炎 . 中医药研究杂志，1986，3（5）：48.

[18] 宋明星 . 磺胺结晶瘀塞引起的危证治验 . 江苏中医，1983，28（1）：39.

[19] 邓德明，林钧然，高淑娟 . 中医药治疗全传导系统缺陷一例报告 . 辽宁中医杂志，1982，13（7）：26.

[20] 张其昌，张旭东 . 运用经方验案四则 . 中医杂志，1985，26（12）：11.

[21] 单会府 . 急性腰扭伤验方 . 江苏中医，1982，27（5）：8.

[22] 张一军 . 麻杏石甘汤加味治疗荨麻疹的体会 . 辽宁中医杂志，1981，24（5）：18.

[23] 陈宇春 . 谢胜臣老中医治验二则 . 江西中医药，1982，2（3）：40.

[24] 邓以林 . 麻黄连翘赤小豆汤治疗肝肾综合征 . 中医杂志，1983，24（9）：27.

[25] 张国梁 . 范文甫先生经方治验四则 . 全国张仲景学术思想及医方应用研讨会论文集，中华中医药学会：中华中医药学会，2001：2.

二、桂枝

（一）张仲景用量

《伤寒论》4 ～ 6 两 7 方，《金匮要略》4 ～ 5 两 6 方。

（二）折合公制

12 ～ 18g。

（三）记载方剂

《伤寒论》乌梅丸、桂枝加桂汤、桂枝甘草汤、茯苓桂枝甘草大枣汤、甘草附子汤、桂枝附子汤、桂枝人参汤，《金匮要略》桂枝附子汤、甘草附子汤、桂枝芍药知母汤、桂枝加桂汤、茯苓桂枝甘草大枣汤、桂苓五味甘草汤。

（四）《药典》用量

9g。

（五）现代应用

1. 风湿性心脏病

沈氏治疗风湿性心脏病，对辨证有血瘀病机的常选用桂枝 12 ～ 45g，收效较佳[1]。洪氏报道治疗青年女性风湿性心肌炎，查血沉 54mm/h，抗链球菌溶血素“O”833U，心电图示心肌损害，以温补心阳、宣通经络为方，重用桂枝 18g，7 周后复查，血沉 10mm/h，抗链球菌溶血素“O” 333U，心电图正常[2]。另有总结治疗风湿性心脏病、肺心病、冠心病的经验，以温阳祛邪立法，常用桂枝 30g，配伍茯苓四逆汤，多能回阳救逆，挽命于顷刻[3]。

2. 心动过缓

朱氏经验，凡冠心病及病态窦房结综合征引起之心动过缓，用桂枝能温通心阳，提高心律，其重用多从 10g 开始，逐步递增用至 30g[4]。华氏报道，治蛇毒伤后窦性心动过缓，入院时心率 52 次 / 分，先后用季德胜蛇药片、静滴地塞米松、肌苷、辅酶 A、阿托品等。19 天后，心率慢仍无明显好转，故停服西药改用中药治疗，查脉 51 次 / 分，以蛇毒侵心、痰浊阻塞证治，重用桂枝 20g 配二陈汤等，服药 3 剂，心率提高至 70 次 / 分，且疗效巩固，痊愈出院[5]。

3. 心悸病证

熊氏临床治疗惊骇所致心悸半年患者，服西药镇静剂和补心丹、安神丸、温胆汤均无效，遂用桂枝汤治疗，其中重用桂枝 30g，服药 4 剂，心悸平息[6]。江氏也常用桂枝 30g 组方复脉汤，治疗功能性心律不齐、期外收缩、心房纤颤、传导阻滞等所引起的脉结代、心动悸，有较好的疗效[7]。

4. 脑动脉硬化和椎基底动脉供血不足

张氏善用经方治老年妇人头眩晕颤动不止症，西医诊为脑动脉硬化、椎基底动脉供血不足，诸治罔效，因思《伤寒论》67 条与本证符合，即投苓桂术甘汤加泽泻，方中重用桂枝 30g，服药 3 剂，主症大减，继服十余剂而安[8]。

5. 肺结核

朱氏等根据结核病的主要特征为干酪灶形成的硬性结节，以及血管发生病理变化（如栓塞、狭窄和坏死）影响了病变部位的血液循环，拟定了通调营卫、流畅气血、软坚散结、祛瘀生新的处方，方中重用桂枝 30 ～ 60g，与抗结核药物结合治疗，临床观察 30 例，并另选病灶性质与范围类似的 30 例作为对照组，仅以抗结核药物治疗。结果服用桂枝组患者的症状、脉象、舌苔、血沉、体重都有明显改善，其 X 线片及痰转阴率亦较对照组为优。桂枝用至 60g，未见不良反应。除对大咯血者暂时停服外，即使原有痰中带血者，服后仍有化痰止血的功效[9]。

6. 脱疽

唐氏总结常用桂枝附子汤合四君子汤为基本方，其中桂枝重用30g，对本证表现的发凉、剧痛、肢足色黑溃烂、脉搏消失等症，效果较佳[10]。陈氏也曾治疗西医建议截肢的患者，双足趾溃烂六七处，皮色紫暗，脓水频流，整夜剧痛难眠，全身状况衰弱，经用桂枝26g，配合补益气血之药，治疗3个月，创口愈合，行动自如[11]。

7. 痹证

赫氏用黄芪桂枝五物汤，重用桂枝24g，分别治疗风痹、寒痹、湿痹，效果良好[12]。黄氏用桂枝30g治疗老年屈不能伸、伸不能屈之重症痛痹，认为“此类痼疾，寒阻经髓，下元衰惫，非用逐沉寒、温下元之品不可”，断定凡“亦曾用温药无效者，非方药之差，实力量不足”[13]，确为经验之谈。戴氏对“慢性顽痹”常用桂枝12～45g，效果非常满意，并开设了治疗痹证的专科门诊[14]。还有报道以桂枝附子汤加川芎、元胡治疗痹证，桂枝重用至50g之多，效如桴鼓[15]。更有用乌桂黑虎汤治疗寒痹型腰椎肥大性改变，重用桂枝60g，连服月余，无不良反应，能基本治愈[16]

8. 慢性肾炎

桂枝有利尿作用，药理实验及实践运用均已证明。有以桂枝茯苓丸加味，桂枝用18g，治疗慢性肾炎、顽固性腹水取得疗效，而患者曾用氢氯噻嗪、皮质激素及各类中药无效[17]。王氏等报道也用桂枝茯苓丸加味治疗七年之久的慢性肾炎，桂枝用30g，诸症明显减轻，尿蛋白及红白细胞很快转为阴性[18]。

9. 尿潴留

谭氏报道用加减桂枝茯苓丸治疗产后小便不通，虽经反复导尿，并肌注利尿剂、热敷、针刺等，诸症如故，方内重用桂枝25g为君，服药2剂，排尿正常[19]。又报道治疗多发性子宫肌瘤术后癃闭，用桂枝48g，浓煎服后一小时即收捷效[20]。王氏等报道治疗输卵管结扎术后小便闭而不通，用新斯的明及导尿术罔效，取桂枝茯苓丸加味，重用桂枝60g服药1剂，即有便意，陆续排尿腹胀消失[21]。

10. 胃肠疾患

有报道用桂枝汤重用桂枝30g治愈胃脘闷胀[22]，用同样方法治愈“急性胃肠炎后胃阳不足”[22]。另有用桂枝25g配他药治疗服四神丸和参苓白术散无效的慢性肠炎，连服二十余剂，大便成形[23]。侯氏治疗重症呃逆症，每次连续呃逆二十余次不断，发作频繁，曾经各医院治疗无效，病家已认为治疗无望而准备后事，即用桂枝加桂汤，重用桂枝25g，1剂症势减半，再服病趋痊愈[24]。赫氏治疗呕吐涎沫二年余，经中、西药治疗不效，拟五苓散治疗，重用桂枝30g，守方10剂，顽疾告愈[25]。还有用桂枝24g组方桂枝茯苓丸，治疗粘连性肠梗阻，服药2剂，排便、矢气、胀减、疼缓[26]。

11. 变态反应性疾病

吴氏报道以温阳益气固表法，重用桂枝20g，治疗嗜酸粒细胞增多性非变态反应性鼻炎25例，病程多在2～8年，临床治愈13例，明显好转2例，无效5例[27]。汪洋老中医治疗1例“变态反应性亚败血症”，立温经通阳、散寒活络、益气养血、强筋壮骨之法，在治疗过程中，用桂枝30g，大剂重量，克邪除病，好转出院，并认为“若病重药轻，何殊隔靴搔痒”[28]。丁氏治一慢性荨麻疹，曾五次送医院急救，但以温阳利湿、疏风通络法，用桂枝25g，服药21剂，即告自愈[29]。丁氏又治多形性红斑，三年来屡治不效，重用桂枝30g，配散寒祛湿、温经通络之品，服药14剂，红斑消退，手足转温，关节活动自如[29]。

12. 精神方面疾病

彭氏治疗神志失常病，症见木僵呆钝，犹如木偶一般，吃饭洗脸上厕所也需要家人催促，重用桂枝20g，加脾肾双补与化痰药，服药3个月，神志正常，好转出院[30]。丁氏治多发性抽动与秽语综合征，证见瞬目耸肩、四肢抖动、言语不断等，用桂枝救逆汤化裁，重用桂枝30g，服药11剂。诸症消失，后改汤为丸，巩固疗效[31]。另治强迫性神经症，乘车时欲跳车自杀，见井则纵身欲投，逢刀则逼颈欲刎，然并不付诸真正行动，明知此想法做法荒唐，无论如何自己克制不了，气得常自己打脸。处以桂枝救逆汤加减，重用桂枝50g，服药35剂，上述征象完全消除[31]。又治妄想型精神分裂症，也取桂枝救逆汤化裁，重用桂枝50g，服药36剂，妄想妄闻消失，自知能力恢复[31]。还治疗原发性人格解体综合征，患者自觉头像木头，不会想问题，激发不出感情，手足迟钝像木棍，不会做事干活，认为周围的一切都像死了一样，停止了活动。仍是以桂枝救逆汤加减，重用桂枝60g，服药35剂，诸症悉除[31]。

13. 雷诺氏病

有报道治疗雷诺氏病，取桂枝红花汤加减，重用桂枝 20g 为君，治疗 21 例，3 个月后总有效率为 85.71%[32]。何氏报道，治此病用温经活络法，桂枝一般用量 15 ～ 25g，血虚寒盛用至 40 ～ 50g，治疗 32 例，仅 5 例遇凉再发，其他服药后均未再发作，服药期 20 ～ 40 天[33]。

14. 其他杂证

桂枝汤重用桂枝 30g，可治血管神经性头痛。赵氏重用桂枝 50g，配益气温阳药治疗一例入秋后每天需到大江中冷浴两三次，否则烦躁难忍、坐立不安的阴躁证[34]。熊氏还在桂枝汤中用桂枝 30g 为君治疗鸡爪风[22]。孙氏报道用甘草附子汤治疗久润自汗，重用桂枝 50g 效能极佳[35]。有临床研究报道治疗 40 例流行性出血热有蓄血见症者，径投桃核承气汤，重用桂枝 20g，收效满意[36]。苏氏治跌仆致左侧手足偏瘫，方用真武汤加味，重用桂枝 60g，守方 30 余剂，手足活动能力完全恢复，步履出院[37]。

（六）讨论

综上对桂枝的重量应用，初步认为有以下四个治疗特点：

（1）能医危急重证：即能治疗病情危险、病势急重的一类病证，如治风心、肺心、冠心病，治心动过缓及尿潴留等。凡危急重证，施以重剂，量重味厚，功专效猛，非大剂无以拯垂危，抗毒烈，遏病势。

（2）能治强实大证：指能治疗正强邪实的大病、重病，如治疗脱疽重症、雷诺氏病等。病强即当药重，否则杯水车薪，药不及病，药不敌病，不独延宕病情，增加痛苦，且还贻误时机，乃至不可救药。

（3）能除沉疴顽证：即能治疗长期不愈之顽固病证，如治痹证、慢性肾炎等。凡患病较久，必迭用方药，是病或拮抗耐药，逗留不解，或深里入脏，根深蒂固，若轻描淡写，无异重蹈覆辙，反而偾事。

（4）能疗奇难怪证：临床罕见病、疑难病、怪异病屡见不鲜，常规方药剂量多无效应，“骇人之病必用骇人之药”，如治精神方面疾病、阴躁证等。重量运用，可另辟蹊径，出奇制胜，否则就难以伏奇邪，祛难疾，克怪证！

辨证精确，立法严谨，是桂枝大剂量应用的原则和前提，中医界同仁均是循此而进行认识和实践的，故整理桂枝大剂量应用的经验，对临床颇具指导意义。但综观有关文献，发现个案报道较多，大宗病例报道较少，如何系统地观察总结重用桂枝治病的规律，探索桂枝大剂量用药的应用规范，深入发掘整理有关桂枝大剂量应用的中医文献和理论，乃是今后努力的方向。

参考文献

[1] 沈锦波 . 风湿性心脏病中医治疗经验 . 浙江中医杂志，1979，14（6）：19.

[2] 洪嘉禾 . 桂枝在内科临床的应用 . 上海中医药杂志，1982，16（1）：13-16.

[3] 唐祖宣 . 老中医周连三运用温阳法的经验 . 上海中医药杂志，1982，16（5）：5-6.

[4] 朱步先 . 方药拾贝（五）. 上海中医药杂志，1982，16（12）：26.

[5] 华浩明 . 蛇毒性窦性心动过缓验案 . 上海中医药杂志，1985，19（5）：26.

[6] 熊永厚 . 桂枝汤证验案 . 吉林中医药，1983，（6）：26-27.

[7] 江淑安 . 炙甘草汤的运用体会 . 四川中医，1984，2（1）：10.

[8] 张琪 . 经方运用一得 . 中医杂志，1984，25（12）：7-8.

[9] 朱尔梅，章叔赓，叶根荃，等 . 中西医合作治疗肺结核 . 上海中医药药志，1964，9（5）：11-14.

[10] 唐祖宣 . 老中医周连三运用温阳法的经验 . 上海中医药杂志，1982，16（5）：6.

[11] 陈永红，纪兢心 . 脱疽验案一则 . 福建中医药，1983，17（2）：58.

[12] 赫文彩 . 黄芪桂枝五物汤的临床运用 . 云南中医学院学报，1982，5（2）：36-38.

[13] 黄仕沛 . 黄继祖医学观点及临床经验 . 新中医，1982，14（2）：10-12，7.

[14] 付传国 . 应用“乌附麻辛桂姜汤”治疗痹证的体会 . 成都中医学院学报，1982，5（2）：50-52.

[15] 徐德凤 . 浅谈附子临床应用的体会 . 辽宁中医杂志，1984，27（4）：38-39.

[16] 陈沛坚，李志铭 . 中草药治疗痹证 ——江世英老师经验介绍 . 新中医，1977，9（4）：19-25.

[17] 陈德奎 . 活血化瘀法的临床应用 . 上海中医药杂志，1965，10（2）：1-5，8.

[18] 王忠民，刘茜 . 桂枝茯苓丸加味的临床新用 . 上海中医药杂志，1985，19（6）：36-37.

[19] 谭俊臣 . 加减桂枝茯苓丸治疗产后尿潴留 . 上海中医药杂志，1981，15（12）：28.

[20] 谭俊臣 . 术后癃闭验案一则 . 中医杂志，1983，24（8）：19-25.

[21] 王忠民，刘茜 . 桂枝茯苓丸加味的临床新用 . 上海中医药杂志，1985，19（6）：36-37.

[22] 熊永厚 . 桂枝汤证验案 . 吉林中医药，1983，4（6）：26-27.

[23] 马绍飞 . 越鞠丸（汤）治验三则 . 吉林中医药，1982，13（4）：26.

[24] 侯在士 .“经方”治验介绍 . 辽宁中医杂志，1980，23（5）：35-36.

[25] 赫文彩 . 吐涎沫与斑秃治验 . 辽宁中医杂志，1980，23（11）：35.

[26] 谭俊臣 . 桂枝茯苓丸的临床运用 . 河南中医，1985，5（2）：20-21.

[27] 吴焕革 . 中医治疗嗜酸粒细胞增多性非变态反应性鼻炎 . 辽宁中医杂志，1984，27（12）：29.

[28] 郭瑞官，朱慕娟，潘美珍 . 汪洋老中医治变态反应性亚败血症经验 . 新中医，1979，11（3）：6-8.

[29] 丁世名 . 当归四逆汤的临床应用 . 河北中医杂志 .1983，4（1）：38.

[30] 彭泽林 . 神志失常病症临床治验 . 浙江中医杂志，1981，16（11）：517.

[31] 丁德正 . 桂枝救逆汤在精神病临床上的运用 . 河南中医，1985，5（6）：16-18.

[32] 朱红军 . 加减桂枝红花汤治疗雷诺氏病（阳虚寒凝型）21 例临床观察 . 中医临床研究，2016，8（29）：18-20.

[33] 何秀芬 . 以温经活络法治疗雷诺氏病 . 中医药学报，1982，3（4）：35-36.

[34] 赵立栋 . 阴躁治验 . 新中医，1982，14（9）：20.

[35] 孙华周 . 甘草附子汤止汗三例 . 辽宁中医杂志，1980，23（5）：15-16.

[36] 兰克信，高仲华，王国礼，等 .《伤寒论》法辨治流行性出血热 112 例探讨 . 新中医，1985，17（1）：10-15，18.

[37] 方恩泽 . 苏世屏先师学术思想及其辨证用药特点 . 新中医，1984，16（4）：17-18，16.

三、半夏

（一）张仲景用量

《伤寒论》半斤 13 方，《金匮要略》半升～半斤 25 方。

（二）折合公制

15 ～ 24g。

（三）记载方剂

《伤寒论》小青龙汤、葛根加半夏汤、小柴胡汤、大柴胡汤、小陷胸汤、半夏泻心汤、生姜泻心汤、甘草泻心汤、黄芩加半夏生姜汤、黄连汤、旋覆代赭汤、厚朴生姜半夏甘草人参汤、竹叶石膏汤，《金匮要略》甘草泻心汤、射干麻黄汤、厚朴麻黄汤、泽漆汤、麦门冬汤、越婢加半夏汤、小青龙加石膏汤、栝蒌薤白半夏汤、附子粳米汤、小柴胡汤、半夏厚朴汤、半夏泻心汤、黄芩加半夏生姜汤、大半夏汤、生姜半夏汤、黄芩汤、温经汤、小青龙汤、小半夏汤、小半夏加茯苓汤、苓甘五味姜辛半夏汤、苓甘五味姜辛半杏汤、苓甘五味姜辛半杏大黄汤、大柴胡汤、半夏厚朴汤。

（四）《药典》用量

9g。

（五）现代应用

1. 食管癌

王佑民对痰浊壅结的20例重症食管癌梗阻患者，用生半夏30～90g组方，噙化或灌肠治疗，有效15例，无效5例[1]。熊永厚治疗1例髓质型食管癌，重用半夏60g配伍，将水煎药汁含于口中慢慢浸润吞咽，服药16剂已能咽下软饭和馒头[2]。《名医别录》载半夏有“消痈肿”的作用，把噎膈视为食管内的痈肿，故于处方中配用大剂量半夏可获效。

2. 肺癌

赵强等治一肺癌患者，辨为痰瘀互结、气阴两虚，用生半夏30g配伍治疗。服药15剂，咳喘胸痛、胸闷咯血明显减轻，CT复查报告肿块明显缩小[3]。后用生半夏60g，配伍煎服4月余，半夏用药总量达6.3kg，病情稳定好转。刘权举等介绍张士舜主任医师常用生半夏30g配伍，治疗肺癌效果明显[4]。

3. 脑瘤

方春阳等治颅内肿瘤患者，辨为风痰交阻、气血瘀滞，用生半夏10g逐渐加至45g[5]。1年后复查ECT示C3-7延髓肿瘤明显缩小，病情稳定。赵强等治疗脑胶质瘤，用半夏30g逐渐增至50g，配伍服用1个月，诸症消失[3]。

4. 哮喘

王华明等用制半夏30g组方重剂小青龙汤治疗6例反复发作的顽固性支气管哮喘，服完2、3剂后病情均趋向稳定[6]。王华明报道用大剂量小青龙汤，其中重用制半夏

60g 治疗 1 例月余来哮喘发作呈持续状态患者，药后半小时哮喘渐平，未见出汗、身热舌麻、心悸等不良反应，翌日便正常上班[7]。林文谋用重剂小青龙汤加味，其中半夏重用 30g 治疗 20 例支气管哮喘，服药 2 剂后哮喘平息者 15 例，3 剂后哮喘平息者 4 例，1 例无效；随访 18 例，只有 1 例复发，其他 17 例有 12 例两年以上，有 5 例 1 年以上未见复发[8]。

5. 肺部感染

毕明义介绍治疗 1 例右肺大叶性肺炎，重用半夏 100g 组方，1 剂后胸背痛已止，寒热除、咳嗽减，又继服 5 剂，胸部摄片未见异常，痊愈出院[9]。赵锡武治疗 1 例老年性肺气肿合并肺部感染，重用半夏 24g 组方，共服药 40 多天，X 线摄片示左肺上叶阴影明显吸收好转，病情稳定出院[10]。邢文武治疗 1 例慢性支气管炎继发感染、肺气肿、肺心病重症患者，用定喘汤加味，重用制半夏 29g，服药 3 剂，病情很快好转[11]。

6. 失眠

王士福治一失眠两年余患者，重用半夏 60g 配伍，连服 10 余剂，辄收佳效，无不良反应发生[12]。熊永厚用法半夏、薏苡仁各 60g 治疗 4 例失眠患者，各服药 1 ～ 3 剂，疗效满意，未见一人有不良反应[13]。胡学刚治一通宵不寐两月余的患者，辨为饮犯阳明，拟半夏秫米汤加味，重用半夏 60g，服药 3 剂，得以安睡，体会到以半夏治不寐，不用较大剂量则效果不显[14]。马明和 重用法半夏 30 ～ 60g，治疗气郁痰结、胃气不和的 30 例失眠患者，都取得了显著的效果，体会到用大量半夏易取效[15]。

7. 妊娠呕吐

刘宗敏治疗 3 例妊娠呕吐重症，均经中西医治疗无效，重用清半夏 30g 配伍，效果良好[16]。刘云治疗 1 例妊娠后呕吐不止 1 个月的患者，以胎气壅遏、胃气上逆证治，用生半夏 30g 配伍，水煎服，连服 10 剂。诸恙皆平，共服生半夏 450g，未见腹痛流血等流产先兆[17]。

8. 慢性胃扭转

翁工清治一慢性胃扭转半年患者，重用半夏 30g，配合小承气汤，服药 10 天，诸症消失[18]。他认为胃扭转不超过 180° 的，可采用保守治疗。

9. 胆囊炎、胆石症

辽宁省锦县人民医院报道，用大柴胡汤加味煎服重用半夏 40g 治疗 627 例胆囊炎、胆石症患者，配合西医的支持疗法，临床治愈 606 例，占 96.6%，转为手术者 21 例，占 3.4%[19]。

10. 抑郁型精神分裂症

傅学锋介绍 1 例抑郁型精神分裂症患者，诊为痰瘀闭窍、气血逆乱，用生半夏 30g 配伍，服药 12 剂而愈[20]。

11. 病毒性脑炎

傅学锋介绍 1 例病毒性脑炎患者，用西药治疗 10 余天无效，证属痰瘀阻络、蒙闭清窍，重用生半夏 30g 配伍，服药 60 余剂，痊愈出院[20]。

12. 病态窦房结综合征

刘沛然治疗病态窦房结综合征患者，诊为胸阳不畅、阳虚阴逆，配伍半夏 30g，连服 39 剂，反复查心电图均正常，症状消失，恢复工作，未发现不良反应[21]。

13. 风湿性心肌炎

刘沛然治疗 1 例 9 岁风湿性心肌炎女童，血沉 70mm/h，抗链球菌溶血素“O”250U，心电图示频发房性期前收缩、阵发二联律、三联律，诊为阳气外散、风痰湿瘀，用半夏 30g 配伍[21]。服药 30 剂后，反复查心电图正常，病情恢复出院，未发现不良反应。

14. 乳痈

毕明义治疗 1 例产后乳痈，以小柴胡汤加味，重用半夏 100g，服 1 剂时，寒热即止；服药 4 剂，诸症皆除[9]。

15. 便秘

毕明义治疗 1 例习惯性便秘 10 年的患者，排便时间长 30 ～ 50min，重用半夏 100g，服药 10 剂，大便正常，随访未复发[9]。

16. 阴道炎

毕明义治疗 1 例阴道炎半年患者，内外服用西药无效，诊为湿毒带下，重用半夏 100g 加味，服药 6 剂，阴痒已止，诸症亦除[9]。

17. 功能性子宫出血

毕明义治疗 1 例功能性子宫出血患者，半年来屡治不愈，重用半夏 100g，服药 4 剂后，阴道流血止，继服 3 剂，病未复发[9]。

18. 流行性出血热小结胸证

兰克信等报道，治疗流行性出血热小结胸证 17 例，认为是痰热互结，重用制半夏 30 ～ 50g，配合黄连、栝蒌实，常服 1 ～ 2 剂可愈[22]。

19. 眉棱骨疼痛

邓朝纲治疗 1 例眉棱骨疼痛 7 年患者，用生半夏 30g，生姜 20g，服 1 剂痛减，2 剂痛止[23]。又治疗 1 例眉棱骨痛如椎刺，竟有昏倒之势患者，予生半夏 30g，生姜 20g，服 3 剂而愈。邓氏认为，此病多属脾不健运，风痰为患，故宗《脾胃论》“足太阴痰厥头痛，非半夏不能疗”的古训，对顽痰顽疾的眉棱骨痛，重用效著。

20. 用于阿尔茨海默病

侯志敏治 1 例痴呆 3 年的 80 岁老年患者，证属痰湿阻窍，予以二陈汤加减，重用清半夏 30g，服药 7 剂，意识转清，服药 21 剂，诸症好转[24]。

21. 着痹

刘小栗介绍天津中医学院名老中医王士雄治疗着痹的经验，主张“治痹之秘在于重剂”，故平常之方就重用半夏 60g[25]。实践证明，重剂可止痛，能大大减轻患者的痛苦，缩短疗程。

22. 多囊肝多囊肾

赵强等介绍 1 例多囊肝多囊肾 9 年患者，诸药迭进都难奏效，遂用单味生半夏 50g 煎服，治疗 2 月余，耗药 3000g，症状减轻并稳定[3]。

23. 齿龈肿物

赵强等报道治疗 1 例左上齿龈部有一肿物已 5 年的患者，以痰瘀病机证治，予生半夏 50g，配生地黄煎服，3 剂后肿物消失，随访近 2 年未再复发[3]。

24. 三叉神经痛

朱树宽报道治疗 2 例三叉神经痛患者，其中 1 例患病 18 年，1 例曾行三叉神经上颌支及下颌支切断术，辨为痰凝火郁阻络和痰瘀阻络，均重用半夏从 30g 开始，逐渐加至 60g 配伍煎服，疗效非常显著[26]。

25. 骨髓炎术后肿痛

宋民恩报道治疗 1 例右肱骨上段骨髓炎手术后红肿疼痛严重患者，用多种抗生素疗效不佳，辨为痰热互结证，用清半夏 30g 配伍清热解毒化痰药，服药 40 剂后竟得痊愈[27]。

（六）讨论

从公开报道来看，半夏的重量应用不是个别的而是比较常见的，既继承了张仲景重量应用的传统经验，又拓展了半夏重量应用的范围，应引起高度重视。面对继承不泥古、创新不离宗的发展应用，笔者初步认为半夏的重量应用有以下几方面特征和启示。

1. 能治急重病症

半夏重量应用对急重症有明显的治疗作用，在邪气猖獗、病情急发、病势危重的关键时刻，投以重量，大剂量重味厚，功专效强，有斩将夺关之功，可以很快地拯垂危，遏病势，抗毒烈。

2. 可疗疑难顽疾

半夏重量应用对疑难顽疾类病症有独到疗效。这类病症，或是病情复杂，治疗棘手；或是老病怪症，邪气停留；或是迭用方药，拮抗耐药；或是病邪入里，深伏久羁。对此用常规治疗，或井深绳短，病重药轻；或隔靴搔痒，缓不济用。而重量应用，性味纯浓，作用强烈，故能起沉疴，制痼疾，收到迥然不同的疗效。

3. 贵在辨证重用

半夏重量应用的许多报道，都同时指出了所诊治的急重疑难征象和痰证、湿证、饮证、胃逆、痞结等证候病机。中医诊疗方式的优势特长是辨证施治，中医的疗效秘诀和优势也在于辨证施治。实践证明，在辨证施治的精神指导下，不管病因多么复杂，病症多么特异，只要辨证准确，立法严谨，选方贴切，用药对证，且又配伍得当，制方科学，就可大刀阔斧，重量应用，其功专力猛，针对性强，作用独特，疗效显著，此即是半夏重量应用的原则和前提，是绝对不容忽视的。

4. 显现潜在功能

半夏重量应用对食管癌、肺癌、脑瘤、着痹、顽固性眉棱骨疼痛、三叉神经痛以及顽固性失眠症等，疗效非常显著，显示半夏还有缓急止痛和安神的功效，说明半夏重量应用有潜在的功能。半夏重量应用的临床报道，提供了半夏具有潜在功能的难得的宝贵资料和实践经验，有待今后进一步探索和总结。

5. 利于开发新药

有关半夏的重量应用报道，有时用量高达 100g，从使用效果来看，疗效明显。这种特殊的用量，异常的用法，说明半夏应用有其适用证候和临床基础，这为推广半夏重量应用治疗急重症和疑难病拓宽了发展的空间。上述文献还表明，重量半夏均能长服久服，且无毒副作用和不良反应，故研制高效、速效、长效和低毒的半夏或半夏制剂类新药市场前景广阔。因此，有必要研究总结半夏重量应用的经验和有效成分，加强专题科研协作攻关，开发具有自主知识产权的新药，最大限度地发挥半夏的功效，防治一些急重症和疑难病，以适应当代疾病谱的变化，进一步满足人民群众的医疗需求。

6. 重在继承应用

不论是从历史的角度，还是从现实的视野；不论是张仲景的记载，还是今人的报道，均显示了张仲景半夏重量应用的疗效是可重复的。一千八百年前张仲景应用、积累、记载的治病方法及半夏重量应用的经验，给现今的生命科学研究提出了很大的课题，我们应该认真地加以挖掘开采，继承弘扬。虽然前述报道多不是大宗病例的报告，但中医的个案报告、罕见病例的报告、经验报道、短篇报道、医案医话、案例分析（讨论）等，都具有重要的学术价值，是特殊的中医临床研究方法，符合现代个体化诊疗模式的需要，能够为中医药科研开发提供新的线索、新的课题和新的疗效。为了继承发扬半夏重量应用的功效和经验，需要人们进一步开展广泛的临床应用研究，重视和鼓励医案等各种题材类型的报道，以便进一步积累提炼，升华认识，指导临床。

7. 促进自主创新

在半夏重量应用的报道中，笔者注意到对半夏炮炙形式和使用方法的选择，及药物的组方和配伍，诸如根据患者的体质、地域的异同、季节气候的变化、病因病势的轻重、病程证候的长短等加减配伍，对疗效的影响很大，对此也应给予重视和研究。多层次、多病种、科学规范地进行半夏重量应用的临床实践，必将进一步提高临床疗效，充实和发展中医临床治疗学，推动张仲景学说的深入研究和发展提高，为众多急重症和疑难病的治疗开辟新的领域。因此，系统、重点、大样本地总结并研究半夏重量应用的经验和规律，是今后我们努力的方向。

参考文献

[1] 王佑民 .40 例食管癌梗阻的辨证论治 . 上海中医药杂志，1982，(7)：8.

[2] 熊永厚 . 疑难病症医案三则 . 广西中医药，1982，5（3）：29.

[3] 赵强，邓人春 . 生半夏临床应用体会 . 中医杂志，2001，42（2）：72.

[4] 刘权举，张阳，李雪松，等 . 张士舜主任医师妙用二生汤治疗肺癌经验简介 . 中医药学刊，2003，21（10）：1619-1630.

[5] 方春阳，陆晓东 . 毒药劫剂治疗痼疾顽症验案 3 则 . 新中医，1997，29（8）：25-27.

[6] 王华明，高桂花，何立人，等 . 重剂小青龙汤治疗支气管哮喘 . 上海中医药杂志，1981，15（12）：15.

[7] 王华明 . 大剂量小青龙汤治疗支气管哮喘一例 . 福建中医药，1983，17（5）：61.

[8] 林文谋 . 重剂小青龙汤治疗支气管哮喘甚效 . 上海中医药杂志，1985，19（12）：23.

[9] 毕明义 . 剂量按古方兑换　疗效有桴鼓之应 —— 重剂小柴胡汤临床应用的体会 . 上海中医药杂志，1985，19（10）：30-31.

[10] 张问渠 . 赵锡武老中医治疗咳喘的临床经验 . 新中医，1980，12（3）：11.

[11] 邢斌 . 学用下瘀泄热豁痰开窍法治疗肺性脑病 . 中医杂志，2003，44（3）：236.

[12] 王士福 . 临床治验 . 新医药学杂志，1978，19（9）：17.

[13] 熊永厚．半夏秫米汤加味治疗失眠．新中医，1983，15（11）：24.

[14] 胡学刚．漫话半夏之用量．中医杂志，1986，27（10）：67.

[15] 马明和．重用半夏治疗失眠．中医杂志，2001，42（2）：73-74.

[16] 刘宗敏．张氏安胃饮治疗妊娠呕吐的体会．黑龙江中医药，1983，12（1）：35-36.

[17] 刘云．学习仲景重用生半夏的体会．江苏中医杂志，1984，29（3）：29-30.

[18] 翁工清．中西医结合非手术治愈慢性胃扭转 1 例．中医杂志，1980，21（1）：30.

[19] 辽宁省锦县人民医院．中西医结合治疗胆囊炎胆石症 627 例．新医药学杂志，1979，20（3）：55.

[20] 傅学锋．涤痰祛瘀法的异病同治．辽宁中医杂志，1984，27（7）：17.

[21] 刘沛然．半夏与生姜．辽宁中医杂志，1984，27（11）：34.

[22] 兰克信，高仲，王国礼，等．《伤寒论》法辨治流行性出血热 112 例探讨．新中医，1985，17（1）：10-15.

[23] 邓朝纲．生姜半夏汤新用．四川中医，1985，3（11）：28.

[24] 侯志敏．老年痴呆症 2 例治验．中医杂志，1990，31（3）：19.

[25] 刘小粟．药味要紧份量更要紧．中医杂志，1992，33（5）：57.

[26] 朱树宽．半夏善治三叉神经痛．中医杂志，2001，42（2）：73.

[27] 宋民恩．略谈手术后遗疑难症的临床辨治．中国医药学报，2004，19（3）：162-164.

四、柴胡

（一）张仲景用量

《伤寒论》四两～半斤 5 方，《金匮要略》半斤 5 方。

（二）折合公制

12 ～ 24g。

（三）记载方剂

《伤寒论》小柴胡汤、大柴胡汤、柴胡桂枝干姜汤、柴胡加龙骨牡蛎汤、柴胡桂枝汤，《金匮要略》柴胡桂姜汤、柴胡去半夏加栝蒌根汤、大柴胡汤、柴胡桂枝汤、小柴胡汤。

（四）《药典》用量

9g。

（五）现代应用

1. 外感高热

田氏用柴胡 30g 配伍组方，治疗 39℃以上的急性高热 120 例，总有效率 95%，认为对高热或超高热，柴胡可增量至 60g，对上呼吸道感染、扁桃体炎、支气管炎等急性高热，疗效满意[1]。李氏用柴胡 30 ～ 50g 配伍相应药物，治疗 80 例感冒和“流感”，结果痊愈 60 例，显效 12 例，有效 8 例，其中服药 1 剂而愈者 47 例，2 剂而愈者 8 例，其余 3 ～ 4 剂而愈[2]。熊氏治疗 1 例高热 17 天的 6 岁住院男童，经中西医结合治疗未效，诊为寒邪束表，阳气不宣，用柴胡 60g 配伍组方，治疗 1 周，发热逐日渐退而康复，熊氏经验，用于外感高热，非大剂量柴胡不为功[3]。和氏治疗 1 例高热 8 天的患者，诊为少阳病，投小柴胡汤加味，柴胡重用 30g，服药 1 剂，次日体温霍然而退，病亦由此而愈[4]。邵氏治疗 1 例外感高热 3 周的患者，诊为风寒入里，化热伤津，用柴胡 30g 配伍组方，服药 2 剂，体温降至正常[5]。张氏治疗 1 例高热 40 天的患者，论为外邪未解，邪热内炽，重用柴胡 25g 组方加味小柴胡汤，服药 4 剂，体温正常[6]。李氏对暑热、风热、温热时邪所致之外感高热病，均用柴葛解肌汤化裁，常重用柴胡 30g 而很快取效[7]。方氏治疗 1 例高热 20 天的春温（病毒性肺类）患者，多种西药联合运用无效，以表里郁闭、腑结肺阻证治，重用柴胡 30g 配伍组方，服药 4 剂，热退身平[8]。

2. 内伤低热

王氏治疗 1 例不明原因低热 1 年余患者，中医诊为肝郁气滞，用丹栀逍遥汤化裁，重用柴胡 30g，服药 18 剂，体温恢复正常。又治疗 1 例间歇性低热 2 年患者，经中西医治疗均未奏效，投肝郁脾虚证治，用小柴胡汤合四君子汤，重用柴胡 30g。5 剂后发热减轻，将柴胡增至 45g，继服 5 剂，热退汗止，余症悉平[9]。又治疗 1 例低热半年患者，经多项检查均无异常，中西药治疗罔效，以少阳病证治，用小柴胡汤，重用柴胡 30g，服药 10 剂，热退神佳[9]。

3. 肺炎

毕氏治疗 1 例经摄片诊为右肺大叶性肺炎患者，中医诊为少阳枢机不利，木火刑金，用小柴胡汤加味，重用柴胡 125g，日服 3 次，服 1 剂胸背痛已止，寒热除，咳嗽减，继服 5 剂，胸部摄片未见特殊，痊愈出院[10]。蒲氏等治疗 1 例左肺大叶性肺炎患者，用小柴胡汤加味，重用柴胡 30g，服药 4 剂，诸症减轻[11]。印氏治疗 1 例肺部大肠杆菌感染之肺炎患者，高热咳嗽 2 个月不除，用清燥救肺汤加柴胡 30g，服药 17 剂，体温基本正常，改用益气固表剂善后巩固[12]。

4. 胸腔积液

刘氏治疗 1 例右侧胸腔积液患者，中医诊为悬饮内停，阳虚不化，用柴胡 30g 配伍组方，服 10 剂，咳喘消失，平卧自如，胸部 X 片显示右侧胸腔积液基本吸收，临床基本痊愈而出院[13]。

5. 败血症

房氏等治疗 1 例变态反应性亚败血症，4 个月来反复发作弛张型高热，经用多种中西药罔效，后诊为热入血室，投小柴胡汤原方，柴胡重用 30g，日服 2 剂，4 小时服 1 次，服后 2 小时体温正常，继服上方 6 剂，体温一直未再升高[14]。张氏治疗 1 例败血症高热 50 天患者，用多种抗生素、中药汤剂及成药无效，诊为少阳阳明合病，投小柴胡汤重用柴胡 30g 加味，一日服 4 次，服药 7 剂，体温正常[15]。杨氏报道，一腹腔术后隐匿性感染灶引起的败血症，用多种抗生素治疗效果不佳，高热 20 天，中医诊为少阳阳明合病，用小柴胡汤合白虎汤化裁，重用柴胡 80g，服 1 剂后寒热往来消失，续服 4 剂，体温正常，痊愈出院[16]。

6. 胆系病

胡氏治疗 1 例胆道术后残余结石致腹部剧痛及发热患者，用西药无效，以食积血瘀胃肠证治，重用柴胡 30g 配伍组方，服药半小时后，疼痛即解，身热已平[17]。辽宁省锦县人民医院运用西医常规疗法，结合中药柴胡 50g 配伍组方，治疗 627 例胆囊炎、胆石症，结果临床治愈 606 例，占 96.6%[18]。张氏治一总胆管囊肿术后反复高热 8 个月的患者，诊为伏邪郁于太少二经，用柴胡桂枝汤合银翘散，重用柴胡 25g，服药 50 剂，病告痊愈[6]。陈氏治疗 1 例急性梗阻性化脓性胆管炎伴胆囊穿孔、胆汁性腹膜炎，患者因拒绝手术求中医诊治，用大柴胡汤加味，重用柴胡 60g，服药 1 剂，呕止、痛减，神清，体温降为 37.8℃，连服 5 剂，善后而愈[19]。

7. 肾炎

赫氏用疏肝利湿法治疗 10 例肾炎，自拟柴坤汤，用柴胡 25g，临床治愈 3 例，显效6例，好转1例[20]。黄氏治疗肾盂肾炎急性发作，以湿热壅滞下焦证治，选用柴芩汤，用柴胡24g，每日2剂，分6次服，一般守方1周；对肾盂肾炎的非急性发作，则以正气已伤、湿热未尽证治，用疏肝益气汤，重用柴胡24g，守方1个月。据177例临床资料统计，近期临床治愈率79.7%，其中急性84例的治愈率82.1%，慢性93例的治愈率77.6%[21]。

8. 乳腺炎

和氏治产后乳腺炎患者，以小柴胡汤加味，用柴胡25g组方，服药1剂，体温正常，续服6剂而愈[4]。毕氏治疗一乳痈患者，以小柴胡汤加味，重用柴胡125g，每服200mL，日服3次，服药1剂，寒热即止，乳痛明显减轻，左乳肿块消除一半，继进2剂，诸症皆除[10]。

9. 胃下垂

汤氏辨治胃下垂，认为与肝不升发有关，自拟扶肝举胃汤，重用柴胡25g，效果满意[22]。

10. 肝炎

路氏对急性肝炎，以湿热毒邪较重证治；常重用柴胡25g组方治疗；对慢性肝炎，以湿热毒邪久留、肝脾正虚邪实证治，也常重用柴胡25g组方治疗，疗效同样满意[23]。弓氏等治疗抗结核后肝损害38例，组方肝痹汤，重用柴胡24g，结果治疗组总有效率明显高于对照组（$P<0.05$）[24]。

11. 慢性扁桃体炎

张氏治疗慢性扁桃体炎30例，用升阳散火汤，重用柴胡24g，结果治愈25例，显效4例，好转1例[25]。

12. 功能性子宫出血

毕氏治疗1例功能性子宫出血患者，用西药止血，又输血4次，再行刮宫，屡治不愈，遂求中医治疗，辨为热入血室，给以小柴胡汤，重用柴胡125g，日服3次，服4剂后阴道流血止，继服3剂，巩固疗效[10]。

13. 滴虫性阴道炎

毕氏治疗 1 例滴虫性阴道炎半年患者，外用并内服西药，只缓解一时，阴唇肿胀疼痛，行走不便，阴道流黄色带下，有时呈血性或脓性，以小柴胡汤重用柴胡 125g，日服 3 次，服 3 剂后阴痒已去其半，阴道分泌物明显减少，守方 3 剂，诸症亦除[10]。

14. 习惯性便秘

毕氏治疗习惯性便秘 10 多年的患者，排便时间延长，每次 30 ～ 50min，诊为少阳枢转不利，投小柴胡汤去黄芩加芍药，柴胡用 125g，日服 3 次，2 剂后大便通畅，守方 8 剂，大便正常[10]。

15. 高热肢肿

崔氏治疗 1 例高热百日、下肢浮肿半月的患者，诊为枢机不利，脾肾阳虚，投小柴胡汤合真武汤，柴胡重用 30g，药进 5 剂，热退肿消[26]。

16. 脘腹胀满

黄氏治疗 1 例气郁脘胀 1 周的患者，以柴胡（根）60g 水煎，分 2 次服用，服后腹胀减轻，第 2 天柴胡（根）30g 煎服，药后诸症消失[27]。

17. 带状疱疹膝状神经节综合征

带状疱疹膝状神经节综合征是以面瘫—耳病—疱疹三联征为特征的神经系统常见病，朱氏以小柴胡汤为基本方，重用柴胡 30g，每日 1 剂，7 天为 1 个疗程，治疗 32 例全部治愈[28]。

（六）讨论

今人对柴胡的重量应用及有关期刊的公开报道，资料宝贵，内容真实，观点明确，辨治科学，对《伤寒论》中张仲景方药应用的独到经验，发掘有深度，继承有新意，我们认为具有以下特征，并给我们以有益的启示。

1. 能治急重病症

上述对外感高热病症、败血症等的治疗，均在病情急发期，病势危重，邪气猖獗，以柴胡量重为君，大剂量使用，功专效强，很快地挽救沉疴，取得显著的疗效，显示柴胡重量应用对急重病症有独特的作用。这是因为，柴胡的重量应用，一方面提高了柴胡在机体内的有效浓度，增加了脏腑对柴胡的吸收量；另一方面确立了柴胡在配伍组方中的统帅地位，提高了柴胡性能归经的力量，加大了柴胡的作用强度。如此有效的用法，说明中药的用量与疗效有紧密的关系。这种量重味厚的特点，正是柴胡治疗急重病症的不传之秘。所以孙氏认为，柴胡退热，“必须用大剂量，非一两以上不为功，至少亦当至八钱”[29]。著名老中医岳美中教授也指出“大病宜大药”[30]。

2. 可疗疑难顽疾

对前述疑难病症，我们发现在其诊治过程中，多数有两个明显的特点，一是邪气滞留，久治不愈，病期较长；二是常量无效，缓不济用，病情顽固。对此种疑难复杂症情，借鉴张仲景重用柴胡的经验，开阔思路，重量使用柴胡，功效宏大，作用强烈，起沉疴，制顽疾，能解决常药所不能及的病症，收到意想不到的疗效。明代张景岳云“医不贵于能愈病，而贵于能愈难病”，当今社会难治之病多矣，欲治非常之病，必用非常之药。实践证明，柴胡重量应用能有效治疗疑难顽症，此为柴胡的重量应用展现了广阔的前景，也成为我们攻克疑难病的一大法宝。

3. 贵在辨证重用

综观柴胡重量应用的许多报道，都同时报告了所诊治的急重症和疑难病的证候病机，我们认为这是非常重要的。中医诊疗方法的优势特长和学术精髓是辨证施治，中医的疗效秘诀和威力也在于辨证施治。辨急重症就是分析和解决临床过程中突出的急重矛盾。辨疑难病，就是分析和解决临床过程中的主要矛盾。辨证明确，就会有胆有识，能攻善战，就会准确地立法遣药，权衡利弊，而非鲁莽从事。上述资料表明，不论是急重病还是疑难病，不论是单一证候还是相兼证候，其辨证的准确性都有共同的特征，即主要病位是在少阳肝胆经，其主要病机特点是表里不和，枢机不利，脏腑失衡，阴阳失调，其重量用药则主要发挥了柴胡的透表泄热、和解表里、疏肝解郁、升举阳气的单一功能或其综合作用。实践证明，只要我们掌握了辨证施治的精髓和方法，不管疾病有千种万种，不管病症多么特异，只要辨证准确，方法严谨，选方贴切，用药对证，且又配伍得当，制方科学，就可大刀阔斧，重量应用，故其功专效猛，针对性强，作用独特，疗效显著。此即是柴胡重量应用的原则，也是柴胡重量应用的前提，对此是应该特别强调的，也是绝对不容忽视的。

4. 重在继承应用

汇总柴胡的重量应用报道，有的每剂用量高达125g，这是笔者文献检索到的柴胡的最大用量，可谓世所罕见，令人难以置信，但从使用效果来看，却又神奇明显，疗效独特。这种特殊的用量，异常的用法，突出的效果，说明柴胡的重量应用现今仍有其适应的证候和临床基础，说明柴胡的重量应用是客观存在的。这种毋庸置疑的事实，继承了张仲景重量应用柴胡的经验，发展了柴胡重量应用的治疗范围，为扩大和推广重量应用柴胡治疗急重症和疑难病拓宽了发展的空间，因此，可以说这是我们继承和发扬中医药优势与特色的切入点，也是提高中医药临床疗效的突破口（当然，不仅指此味药）。历史地看，柴胡的重量应用，《伤寒论》有记载，现今又经得起重复和验证，这种古今名老中医重量应用柴胡的方法和经验断然不能否定和遗弃，而应切实地、深入地加以继承和运用。

5. 要在创新发展

前述报道资料，既验证了张仲景重量应用柴胡的传统用法，又探索了柴胡重量应用的新用途，更是为今后的柴胡重量应用发展积累了新经验，这是十分难能可贵的。实践的观点是辩证唯物论之认识论的基本的观点，疗效即是硬道理，把实践中的经验整理升华提高，进一步指导和促进中医药学的发展，是更好地认识和重视重量应用柴胡的必要措施。但收集前述有关资料时发现，个案报道较多，大宗病例报道较少，虽然个案报道寓共性于个性之中，符合现代个体化的诊疗特点和模式，个案报道的学术价值和现实意义亦不容否定，但有系统、有重点、大宗病例地观察总结研究柴胡重量应用的经验和规律，应当是今后努力的主要方向。重量应用柴胡与患者体质、地域、四时气候、病情病程、药物选材炮制使用等，也有十分复杂的辨治关系，对此也应给予重视。大剂量之间如何不使悬殊太大、如何确定柴胡的最佳剂量等，对此更应给予重视研究。相信多层次、多病种、科学规范地进行柴胡重量应用的实践研究，必将促进中医药学术理论的创新和繁荣，进一步提高中医药临床疗效，推动张仲景学说的深入研究和发展，尤将对许多急重症和疑难病的治疗开辟新的领域！

参考文献

[1] 田养年．“解热煎剂”治疗120例高热患者的疗效观察．上海中医药杂志，1985，31（8）；28.

[2] 李珍杰．“柴胡升麻滑石汤”治疗感冒和“流感”．广西中医药，1982，5（2）：48.

[3] 熊永厚 . 疑难病症医案三则 . 广西中医药，1982，5（3）：30.

[4] 和宝文 . 小柴胡汤的退热妙用 . 河南中医学院学报，1980，5（2）：40.

[5] 邵念方 . 表里兼顾　温清并举 . 中医杂志，1991，32（8）：8.

[6] 张琪 . 高热验案 4 则 . 中医杂志，1995，36（3）：144-146.

[7] 李文治 . 陶氏柴葛解肌汤治疗外感热病 . 湖北中医杂志，1983，4（2）：25.

[8] 方福根 . 谈谈中医治疗危重急症的点滴体会 . 江西中医药，1983，3（4）：29-32.

[9] 王立忠 . 大剂量柴胡治疗低热 . 广西中医药，1984，7（5）：30-31.

[10] 毕明义 . 剂量按古方兑换　疗效有桴鼓之应——重剂小柴胡汤临床应用的体会 . 上海中医药杂志，1985，31（10）：30.

[11] 蒲元军，蒲江 . 肺痈 · 水肿 . 四川中医，1985，4（12）：42.

[12] 印会河 . 从喻氏清燥救肺汤中得到的启示 . 江西中医药，1982，2（1）：28.

[13] 刘沛然 . 半夏与乌附 . 辽宁中医杂志，1982，25（11）：26.

[14] 房定亚，耿引循，袁晓军 . 应用小柴胡汤退疑难发烧的点滴体会 . 辽宁中医杂志，1980，23（1）：9.

[15] 刘殷生，张少麟 . 张琪治疗高热验案 3 则 . 中医杂志，1993，34（6）：333.

[16] 杨德明 . 脾切除术后顽固性高热不退病案 . 中医杂志，2003，44（1）：52.

[17] 胡锦泉 . 按"绞肠痧"论治急腹症 3 例 . 江苏中医杂志，1982，27（1）：30.

[18] 锦县人民医院 . 中西医结合治疗胆囊炎、胆石症 627 例 . 新医药学杂志，1979，8（3）：55.

[19] 陈培儒 . 胆汁性腹膜炎治验 . 四川中医，1985，4（8）：42.

[20] 赫令君 . 疏肝利湿法治疗肾炎 10 例 . 吉林中医药，1984，6（4）：20.

[21] 黄星垣 . 肾盂肾炎证治 . 中医杂志，1985，26（2）：4.

[22] 汤治明 . 胃下垂的治则和方药刍议 . 中医杂志，1982，20（2）：66.

[23] 路万元 . 肝炎的辨证治疗 . 辽宁中医杂志，1985，28（2）：29.

[24] 弓显凤，蒲兰元，缐胤生，等 . 肝痹汤治疗抗痨药后肝损害疗效观察 . 中医杂志，2000，41（3）：157.

[25] 张德光 . 升阳散火汤治疗慢性扁桃体炎 30 例 . 中医杂志，1985，26（4）：68.

[26] 崔兆祥 . 刘方轩医案 4 则 . 中医杂志，1999，40（9）：525.

[27] 黄红勤 . 柴胡能开能通能散能和 . 中医杂志，2000，41（11）：649.

[28] 朱树宽 . 柴胡善治 Ramsay-Hunt 综合征 . 中医杂志，2000，41（11）：650.

[29] 孙祝岳 . 试谈柴胡的应用及剂量的初步体会 . 新中医，1977，9（6）：43.

[30] 王国三 . 岳美中论仲景组方配伍规律 . 上海中医药杂志，1983，29（3）：12.

五、生地黄

（一）张仲景用量

《伤寒论》1 斤 1 方，《金匮要略》2 斤 1 方。

（二）折合公制

48g。

（三）记载方剂

《伤寒论》炙甘草汤，《金匮要略》防己地黄汤。

（四）《药典》用量

30g。

（五）现代应用

1. 白血病

孙一民报道，对辨证为阴虚内热、热毒蕴血的慢性粒细胞性白血病，用鲜地黄 60 ～ 100g，配伍小蓟、蒲公英，为成人 1 日量，分 2 次煎服，连服 1 ～ 3 个月，对改善症状、体征和骨髓象均有明显效果[1]。安丽等重用生地黄 60g，配伍玄参、麦门冬、茅根、小蓟等，每日 1 剂，水煎服，分 2 次温服，配合化疗，治疗 49 例急性白血病，与单纯化疗的44 例对照组比较，效果明显，提示养阴清热中药对急性白血病总体疗效较好[2]。

2. 紫癜

陈传本治疗 2 例过敏性紫癜患者，分别患病 2 周、3 周，均曾服用抗过敏、止血药及维生素 C 治疗，后又改用大剂量激素加止血药、抗生素、维生素静滴，疗效不佳。以内有积热、热伤血络证治，重用生地黄 60g，配合清热凉血药，分别服用 6 剂和 2 剂而诸症皆愈，且无复发[3]。

3. 温病

张琪治一患者，症见神志不清，舌强语謇，身热，体温 38℃，全身肌肉颤动，手足瘛疭，头痛恶心，心悸动难耐。以温热伤及厥少二经、阴液被劫、肝风内动证治，重用生地黄至50g，配合增液潜阳法，服药2剂，脱离险境[4]。

4. 关节炎

《神农本草经》有生地黄“逐血痹”“除寒热积聚”“除痹”的记载。姜春华根据中西医结合实验结果认为，生地黄有延长抗体存在时间的作用，是促进免疫功能的药物，又可调节抑制性T细胞的功能，从而抑制自身抗体的形成，同时还有保护肾上腺皮质功能的双向调节作用，既有促进肾上腺皮质激素的作用，又能抑制西药激素的不良反应，故在临床上对类风湿性关节炎常用生地黄90～150g加入温经通络复方中，蠲痹清营，扶正祛邪，刚柔相济，疗效明显[5]。朱良春治疗热痹型风湿性关节炎，重用生地黄45g，配合活血通络药，效果也很显著[6]。何子良认为热痹型风湿性关节炎后期属肝肾亏虚，筋骨失养，重用生地黄60g，配合化瘀通络药，治疗2个月，能坚持上班正常工作[7]。

5. 心律失常

钟氏治疗患者周某，症见胸闷气短，脉搏停跳频繁。用炙甘草汤重用生地黄210g，停服西药，第3天自觉早搏消失，第6天复查心电图正常，后半量服用，病已基本痊愈[8]。焦东海等报道，自1975年开始，重用生地黄45～60g配伍茯苓、党参、桂枝、炙甘草等药，治疗Ⅱ度房室传导阻滞及室性平行性心律，取得较好的疗效[9]。现代药理研究表明，中浓度生地黄浸膏对离体蛙心有显著性作用，对衰弱心脏的作用尤为明显。

6. 癫狂郁证

靳立常治疗一男性青年干部，因情志不遂和工作过重，致神情呆滞、苦闷烦躁、独坐不语、目赤怒视、严重失眠。以癫证治疗，用防己地黄汤加味，重用生地黄120g，服药四十余剂，痊愈出院[10]。又治疗一男性青年，平素饥饱不匀，又受人欺负，症见语无伦次、妄动不止、日夜难眠、颈项强直，时或拍床惊呼。以血虚受风、气郁痰阻之狂证治疗，用防己地黄汤合温胆汤加减，重用生地黄120g，服用十余剂，渐趋痊愈。还治疗一女性青年，因惊恐忧虑，致四肢抽搐疼痛、精神恍惚不安、失眠、行走不便，时而悲哀欲哭。以血虚神乱、筋脉失养之郁证治疗，用防己地黄汤合甘麦大枣汤加味，重用生地黄120g，服药三十余剂，诸症悉除。

7. 用于重症鼻衄

林素筠报道，治疗一女性患者，素有贫血，3 日前开始鼻衄，时而细流，时而如注，面色苍白、呼吸急促、全身冷汗，针药无效，脉细数，苔光，舌质胖嫩，以阴虚内热证治，重用生地黄 200g，配伍黄芪 50g，2 剂衄止[11]。

8. 变应性亚败血症

变应性亚败血症是以长期发热、反复出现皮疹、关节痛、肝脾肿大、白细胞增多、血沉增快、血培养阴性、抗生素治疗无效、激素治疗能使症状缓解为特点的临床综合征。施赛珠等报告治疗本病 3 例，认为久用激素加重阴液耗损，呈现阴虚内热之象，故用重量生地黄 60g 为主治疗，全部收到满意疗效[12]。

9. 重症出血热

徐德先等报道治疗 450 例重症流行性出血热，治疗组在应用西药的基础上静滴复方丹参注射液 16 ～ 24mL，每日 1 次，并口服犀角地黄汤加味，重用鲜地黄 60 ～ 120g 为主，不能口服者改鼻饲。结果治疗组甲皱微循环障碍复常天数、DIC 转阴天数、血液流变学指标复常天数、少尿与尿闭发生率、血尿素氮和肌酐复常天数 5 项观察指标均明显短于对照组；对照组病死率 16%，治疗组病死率 8%，两组间差别有显著意义，故认为早用凉血化瘀之品，对降低病死率有极重要意义[13]。

10. 疮疡骨髓炎

王德林报道治疗全身反复发作性大疱恶疮十年余的患者，平均 1 ～ 2 月发作 1 次，以清瘟败毒饮加金银花，重用生地黄 40g，服药二十余剂，1 年后随访，未再复发[14]。唐汉钧等报道，治疗 52 例手部疔疮并发指骨化脓性骨髓炎，对其中的湿热蕴毒型，选用五味消毒饮合黄连解毒汤加减，重用鲜地黄 60g，配合外治法，均治愈[15]。

11. 中枢性尿崩症

随着近年来颅脑手术的普遍开展，中枢性尿崩症呈逐渐增多的趋势，樊蓥报道，用补肾健脾法治疗 7 例，均有烦渴、多饮、多尿和尿比重降低等表现，对偏肾阴虚者，重用生地黄 30 ～ 60g，疗效明显[16]。

12. 小儿乙脑

夏翔用中医药治疗小儿流行性乙型脑炎（简称乙脑）78 例，对于邪入气分的中期和邪入营分或逆传心包的极期，分别重用鲜地黄 60g，组成“乙脑二方”和“乙脑三方”治疗，痊愈率达 85.9%[17]。

13. 带状疱疹

刘远坝用一贯煎加郁金、白芍治疗 26 例带状疱疹，生地黄用量为 10 ～ 50g，结果治疗组痊愈时间平均 4.3 天，全疗程平均 6 天，对照组痊愈时间平均 11 天，全疗程平均 14 天，明显看出治疗组疼痛、炎症消失速度均较对照组快，痊愈时间及病程均较对照组明显缩短[18]。

14. 消渴寒疝

魏龙骧治疗一男性患者，症见会阴部胀痛难忍、坐卧不宁、胫足抽掣、寒凉透骨，且伴小溲涩滞不畅而痛，大便秘结，病已 1 年，多方求治，未见显效。遂重用生地黄 50g，配伍益肾暖肝之品，效果显著[19]。

15. 肾炎、肾衰、尿毒症

方药中先生治疗一慢性肾炎、慢性肾功能衰竭患者，住院 82 天，以参芪麦味地黄汤为主加减治疗，其中重用生地黄 45g，收效明显[20]。聂莉芳总结治疗肾炎、肾病与慢性肾衰的经验，常将六味地黄汤作为专方之一，在治疗血尿时，方中生地黄用量 20 ～ 45g，收到良好效果[21]。仝小林 治疗 1 例晚期尿毒症合并高热及全身性药疹患者，以凉血清热、淡渗利湿、解毒止痒为法，重用生地黄 120g，疗效明显[22]。

16. 系统性红斑狼疮

沈淑英自拟生地紫草汤治疗系统性红斑狼疮 120 例，重用生地黄 30 ～ 60g，结果临床痊愈 32 例，显效 38 例，有效 42 例，无效 8 例，总有效率 93.3%，明显优于对照组[23]。

17. 出血性中风

曾进德重用生地黄治疗出血性中风，治疗组在入院 24 小时内经口服或鼻饲大黄生地汤浓缩液 200mL，内含生地黄 50g，大黄 30g，每日 3 次分服，服用 2 ～ 16 天，平均 11.3 天，结果治疗组 55 例，总有效率 83.6%；对照组 49 例，总有效率 63.3%，两组之间统计差异有显著性（$P<0.05$）[24]。

18. 重型病毒性肝炎

重型病毒性肝炎病情重，病死率高，目前尚无特效疗法。贾建伟等报道，在中西医综合疗法的基础上，每日加服鲜地黄汁 50mL（折合生药 50g），分 2 ～ 3 次口服，疗程 30 天。治疗属热毒炽盛及血热妄行两种证型的重型病毒性肝炎患者 38 例，并与常规治疗的对照组 30 例比较，结果治疗组鼻腔、牙龈、皮下、消化道等出血消失例数明显多于对照组，且治疗组治疗前后凝血酶原时间比较有明显改善[25]。

（六）讨论

生地黄的大剂量应用，始于《伤寒论》和《金匮要略》，张仲景由此开创了生地黄重量应用的先河，对后世影响颇大。从近年的有关公开报道来看，生地黄的大剂量应用的确是客观存在的，这种毋庸置疑的事实，既继承了张仲景的传统经验，又拓展了重量应用的范围。面对这种创新和发展，我们初步认为生地黄的大剂量应用有以下几方面特征。

1. 能治急重病症

如治重症出血热、出血性中风、乙脑、尿毒症、严重鼻衄、心律失常等，可以看出重量应用生地黄对急重病症有明显的独特作用。在发病急骤、病势重笃、邪气猖獗的关键时刻，投以重量大剂，功专效强，有斩将夺关之功，可使病势很快转入坦途。

2. 可疗疑难痼疾

如治风湿、类风湿性关节炎、癫狂郁证、变应性亚败血症、肾炎、肾衰、系统性红斑狼疮、白血病等，或是老病、慢性病，或属病情复杂、治疗棘手的顽固病，这类病症，用王道之药、中庸之剂，多如隔靴搔痒，井深绳短，缓不济用。而重量应用生地黄，性味纯浓，药效专著，作用强烈，完全可治疗“常药所不及”的疑难病症，故能起沉疴，制痼疾，收迥然不同的意外疗效。

3. 贵在辨证重用

生地黄的大剂量应用报告有的用量高达 200 多克，可谓世所罕见，令人难以置信，但从效果来看，却又神奇明显。这些重量应用生地黄的文章都同时报道了所诊治的相应病机和证候。实践证明，在辨证施治精神的指导下，即便病因复杂，病症特异，只要辨证准确，立法严谨，并选方贴切，用药对证，且又配伍得当，就可大刀阔斧，重量应用，此即是生地黄重量应用的原则和前提，而非盲目使用。这种特殊的用量，异常的用法，突出的效果，说明了生地黄的大剂量应用有一定的适应证候和临床基础。

4. 有利于开发新药

我们从浩如烟海的临床文献报道中挖掘出大剂量应用生地黄的概况，除了总结出以上几方面的特征外，还得出以下 5 点启示：①生地黄性味平和，不属剧毒大毒之品，大剂量使用，毒副作用相对较小较少，临床似无过多顾虑；②张琪、姜春华、魏龙骧、方药中、朱良春、孙一民、何子良等名老中医，以及焦东海、聂莉芳、施赛珠、仝小林、唐汉钧等中医名家，都有宝贵的经验和难能可贵的报道，值得继承效法、学习研究、推广运用；③上述临床报道大部分来源于《中医杂志》《中国医药学报》《上海中医药杂志》等著名专业期刊，可信度较高；④大部分临床经验来源于大专院校的实践报道，真实性较强；⑤部分应用观察设置了对照组，有一定的科学性、规范性。这些有意义的发现，有必要进一步研究总结生地黄重量应用的经验和有效成分，以利专题科研协作，开发新药，最大限度地发挥生地黄的潜在功能，逐步攻克一系列急重症和疑难病，以适应当代疾病谱的变化，满足人民群众的医疗需求。

5. 能够创立新说

在生地黄重用的报道中，量的使用也有很大差别，此又涉及生地黄用品的优劣和真伪、炮制的规范及方法，以及药物的配伍和煎制等，诸如患者的体质、地域的不同、季节气候的变化、病因病证的轻重、病期的长短等方面，相互之间也有十分复杂的辨治关系，对此也应予以考虑和重视研究。汇集有关资料，发现个案治验较多，大宗病例报道较少。因此，有系统、有重点、大宗病例地观察研究生地黄的大剂量应用经验和规律，应该是今后努力的方向。相信多层次、多病种、科学规范地进行重量生地黄的临床实践，必将进一步提高临床疗效，充实和发展中医临床学，也必将进一步认识和研究中医药学的“大毒治病”“间者并行，甚者独行”、霸药应用、药量的不传之秘、病证的最佳药物剂量等治疗观点和学说，进一步促进中医药基础理论的创新和发展。

参考文献

[1] 孙一民 . 鲜中药单方治疗白血病 . 中医杂志，1981，22（2）：32.

[2] 安丽，陈遂生，岳桂英．养阴清热法治疗急性白血病 49 例．中医杂志，2002，43（6）：449.

[3] 陈传本．紫癜治验 2 例．中医杂志，1982，23（5）：78.

[4] 张琪．急症治验四则．上海中医药杂志，1983，17（10）：22.

[5] 贝润浦．著名老中医姜春华治疗某些疑难杂症的经验．上海中医药杂志，1983，17（12）：2.

[6] 朱建华，朱琬华．热痹佐用热药的体会．中医杂志，1989，30（2）：16.

[7] 骆传佳，何启会．何子良治疗热痹的经验．中医杂志，1991，32（4）：14.

[8] 明坚．药贵精专岂可乱投，方虽有名还需足量．上海中医药杂志，1982，16（5）：44.

[9] 焦东海，张国华，秦俊法，等．重用生地治疗心律失常．中医杂志，1984，25（7）：43.

[10] 靳立常．防己地黄汤的临床应用和体会．黑龙江中医药，1983，12（4）：18.

[11] 林素筠．同病异治四则．湖北中医杂志，1983，4（3）：37.

[12] 施赛珠，沈自尹．变应性亚败血症以补肾法撤除激素治疗 3 例报道．中医杂志，1984，25（4）：41.

[13] 徐德先，纵瑞森，唐文轩，等．凉血化瘀法治疗重症流行性出血热——附 450 例总结．中医杂志，1985，26（8）：33.

[14] 王德林．反复发作性恶疮 1 例．中医杂志，1988，29（12）：34.

[15] 唐汉钧，汝丽娟．手部疔疮并发指骨化脓性骨髓炎．中医杂志，1992，33（12）：40.

[16] 樊蓥．补肾健脾法治疗中枢性尿崩症 7 例报告．中医杂志，1990，31（10）：33.

[17] 夏翔．中医治疗小儿乙型脑炎 78 例临床分析．中医杂志，1987，28（4）：34.

[18] 刘远坝．金芍一贯煎治疗带状疱疹疗效观察．中医杂志，1987，28（5）：46.

[19] 李俊龙．魏龙骧医案选议．中国医药学报，1992，7（3）：40.

[20] 许家松．方药中诊治慢性肾功能衰竭常规的临床应用．中国医药学报，1992，7（4）：35.

[21] 聂莉芳．六味地黄汤治疗肾病的体会．中国医药学报，1993，8（2）：35.

[22] 仝小林．治疗慢性病重症合并外感高热的体会．中医杂志，1994，35（11）：655.

[23] 沈淑英．紫草对消退红斑狼疮有特效．中医杂志，1996，37（4）：198.

[24] 曾进德．大黄生地汤治疗出血性中风 55 例．中医杂志，2001，42（2）：120.

[25] 贾建伟，杨积明，袁桂玉 . 鲜生地黄汁配合中医综合疗法治疗重症型病毒性肝炎 38 例 . 中医杂志，2001，42（10）：611.

六、细辛

（一）张仲景用量

《伤寒论》2 ～ 3 两 4 方，《金匮要略》2 ～ 3 两 10 方。

（二）折合公制

6 ～ 9g。

（三）记载方剂

《伤寒论》小青龙汤、当归四逆汤、当归四逆加吴茱萸生姜汤、麻黄细辛附子汤，《金匮要略》射干麻黄汤、厚朴麻黄汤、小青龙加石膏汤、大黄附子汤、小青龙汤、桂枝去芍药加麻辛附子汤、苓甘五味姜辛汤、苓甘五味姜辛半夏汤、苓甘五味姜辛半杏汤、苓甘五味姜辛半杏大黄汤。

（四）《药典》用量

3g。

（五）现代应用

1. 咳喘

陈氏治喘息性支气管炎、支气管哮喘等属寒饮喘咳之证，常选用小青龙汤重用细辛（12 ～ 15g），取效甚捷 [1]。盛氏治哮喘也常重用细辛，如用二陈汤合三子养亲汤加细辛等煎汤，细辛重用 15g，并配补肾纳气药，治 1 例哮喘十余年者效彰 [2]。王氏治疗哮喘，不论新久虚实之疾，恒用干姜、细辛、五味子配伍并用，认为“三药一定要等重量，倘担心细辛量大，少量投服之，其效立减”。因此复方汤剂内每酌用细辛至 9g，常具顿挫病势之殊功 [3]。王氏报道治疗支气管哮喘呈持续状态之重症患者，予小青龙汤重用细辛 18g 一次顿服，药后半小时哮喘渐平 [4]。周氏治疗一慢性支气管炎四载者，予小青龙汤加清热化痰药，重用细辛 30g，服药 5 剂恙情未见改善，将细辛改为 35g，连进 10 剂，咳嗽得减，吐痰亦少，但胸中闷寒如故，遂将细辛增至 40g，又投 10 剂，四年之患，一月奏效 [5]。张氏临证，善用重剂，治一咳喘十余年患者，投用小青龙汤，其中细辛重用47g，服药7剂，哮喘遂止[6]。

2. 腰腿痛

王氏治疗阳气不足、寒湿久蕴、经脉痹阻之腰腿疼痛症，常在方剂中重用细辛15～20g[7]。项氏治一妇女，患腰以下冷痛二十余年，虽在炎夏犹日着绒裤，夜盖棉被。用独活寄生汤加用细辛3g，未见寸效，将细辛加至10g，冷痛减轻虽不明显，但感全身舒适。于是大胆将细辛加至15g，5剂后冷痛大减，再进5剂，多年痼疾竟霍然而愈[8]。何氏治疗寒痹型坐骨神经痛，也以独活寄生汤化裁，将细辛加至30g，连服2天，疼痛缓解[9]。

3. 关节炎

张氏治一中年女性患者，患类风湿性关节炎二十余年，始终靠激素维持，停药后病情即加重。用乌头汤加细辛20g，煎服2剂，全身出汗，关节痛减，后依独活寄生汤加减，其中重用细辛15g，调治两月余，病情控制得以上班[10]。周氏治一患者，肘膝关节疼痛4个月，药用细辛30g，配伍散寒祛湿药，服完1剂中的头煎，盖被入睡，全身大汗，疼痛酸楚明显缓解，减量续治，3剂后症渐告愈[5]。有报道治疗100例类风湿性关节炎，均辨为阳虚寒凝证，方用细辛30～160g，制附子10～30g，豨莶草30～100g，日服4次，治疗时间最短10天，最长180天，总有效率100%，服药期间均停服激素，共重用久用细辛长达半年之久，均未见有任何不良反应[11]。南氏报道，用上述方法重复试治，效果确实[12]。

4. 头痛

何氏治一额顶痛患者，痛若刀劈，甚则欲吐，彻夜不眠，呻吟不已。拟清泻里热、辛散外风论治，用白虎汤加栀子、黄芩，并加细辛12g，服药3剂，头痛豁然而解[13]。另有报道治疗满头胀痛如裂，连及项背，喜绵帛裹头，风吹则头痛加重，拟川芎茶调散加细辛3g，连服3剂疼痛不减，后将细辛加至15g，连服2天，头痛缓解[9]。张氏治疗一三叉神经痛患者，药用石决明、白芷、川芎，并用细辛10g，3剂后少效，改细辛为20g，服药9剂，疼痛解除[10]。

5. 眼疾

陈氏治一暴盲患者，以麻黄附子细辛汤加蝉蜕、熟地黄、枸杞子、菟丝子，其中重用细辛 10g，连服 3 剂，视力恢复[14]。熊氏治一古稀老翁，左眼红肿疼痛 7 天，某医院不治，嘱速摘除患眼，否则有双目失明之忧。熊氏经仔细辨证，处麻黄附子细辛汤合桃核承气汤，其中重用细辛 20g，服 2 剂，诸症大减，细辛改为 12g，续服 2 剂，疼痛红肿消失[15]。

6. 心包炎

周氏报道，治疗一缩窄性心包炎妇女，病五月余，喘不平卧，全身浮肿，下肢尤甚，按之如泥。拟温阳利水、行气化湿为治，重用细辛 30g，配伍桂枝附子汤合五皮饮、葶苈大枣泻肺汤，连服 20 剂，症情得以控制，1 周后顺利行心包剥脱术[5]。

7. 失声

刘氏治一女青年，服草药后中毒声哑休克（药不详），经抢救脱险，舌短缩不能伸出，痛苦流泪不能言语，只能摆头点头回答，四肢冰冷，需二人搀扶方能行走。投当归四逆汤加附子，其中重用细辛 12g，1 剂口能张，舌能活动伸缩，语言虽不太明朗，但能勉强听清，可扶杖在屋内慢行。连服 18 剂，言清字明，能扶杖远行[16]。陈氏治一声哑证，属风寒犯肺，用麻黄附子细辛汤，重用细辛 12g，加止咳化痰药，1 剂减轻，2 剂而愈[14]。

8. 慢性鼻炎

周氏治一女学生，患慢性鼻炎 9 年，中西药内外合治，始终乏效。辨为寒邪束肺，重用细辛 30g，配伍发散风寒、温阳通络药，服完 5 剂，无甚效果。照前方细辛加为 35g，连服 10 剂，鼻塞渐通，鼻涕减少，更进 10 剂，呼吸通畅，细辛改为 15g，续服 1 周，诸症均瘥[5]。

9. 髋关节结核

盛氏治疗一青年女性，右下肢疼痛半载，步履困难，卧床不起，经医院 X 线检查确诊为右髋关节结核。患者肤色不变，畏寒肢冷，小便清长，舌淡苔白厚，脉沉紧。重用细辛 15g 为君，配助阳补血、温通经络之品，治疗月余，疼痛消失，步履自如[17]。

10. 肠道疾患

盛氏治愈一慢性结肠炎患者，诊为命火式微，关门不固，药用细辛配伍温阳补气诸药，细辛用至10g[2]。柯氏等报告治一中毒性痢疾伴休克患者，以亡阳证治，处人参四逆汤合吴茱萸汤加用细辛14g，连服3剂，神清泻止[2]。

11. 阴茎内缩

侯氏治疗一患者，阴茎向内回缩1/3以上，已5个月不能参加劳动，用苓姜术甘汤加附子、细辛，细辛用为15g，2剂药后，病去大半，照上方细辛加至20g，又投2剂，病即痊愈[18]。

12. 嗜铬细胞瘤

刘氏治疗一女青年，患嗜铬细胞瘤已十余年，常突然头跳痛如裂，头晕心悸，血压上升，长期治疗见效甚微。经用细辛30g，配伍川芎、白芷、黄酒，1剂药分4份，隔20分钟服1份，服完3份即病势大减，继而血压正常，头痛亦愈，取得了减轻症状的效果[19]。

（六）讨论

从近年来的有关公开报道来看，细辛的重量应用屡见不鲜，有的用量高达100g左右，可谓世所罕见，令人难以置信，但疗效之极佳，又不能不令人惊奇。实践证明，在辨证论治精神指导下，即便病因复杂，病症特异，只要辨证准确，立法严谨，选方贴切，用药对症，配伍得当，就可大刀阔斧，重量应用，此即是细辛重量应用的原则和前提。近年来对细辛的重量应用，体现了细辛功专力猛、针对性强之特性，打破了千余年来细辛小剂量应用的传统习惯。面对这种新的突破和进展，我们似可将目前重用细辛的规律总结为如下几点：①能治急危重症；②可治疑难痼疾；③重量久服无弊；④一钱之说休矣。关于前两点，上述有关资料足以雄辩地加以证明，现着重就细辛用量问题再做进一步讨论。

临床上一般认为，细辛较大剂量连续服用，易致明显的毒性反应；另外，自古即有“细辛不过钱，过钱命相连”的口头禅，仿佛“一钱”成了细辛不可逾越的极量和雷池，由此限制了细辛的用药范围。

从前述的报道来看，过钱用量一般在10g以上、30g左右，甚至达100g之重，从临床实践上彻底打破了“举世同风，牢不可破”的“不过钱”之说。在药理实验方面，何氏[9]研究发现细辛的主要毒性成分是挥发油，而以9～60g的剂量做动物实验，入水煎剂后并无明显的毒性反应。《本草纲目》有“若单用末，不可过一钱”的记载，王氏等[20]经过药理测定分析得知：用细辛或根末吞服，与用全草作汤剂煎服相比，在相同剂量情况下，根中挥发油含量几乎是全草煎煮10分钟后的3倍，如欲达到相同疗效，则汤剂的用量至少应增加到散剂的3倍；另以细辛挥发油中有毒成分黄樟醚为基点实验表明，在同样剂量的情况下，根中黄樟醚含量分别是全草煎煮10分钟、20分钟和30分钟的4倍、12倍和50倍，换言之，汤剂的用量即使是散剂的4倍、12倍，也不致引起不良反应。实验还证明，细辛经煎煮30分钟后，煎汁中还保存着一定量的有效成分甲基丁香酚，而有毒成分黄樟醚的含量则已大大下降，不足以引起毒害。上述实验研究的结果，为细辛的大剂量水煎应用提供了科学依据（同时也表明细辛用末不可大剂量）。

根据临床实践与实验研究我们发现，重量应用细辛必须掌握两个关键点，即：①重量细辛须与它药相互为群，合用配伍；②均采用水煎法服用。此既符合传统中医学的原理，又吻合现代药理研究的结论。

参考文献

[1] 陈森，陈曙晖．在小青龙汤里重用细辛一得．上海中医药杂志，1980，14（4）：38.

[2] 柯联才，叶锦先．细辛“用不过钱”吗？——盛国荣教授经验谈．上海中医药杂志，1985，19（4）：28.

[3] 李兴培．王文鼎治疗哮喘经验琐谈．江苏中医杂志，1984，29（1）：15.

[4] 王华明．大剂量小青龙汤治疗支气管哮喘一例．福建中医药，1983，17（5）：61.

[5] 周玉朱．重用细辛举隅．安徽中医学院学报，1985，5（3）：32.

[6] 张保富．重剂经方的临床运用．上海中医药杂志，1986，20（12）：25.

[7] 王振祥．细辛用量之我见．吉林中医药，1982，3（1）：48.

[8] 项济华．对细辛毒性和用量的探讨．江苏中医杂志，1986，31（10）：38.

[9] 何永田．细辛止痛作用与剂量的研究．浙江中医杂志，1984，19（2）：70.

[10] 张玉连．“细辛不过钱”是一种误解．中医药学报，1986，12（6）：27.

[11] 冯恒善．重用细辛治疗类风湿关节炎100例分析．河北中医，1984，6（1）：16.

[12] 南正九．重用细辛治疗类风湿关节炎效果好．河北中医，1986，7（4）：8.

[13] 沙宝瑜．何其愚运用经方验案．中医杂志，1985，26（10）：25.

[14] 陈肇发．麻黄附子汤运用三例．四川中医，1985，3（1）：21.

[15] 熊永厚．疑难病症医案三则．广西中医药，1982，5（3）：29.

[16] 刘宗明 . 中药治疗四例聋哑证 . 贵阳中医学院学报，1981，3（4）：37.

[17] 柯联才，盛云鹏，陈炳焜，等 . 盛国荣教授临证经验点滴 . 山东中医杂志，1983，3（6）：42.

[18] 侯在士 . 经方治验介绍 . 辽宁中医杂志，1980，23（5）：35.

[19] 刘文汉 . 细辛用量与用法之我见 . 中医杂志，1983，24（2）：79.

[20] 王智华，洪筱坤 . 从细辛根末与全草煎剂所含挥发油及黄樟醚的测定分析论细辛用量与剂型的关系 . 上海中医药杂志，1987，21（9）：2.

七、附子

(一) 张仲景用量

《伤寒论》一枚半 1 方，2 枚 2 方，3 枚 3 方。

(二) 折合公制

15 ～ 30g。

(三) 记载方剂

6 方。一枚半：白术附子汤，2 枚：附子汤、甘草附子汤，3 枚：桂枝附子汤、桂枝附子去桂加白术汤、大黄附子汤。

(四)《药典》用量

3 ～ 15g。

(五) 现代应用

1. 小儿泄泻重症

李世君治疗 1 例 2 岁 7 个月女童，泄泻 10 天，精神不振，面色苍白，汗出量多，四肢厥冷，大便水泻昼夜 15 次左右，完谷不化，便后带少许黏液，小便黄少，指纹淡白，唇口乏津。辨证为脾肾阳衰，运化无力，予大黄附子汤加减 4 剂，其中炮附子用量 6 ～ 10g，病情大有转机，改投香砂四君子汤加炮附子 10g，大黄炭 2g 调理 3 日告愈 [1]。

2. 痹证

张广玉采用大剂量附子治疗辨证属中医风寒湿痹的风湿性关节炎、类风湿性关节炎、坐骨神经痛、痛风等多种疾病，其中附子用量 15 ～ 30g，效果良好[2]。

3. 定时高热

马望盛治疗 1 例受凉后出现定时高热 45 天的 42 岁男性患者，咯少许白黏痰，右胸痛，西医按“结核性胸膜炎、右胸腔积液”治疗效差。患者自诉每次发热前 1 小时左右，自觉从左足趾开始发凉，凉感沿足、小腿上升，到达膝关节时，即出现全身恶寒，有时寒战，体温上升。中医辨证为寒湿为患，拟当归四逆汤、参附汤、芪附汤合治，其中附子用量 60 ～ 230g，12 剂后病情明显减轻，继续服用，附子减为 30g，2 天 1 剂，又 8 天而愈[3]。

4. 脑瘤

张建应用大剂量附子治疗 1 例 62 岁女性脑瘤患者，患者放化疗失败后畏寒怕冷，夏日着装如冬仍不觉温暖，无汗，全身酸痛，夜尿多，舌淡苔白腻，辨证属风寒袭卫，邪不外透；放化疗戕伐真阳，肾阳虚衰[4]。分三阶段自拟方治疗：

第一阶段 15 天：麻黄、黑附子、干姜、炙甘草、清半夏、细辛、鹿角霜、白芥子、肉桂、淫羊藿、生黄芪、熟地黄、枸杞子、菟丝子、补骨脂、羌活、独活，其中黑附子 70g。

第二阶段 3 个月：麻黄、黑附子、干姜、炙甘草、清半夏、细辛、鹿角霜、白芥子、肉桂、淫羊藿、生黄芪、熟地黄、枸杞子、菟丝子、补骨脂、龙骨、牡蛎、浙贝母、全蝎、蜈蚣，其中黑附子 90g。

第三阶段 1 年：麻黄、黑附子、干姜、炙甘草、清半夏、细辛、鹿角霜、白芥子、肉桂、淫羊藿、生黄芪、熟地黄、枸杞子、菟丝子、补骨脂、龙骨、牡蛎、浙贝母、全蝎、蜈蚣，其中黑附子 140g。

经治疗后，复查 MRI，病变较前缩小 85%，水肿明显吸收，症状明显改善，用药过程中，患者未出现不良反应。

5. 病窦综合征

高尔鑫以大剂量附子合炙甘草汤治疗 11 例病窦综合征，辨证属精气被夺、阴阳俱衰所致，治疗效果较好。附子用量 12 ～ 60g，服药后患者胸闷、心悸、眩晕、脉来迟缓无力等症改善，除 1 例素体阴虚患者有津伤气躁反应外，无其他不良反应[5]。

6. 强直性脊柱炎

汪学良报道，云南扶阳学术流派第三代传承人，云南省名中医，博士研究生导师，全国第二批名老中医药专家学术经验继承工作指导老师彭江云教授运用大剂量附子治疗强直性脊柱炎有独到之处。彭教授认为强直性脊柱炎以肾虚督寒型为主，多属本虚标实、虚实夹杂，治疗应以温化寒湿、通经活络、强腰固肾为基本原则，附子常用量为 30 ～ 120g。并强调，附子应先煎 3 小时左右，且品尝无麻舌感时再入其他中药一起煎煮[6]。

7. 心动过缓

宋同恺采用大剂量附子合剂治疗病窦综合征、心肌炎、窦性心动过缓 40 例，男性 38 例，女性 2 例，其中附子用量 75 ～ 100g，中医辨证为胸阳不振，心脉痹阻，有效率 100%[7]。

8. 精神分裂症

李云山采用四逆加桂汤加味，其中附子 30 ～ 100g，治疗情感淡漠、行为退缩、思维贫乏、意识欠缺、语言謇涩、孤独不群、瞬视怠缓等辨证属阳气不足之精神分裂症患者疗效满意[8]。李氏认为生熟附子中生物碱之含量可相差 10 ～ 20 倍，如久煎去麻则生物碱丧失更多，可能对疗效有一定影响，故提出附子无须先煎，而是先冷浸 1 小时，再与其他药同煎 20 ～ 30 分钟即可。

9. 风心病心衰

雷跟平采用大剂量附子、黄芪治疗风心病心衰 1 例。患者，女，56 岁，风心病史 20 年，常因劳累、遇寒、感冒等诱因反复发作心慌、胸闷、气短、夜间不能平卧、纳差、神疲乏力、畏寒肢冷、双下肢浮肿等症。辨证属阳虚水泛，痰饮凌心，心脉瘀滞。方选真武汤、苓桂术甘汤、五皮饮加减，其中附子用量 15 ～ 30g，治疗半月，诸症悉除[9]。

参考文献

[1] 李世君 . 大黄附子汤治小儿泄泻重症体会 . 四川中医，1988，6（12）：15.

[2] 张广玉，冯晓东 . 大剂量附子在痹证中的应用 . 河南中医，1997，17（4）：42.

[3] 马望盛，潘树刚，梅春 . 大剂量附子治愈定时高热 1 例 . 中国中医急症，2002，11（3）：232.

[4] 张建 . 大剂量应用附子治疗脑瘤典型病例分析 . 系统医学，2016，1（4）：60.

[5] 高尔鑫 . 附子和炙甘草汤加减治疗病态窦房结综合征 11 例报告 . 中医杂志，1983，24（10）：34.

[6] 汪学良，秦天楠，刘念，等 . 彭江云教授运用大剂量附子为君药治疗强直性脊柱炎

验案举隅.风湿病与关节炎，2017，6（11）：42.

[7] 宋同恺，王正中，孙军.大剂量附子合剂治疗心动过缓40例临床观察.河北中医，1985，7（5）：12.

[8] 李云山.应用大剂量附子治疗精神分裂症的临床观察.河北医学，1998，4（2）：67.

[9] 雷跟平，马英.重用附子、黄芪治疗风心病心衰的体会.陕西中医学院学报，2000，23（2）：18.

八、葛根

（一）张仲景用量

《伤寒论》半斤1方。

（二）折合公制

24g。

（三）记载方剂

葛根黄芩黄连汤。

（四）《药典》用量

15g。

（五）现代应用

1. 过敏性紫癜

于氏用葛根芩连汤加味（葛根30g，黄芩15g，黄连15g，甘草15g，蝉蜕20g，犀角6g，赤芍15g）治疗过敏性紫癜174例，未见不良反应，总有效率100%[1]。

2. 糖尿病周围神经病变

敬氏等用桂枝加葛根汤（桂枝15g，葛根30g，白芍20g，生姜5片，大枣6枚；肺热伤津加天花粉20g，生地黄6g，胃热炽盛加知母20g，黄连8g，麦门冬20g，阴阳两虚加山药15g，党参20g）治疗糖尿病周围神经病变41例，每剂葛根用量达30g，总量达900g，未见不良反应，总有效率87.8%[2]。

3. 冠心病

何氏用菖蒲葛根汤（菖蒲 20g，葛根 30g，白术 15g，黄芪 15g，丹参 15g；急性发作期加元胡、三七、川芎、牛膝、当归、桃仁、木香等，缓解期加栝蒌、薤白、半夏、茯苓、陈皮、山楂等）治疗冠心病 36 例，每剂葛根用量达 30g，总量达 450g，未见不良反应，总有效率 83.33%[3]。

参考文献

[1] 于影．葛根芩连汤加味治疗过敏性紫癜 174 例临床观察．实用中西医结合临床，2008，8（3）：59.

[2] 敬鸿博，秦万玉，伏元昌．桂枝加葛根汤治疗糖尿病周围神经病变 41 例．中医药临床，2008，20（4）：416.

[3] 何志军．菖蒲葛根汤治疗冠心病 36 例．湖南中医杂志，2008，24（2）：63.

九、厚朴

（一）张仲景用量

《伤寒论》半斤 2 方。《金匮要略》1 尺 2 方，半斤 2 方，8 两 1 方。

（二）折合公制

24g（半斤，8 两），48g（1 尺）。

（三）记载方剂

《伤寒论》大承气汤，厚朴生姜半夏甘草人参汤；《金匮要略》一尺：麻子仁丸、厚朴大黄汤，半斤：大承气汤、厚朴七物汤，八两：厚朴三物汤。

（四）《药典》用量

3 ～ 10g。

（五）现代应用

1. 肠梗阻

彭慕斌总结彭景星治疗肠梗阻经验，通常用大承气汤加味治疗，方中厚朴重用，一般可用 30g，身体壮实者可用至 60g。因本病主要是肠腑气机不通，厚朴味苦、辛，虽能降能行，为导气宽肠要药，但须重用方能奏效[1]。

何华廷应用厚朴三物汤加减（厚朴用量35g）治疗肠梗阻130例，临床治愈98例（占75.3%），显效13例（占10.0%），无效19例（占14.6%），总有效率85.3%[2]。

毛荣康等选用复方大承气汤（厚朴用量20g）辨证加减治疗粘连性肠梗阻30例，共痊愈15例、好转13例、无效2例，总治愈率50%，有效率93.3%，无1例死亡，2例无效者中途转手术。治疗时间最短5天，最长12天[3]。

彭智平等治疗1例56岁男性不完全性肠梗阻患者，症见：腹胀、腹痛，饭后较明显，时见腹部包块，现服汤药后，大便稀，日2次，不服汤药则大便不解，异常消瘦（仅25kg），腹部怕凉，时有肠鸣，舌暗，苔白腻，脉弱。X线：上腹大量肠管积气及梯状液平。B超：肠道扩大伴大量内容物，肠梗阻，少量腹水，非物质性脂肪肝，胆囊增大，胆囊炎。西医诊断：不完全性肠梗阻。中医诊断：腹胀肠道积滞，气滞为主。经首诊药用14剂（其中厚朴15g），二诊药用20剂（其中厚朴15g），三诊（厚朴加至30g）调治前后约四月而愈[4]。

金明义治疗1例23岁女性结核性腹膜炎、不完全性肠梗阻患者。症见：形体消瘦，肌肤甲错，痛苦病容，腹部饱满，全腹部拒按，坚硬，舌质红瘦瘪，舌苔黄干，脉滑数。治以通腑泄热。方药以大承气汤加味：大黄15g，芒硝10g，枳实20g，厚朴30g，莱菔子10g，木香5g，水煎服，日2次。服药半剂，即大便通畅，腹痛随之减轻[5]。

孟庆刚等应用大承气汤加味治疗胸腰椎压缩性骨折致腹胀痛45例。方药：大黄（后下）、乌药各10g，枳实15g，厚朴25g，芒硝6g（冲服），炒莱菔子、桃仁、红花、陈皮各12g。水煎服，日2次，中病即止，不效再服。忌食辛辣、油炸、黏腻及牛奶、豆浆等滋腻产气食物。治疗后显效43例，占95.5%；有效2例，占4.5%；患者口服1剂后约1h出现腹部排气，2剂后顺利排便，饮食如故[6]。

2. 胃病

高振茂等应用厚朴温中汤加味治愈1例48岁男性胃扭转患者，初诊症见：呕逆，脘腹胀满疼痛，不欲食，烦躁不安，大便秘结，小溲深黄，舌红黄略腻，脉弦滑有力。X线钡餐造影诊断为胃扭转。治以行气导滞，通腑泄热。处方：川厚朴30g，枳实15g，大黄10g，党参10g。4剂，水煎服。二诊：服4剂后排便3次，先是粪块，后为稀便，自觉腹胀稍缓，但仍恶心呕吐，舌淡苔腻，脉弦滑。前方减大黄加木香、砂仁温中和胃降浊，继服4剂。三诊：恶心呕吐明显好转，腹胀时减，得温稍舒，但午后及入夜胀甚，不能进食，便溏，舌质淡，脉弦缓。治当温中行气化湿为要。处方：厚朴25g，陈皮 15g，甘草 10g，茯苓 20g，干姜 5g，草豆蔻 15g，木香 10g，滑石 15g，砂仁 10g，枳壳 15g。水煎服。四诊：患者连服 10 剂，肠鸣辘辘，矢气转多，腹胀明显好转，进食不呕，活动自如，唯乏力汗出、胃中不适，后予以香砂六君子汤 4 剂，诸症告愈。钡餐造影示：胃体恢复正常位置[7]。

聂天义运用厚朴三物汤加味治愈 1 例 51 岁男性急性胃扩张患者。患者因“慢性胃炎急性发作”经西医对症处理，腹痛减轻。5 日后突感腹部不适，以上腹部特甚，恶心。经胃肠减压处理，但腹胀有增无减，并呈板状，未闻及肠鸣，四肢冰冷。行剖腹探查术，见胃高度扩张，胃大弯抵达盆腔及于左髂凹，胃小弯及幽门、十二指肠未探清。即置胃管并配合手法轻压胃壁以行胃肠减压，未能抽出气体及胃内容物。查腹腔无其他异常乃予关闭。术后诊断为“急性胃扩张”。迭经胃肠减压、肌注新斯的明及补充电解质等皆罔效。刻诊症见：腹胀，按之硬满，口干苦，小便黄，大便干燥，舌黄质紫，脉弦涩有力。证属肝胃不和，腑气不行，气滞血瘀。治宜疏肝理气、活血、通下。厚朴三物汤加味予之：厚朴 32g，枳实 12g，大黄 12g，炒莱菔子 64g，陈皮 12g，半夏曲 9g，甘草 3g，降香 12g，桃仁 12g，丹参 30g，煎取药汁 300mL，经胃管注入，每次 150mL，每 2 小时一次。服 2 剂后，矢气频多，解大便 3 次，腹胀减轻，仍未闻及肠鸣。复与前方稍事加减，又进 2 剂，腹胀全消，肠鸣恢复正常，痊愈出院[8]。

莫小书采用厚朴生姜半夏甘草人参汤治疗糖尿病胃轻瘫 38 例，并与口服枸橼酸莫沙必利片 38 例对照观察。两组均按统一标准方法控制血糖，避免出现低血糖；注意避免使用有明显胃肠道不良反应的降糖药物，使用口服药出现胃肠道反应的立即停用，改用胰岛素降血糖。治疗组在此基础上予以厚朴生姜半夏甘草人参汤（厚朴 24g，生姜 24g，法半夏 12g，炙甘草 12g，白参 6g），并辨证加减用药。水煎 2 次取汁 400mL，分 2 次早晚服，1 剂 /d。对照组给予枸橼酸莫沙必利片 5mg/ 次，每日 3 次，口服，10d 为 1 个疗程，共治疗 2 个疗程。治疗组总有效率达 89.47%，对照组总有效率为 65.79%，治疗组显著优于对照组（$P < 0.05$）。两组治疗后各主要症状、体征评分均比本组治疗前显著下降（$P < 0.01$）；治疗组治疗后各主要症状、体征评分均显著低于对照组（$P < 0.01$）[9]。

3. 细菌性痢疾

谷风吉自拟通腑止痢汤治疗急性细菌性痢疾 68 例，其中轻型 19 例，普通型 39 例，重型 7 例，中毒型（尚未出现呼吸衰竭与循环衰竭者）3 例。单纯服用自拟的通腑止痢汤，服药期间忌食生冷油之品。方剂组成：枳实 25g，厚朴 20g，槟榔片 15g，大黄 15g，滑石 10g，山楂 20g，金银花 20g，白头翁 20g，甘草 15g。里急后重甚者，重用厚朴、滑石、槟榔片、大黄、枳实；发热重者，重用金银花、白头翁；腹痛剧烈者加白芍以缓急止痛；有明显阴寒内盛、阳气虚弱见症者加附子、干姜，且原方中甘草易炙甘草。水煎服，每日 1 剂。所治 68 例急性细菌性痢疾患者，全部临床治愈（下痢脓血、腹部疼痛、里急后重等症状消失，停药后不再复发）。其中服 2 剂治愈者 45 例，服 3 剂治愈者 21 例，服 4 剂治愈者 2 例[10]。

王延周等应用自拟附子厚朴汤治疗细菌性痢疾 140 例，组成：厚朴 30g，木香 30g，枳实 12g，附子 8g，黑姜 6g，白术 15g，黄连 5g，藿香 9g，白头翁 9g，黑地榆 20g；若呕吐加半夏 9g；发烧去附子加葛根 9g，黄芩 9g；气虚加党参 9g。水煎服，每日 1 剂，分 3 次服。呕吐者宜少量多次服。结果痊愈 115 例（82.1%），好转 25 例（17.9%）。治疗时间最长 8 天，最短 3 天，平均 6.2 天[11]。

4. 顽固性咳嗽

徐发飞等应用大剂量厚朴治疗顽固性咳嗽。治疗 1 例 50 岁女性气管炎患者，已给予抗菌、止咳化痰、解痉等治疗，效果不满意。症见：声音嘶哑，仍有咳嗽，咳音稍重，干咳无痰，咽痒而咳，无寒热，舌淡红不鲜，苔薄白，脉沉弦。治宜温肺化饮，下气降逆。予苓甘五味姜辛汤加味，处方：厚朴 20g，茯苓 20g，干姜 15g，五味子 8g，细辛 3g，款冬花 10g，紫菀 10g，木蝴蝶 10g，芦根 20g，巴戟天 15g，淫羊藿 15g，炙甘草 6g。5 剂，日 1 剂，分 3 次温服。患者服用 4 剂后咳嗽已愈，诸症消除[12]。亦治疗 1 例 84 岁男性社区获得性肺炎患者，在当地人民医院行双联抗生素治疗后症状无明显减轻。症见：咳嗽咳痰，黏痰难咳出，气喘，活动后上症加重，不能平卧，需抬高床头 30°，已下病重通知。血常规检查：白细胞 11.7×10^9/L，C- 反应蛋白 88.22mg/L。降钙素原检测：0.13μg/L。血气分析提示低氧血症。结核抗体、肺炎支原体及呼吸道病毒检测阴性。胸部 CT 平扫示右肺中下叶炎症。给予强效抗生素治疗。5d 后复查血常规：白细胞 15.1×10^9/L，中性粒细胞百分比 89.8%。胸部 CT 检查示右肺中叶病变增多，右肺下叶病变较前吸收；两肺纤维增殖灶。仍咳嗽、气喘，咳黄色痰，但较前易咳出，无发热，舌淡苔白滑，脉浮滑。体格检查：呼吸稍促，可闻及喉间哮鸣音，双肺呼吸音粗，双下肺可闻及少量湿啰音及中等量干啰音，心音低钝，双下肢轻度水肿。治以宣肺平喘、化饮止咳，予厚朴麻黄汤加味，处方：厚朴 20g，麻黄 10g，石膏 10g，干姜 10g，细辛 3g，法半夏 10g，杏仁 6g，五味子 8g，款冬花 10g，紫菀 10g，巴戟天 20g，淫羊藿 20g，芦根 15g，炙甘草 6g，枇杷叶 6g，小麦 10g。3 剂，水煎服，日 1 剂，分 3 次温服。二诊：患者咳嗽咳痰明显减轻，无气喘，查体双肺呼吸音粗，双下肺可闻及少量湿啰音，无明显干啰音，双下肢水肿减轻。上方再服6剂。三诊：白细胞10.0×10^9/L，降钙素原0.07μg/L；胸部CT检查示两肺纤维增殖灶，未除外部分为慢性炎症可能。病重通知已停，咳嗽咳痰已减轻，气喘、水肿不明显，受凉后咽痛但已缓解，舌暗淡，苔白脉紧，后带药出院。

5. 风湿性心脏病

谭福天认为风湿性心脏病属中医“心痹”范畴，其发病多由风寒湿邪侵入机体，由表入里，犯及血脉，累及心脏所致，心脉受侵，则主血失调、血循失度，致使心脉阻，久之累及肺、脾、肾，产生复杂的病理机转和错综的临床表现。根据风心病“心脉瘀阻”这一病理基础，以活血化瘀为治疗大法，对心肺瘀塞、心肾阳虚证候进行治疗时，分别予宣肺化瘀朝百脉、行水化瘀通心阳相结合，方药中厚朴用量均为20g，每取良效[13]。

6. 肝硬化腹水

胡国明治疗1例53岁女性肝硬化腹水患者，予益脾和肝、温化利导之剂，攻补兼施。先用白清佐先生的攻补兼施汤，15剂后尿量每日在2000～2500mL，腹胀满症状完全缓解，饮食大增，双下肢浮肿已不明显，腹围由87cm减至73cm，体重由57kg减至46kg，B超检查：腹水（－）。后改用白清佐先生的温补脾肾汤（方中川厚朴用至40g），连服两月余，复查肝功能正常。停药后1年，追访患者，腹水未再反复[14]。

7. 慢性肾炎

张琪运用藻朴合剂（海藻50g，厚朴50g，党参30g，生姜15g，半夏15g）主治慢性肾炎水肿，以腹水为主者甚效[15]。

参考文献

[1] 彭慕斌．彭景星治疗肠梗阻经验点滴．中国中医急症，1996，5（5）：222.

[2] 何华廷．厚朴三物汤治疗肠梗阻130例临床观察．湖北中医杂志，1984，5（1）：24-25.

[3] 毛荣康，袁春青．中药治疗粘连性肠梗阻30例．河南医药信息，1998，6（3）：43.

[4] 彭智平，张琳琳，赵锡艳，等．仝小林应用厚朴三物汤验案举隅．辽宁中医杂志，2013，40（5）：1014.

[5] 金明义．仲景下法治疗急症四则．黑龙江中医药，1984，13（1）：29.

[6] 孟庆刚，周肆华，杨军．大承气汤加味治疗胸腰椎压缩性骨折致腹胀痛45例临床观察．新疆中医药，2012，30（2）：31.

[7] 高振茂，关葳 . 厚朴温中汤加味治愈胃扭转 1 例 . 中医杂志，1984，25（5）：78.

[8] 聂天义 . 治愈急性胃扩张一例 . 四川中医，1985，3（4）：43.

[9] 莫小书 . 厚朴生姜半夏甘草人参汤治疗糖尿病胃轻瘫 38 例 . 中国民间疗法，2015，23（7）：41.

[10] 谷凤吉 . 自拟通腑止痢汤治愈急性菌痢 68 例 . 黑龙江中医药，1988，17（4）：18.

[11] 王延周，邵桂珍 . 附子厚朴汤治疗细菌性痢疾 140 例 . 四川中医，1985，3（6）：17.

[12] 徐发飞，韩景波 . 顽固性咳嗽验案举隅 . 中医研究，2017，30（10）：36-38.

[13] 谭福天 . 风湿性心脏病论治心得 . 中医杂志，1993，34（3）：143-144.

[14] 胡国明 . 攻补兼施治疗肝硬化腹水的体会 . 中医杂志，1995，36（5）：268-269.

[15] 张琪 . 谈祖国医学对肾炎的辨证论治 . 黑龙江中医药，1982，11（2）：14-17.

十、芍药

（一）张仲景用量

《伤寒论》3 两 12 方，4 两 2 方，6 两 3 方。

（二）折合公制

9g，12g，18g。

（三）记载方剂

3 两：桂枝汤、桂枝加附子汤、桂枝去桂加茯苓白术汤、小青龙汤、桂枝加厚朴杏子汤、芍药甘草附子汤、真武汤、大柴胡汤、桂枝加桂汤、附子汤、当归四逆汤、当归四逆加吴茱萸生姜汤，4 两：芍药甘草汤、桂枝加芍药生姜各一两人参三两新加汤，6 两：小建中汤、桂枝加芍药汤、桂枝加大黄汤。

（四）《药典》用量

白芍 6 ～ 15g，赤芍 6 ～ 12g。

（五）现代应用

【白芍】

1. 各种痛症

（1）腹痛。王福兴治疗 1 例 40 岁男性患者，剧烈腹痛，检查无异常，注射杜冷丁无效。患者舌淡苔白脉沉紧，面色少华，手足不温，辨证属血不养筋，经脉拘挛，予芍药甘草汤，其中芍药120g，1剂痛止，3剂痊愈[1]。杜永清治疗1例36岁男性患者，剧烈右腹痛，病起诱因为侧卧在硬物上随车颠簸一天两夜，检查无器质性病变。辨证属瘀血阻滞经络，予芍药甘草汤加味，其中白芍120g，2剂症轻，5剂痊愈[2]。

（2）三叉神经痛。王福兴治疗1例47岁女性患者，左侧面部刀割样疼痛，予芍药甘草汤加味，其中白芍120g，2剂痛减，5剂痊愈[1]。

（3）跟骨疼痛。王福兴治疗1例45岁女性患者，跟骨疼痛，X线检查诊为跟骨刺。予芍药甘草汤加味，其中白芍120g，6剂痊愈[1]。

（4）坐骨神经痛。王福兴治疗1例50岁男性患者，坐骨神经痛一年余，受寒后加重，疼痛持续且间歇性加剧，舌淡少苔脉弦紧。予芍药甘草汤加味，其中白芍120g，3剂痛止，续进7剂痊愈[1]。

（5）腓肠肌痉挛疼痛。杜永清治疗1例57岁男性患者，左侧小腿后方肌肉阵发性抽掣样疼痛3个月，痛时剧烈难忍。疾病起因为初春涉水过河，辨证属寒凝经脉，治以缓急止痛，温经散寒，活血通络，予芍药甘草汤加味，其中酒白芍100g，2剂症轻，3剂痊愈[2]。

2. 其他病证

（1）蛔厥。陈敏治疗1例蛔厥证，患者女，38岁，阵发性右上腹钻顶样绞痛，痛剧时弯腰屈膝，辗转不安，恶心呕吐，吐蛔。痛止如常人，伴口干口苦，便秘尿赤，舌红苔黄，脉数。B超提示胆道蛔虫、胆囊炎。予芍药甘草汤加乌梅丸加减，2剂后痛止，再服2剂后泻下蛔虫十余条，诸症悉除[3]。

（2）产后癃闭。陈敏治疗1例25岁产后癃闭患者，患者足月顺产后出现小便不利，点滴短少，小腹胀满拘急，坐卧不安，面色少华，少气懒言，四肢疲乏无力，舌淡红苔薄，脉细弱。辨证属生产时耗气伤血，肺脾气虚，不能通调水道所致。治以滋阴养血，补气通利。予芍药甘草汤加味（白芍、甘草、黄芪、党参、阿胶、桔梗），其中芍药90g，1剂后即有尿意，再服2剂痊愈[3]。

（3）盗汗。陈敏治疗1例57岁男性患者，盗汗2个月，面色少华，疲乏无力，萎靡不振，心烦少寐，手足心热，舌淡苔少，脉细。辨证属阴精亏损，虚火内生所致，治以滋阴敛汗。予芍药甘草汤加味（白芍、甘草、山茱萸、浮小麦），其中白芍90g，5剂后明显减轻，续服10剂痊愈[3]。

（4）耳鸣。陈敏治疗1例47岁女性患者，与人发生口角后耳中鸣响4天，伴头晕、目眩、面赤、口苦、咽干、心中烦闷、急躁易怒、夜寐不安等，辨证属暴怒伤肝，肝气郁结，肝胆火旺，扰动心神所致，治以滋阴柔肝，清泻肝火。予芍药甘草汤加味（白芍、甘草、龙胆草、菊花、牛膝、栀子、大黄），其中白芍 90g，3 剂后明显减轻，续服 5 剂痊愈 [3]。

（5）呃逆。王家璐采用大剂量芍药甘草汤治疗因胃阴不足导致的难治性呃逆 26 例，白芍用量在 60g 以上，效佳 [4]。

（6）面肌痉挛。杜永清治疗 1 例 36 岁女性患者，左侧面部阵发性抽掣样疼痛伴跳动，因午休时吹风扇时间过长所致。辨证属肝血不足，风邪乘虚入络，经络挛急而发，治以缓急止痛，养血祛风，予芍药甘草汤加味，其中白芍 90g，1 剂症轻，2 剂痊愈 [2]。

（7）胆囊炎。陈敏应用大剂量芍药甘草汤治疗胆囊炎 36 例，根据辨证随证加味，其中白芍用量 60 ～ 90g[5]。

（8）便秘。邱敏采用重剂白术、白芍治疗“阴结”便秘 1 例，患者，男，73 岁，反复便秘十余年，就诊时已 3 日未解大便，腹胀，气短乏力，精神萎靡，形寒怕冷，舌淡红苔白滑腻，脉沉细。辨证属寒湿内蕴，兼有气滞，治以温化寒湿，行气导滞。药用白术、白芍、肉苁蓉、当归、槟榔、莱菔子、升麻、桂枝、桑寄生、川牛膝、乌药、甘草，其中白芍用量 60g，1 剂后大便得通，继服 5 剂诸症好转，加南沙参、茯苓、制何首乌、巴戟天，6 剂调理痊愈 [6]。

【赤芍】

（1）重症急性胰腺炎。魏晓应用赤芍煎剂（赤芍、红藤、大黄）治疗重症急性胰腺炎 28 例，其中赤芍用量 60g，由胃管内注入后夹闭胃管 60 分钟，每天 2 次，疗程 7 天，临床症状消失时间及实验室指标恢复正常时间均少于对照组 [7]。

（2）瘀胆型肝炎。陈枝俏应用赤芍 60 ～ 150g 治疗瘀胆型肝炎 25 例，随症调整用量，煎汤服用，每天 1 剂，有效率 88% [8]。

（3）急性乳腺炎。王凯应用赤芍 200g，甘草 50g，每天 1 剂治疗急性乳腺炎 60 例，愈显率 98.3% [9]。

（4）急性病毒性肝炎并高胆红素血症。朱功华应用赤芍 200g 治疗急性病毒性肝炎并高胆红素血症 56 例，每日 1 剂，1 个月为 1 个疗程，有效率 87.5% [10]。

（5）急性黄疸型病毒性肝炎。杨军应用赤芍 100 ～ 150g，丹参 30g 治疗急性黄疸型病毒性肝炎 25 例，退黄时间明显缩短 [11]。

参考文献

[1] 王福兴，顾明明，王乐 . 大剂量芍药甘草汤应用举隅 . 实用中医药杂志，1999，

15（4）：46-47.

[2] 杜永清 . 大剂量芍药甘草汤加味治疗肌肉痉挛性疼痛 . 实用中医内科杂志，1996，10（2）：24.

[3] 陈敏 . 大剂量芍药甘草汤治验举隅 . 实用中医药杂志，2005，21（11）：57.

[4] 王家璐，陈守强 . 大剂量芍药甘草汤治疗呃逆案例一则 . 亚太传统医药，2017，13（21）：79-80.

[5] 陈敏 . 大剂量芍药甘草汤为主治疗胆囊炎 36 例 . 实用中医药杂志，1995，11（4）：10.

[6] 邱敏 . 重剂白术白芍治疗“阴结”便秘 . 中国中医药报，2014-08-20.

[7] 魏晓，朱德增，张敏等 . 大剂量赤芍治疗重症急性胰腺炎疗效观察 . 中国中西医结合消化杂志，2007，15（1）：32-34.

[8] 陈枝俏，陈黎，林海 . 大剂量赤芍治疗淤胆型肝炎 25 例 . 甘肃中医，2007，20（4）：41-42.

[9] 王凯，王翼 . 大剂量赤芍治疗急性乳腺炎 60 例 . 中国民间疗法，2013，21（3）：35.

[10] 朱功华，兰宁，王月珍 . 大剂量赤芍治疗急性病毒性肝炎并高胆红素血症 56 例 . 现代医药卫生，2006，22（11）：1717.

[11] 杨军 . 张桂芹 . 大剂量赤芍治疗急性黄疸型病毒性肝炎的疗效观察 . 铁道医学，1989，17（3）：183.

十一、石膏

（一）张仲景用量

《伤寒论》如鸡子大 1 方。

（二）折合公制

60g[1]。

（三）记载方剂

大青龙汤。

（四）《药典》用量

15 ～ 60g。

（五）现代应用

1. 高热

李亚萍使用 120g 超大剂量单味石膏治疗高热取得了较好的疗效，认为使用中要切中病机，凡属外感而致的气分实热证以里热见证为主者，方可大剂量投用[2]。

吴国庆总结朱其皆运用大剂量石膏治疗小儿高热的经验，用药剂量一般在 100g 左右比较合适，邪热重者可用至 250g 左右[3]。范国文应用大剂量石膏治疗高热患儿 40 例，生石膏用量超过 150g 者 9 例，150g 以下者 31 例；单用一味生石膏者 24 例，随证加用他药者 16 例；在使用大剂量生石膏时概不加用其他药物。40 例用药后都达到了退热的满意效果。其中 24h 内退烧者 5 例，占 12.5%；24 ～ 48h 退烧者 27 例，占 67.5%；48h 后退烧者 8 例，占 20%。热退后饮食复初者 37 例，占 92.5%；饮食欠佳，有轻微损伤胃阳者 3 例（此 3 例均未按“中病即止和温药送服”的医嘱执行），占 7.5%，但经稀粥及益胃药调养后很快复初[4]。

沈秀丽应用大剂量石膏治疗小儿感冒高热 180 例，方药：石膏 150g（先煎半小时），麻黄 6g；表寒重者加羌活 6g，咳嗽甚者加杏仁 6g，扁桃体肿大者加金银花 15g，连翘 9g，每日 1 剂。少量频频温服，6 ～ 8h 内服完。1 岁以内的小儿日服 1/3 量，2 ～ 4 岁日服 2/3 量，5 岁以上日服全剂量。共治愈 174 例，治愈率 96.7%。其中 12h 内恢复正常者 22 例，1d 内恢复正常者 78 例，2d 内恢复正常者 52 例，3d 内恢复正常者 22 例。无效：服药 3d 后体温不减或仍有反跳。共 6 例，无效率 3.3%[5]。

石景洋治疗脑出血高热患者 11 例，中医辨证均属中风（中脏腑阳闭），症见昏迷，一侧肢体偏瘫，颈项强直，面红目赤，身热气粗，口噤口臭，自汗或无汗，体温均在 39.5℃以上，舌红苔黄，脉滑数。在物理降温和服用解热镇痛剂、抗生素、激素等药物无效的情况下，无腹胀便闭者，用白虎汤加味治之。方中生石膏用至 180g（打碎），鼻饲给药，疗效满意[6]。

杨德明整理脾切除术后顽固性高热不退病案 1 例，患者行脾切除术后高热不退，症见：患者体温上午 38.7℃，下午 40℃，皮肤灼热，伴有寒热往来，口苦咽干，头晕目眩，恶心呕吐，面红目赤，烦躁，汗出，大便 3 日未解。舌苔薄黄，脉洪大而滑。考虑为少阳、阳明（经证）合病。治以和解少阳，清解阳明。方用小柴胡汤合白虎汤化裁，药用：柴胡 80g，知母、黄芩、大枣各 15g，半夏、白豆蔻、陈皮各 12g，生石膏 100g，水煎服。服 1 剂后，寒热往来消失，汗出明显减少，体温降至 37.2℃。次日因未服中药，体温又升到 39℃。后续服上方 1 剂，体温降至 37.7℃，诸症明显好转。守方续服 3 剂，体温正常。最后痊愈出院[7]。

2. 头痛

张捷等应用人参石膏汤联合盐酸洛美利嗪治疗肝阳上亢型偏头痛 60 例，并与单用盐酸洛美利嗪治疗 60 例相对照。人参石膏汤基础方：人参 4.5g，石膏 90g，白术 5g，茯苓 5g，半夏 6g，黄芩 9g，大栀子 9g，知母 15g，川芎 15g，甘草 30g，加 3 片生姜水煎，温服，1 剂 /d。两组患者均治疗 12 周。治疗组总有效率（91.67%）高于对照组（71.67%）；两组患者头痛发作频率均较治疗前降低，头痛缓解维持时间增加，且治疗组改善程度优于对照组；两组患者 NRS 评分、MIDAS 评分均较治疗前降低，且治疗组低于对照组；差异均有统计学意义（$P < 0.05$）[8]。

李熙贵应用大剂量石膏治疗剧烈头痛 1 例，患者受凉后出现恶寒发热、头昏、胸闷、恶心、乏力，经多方治疗无效；之后突感整个头部剧烈疼痛，势如斧劈，呈持续性，触及发梢、头皮亦痛，以至辗转反侧，呻吟不止，心烦，口渴引饮，小便如浓茶、量少，舌红苔黄厚干燥，脉沉弦有力。先用半夏白术天麻汤合黄连解毒汤加减治疗无效，继用黄连温胆汤亦无效。后以上方去生大黄，加生石膏（先煎）120g，1 剂后头痛稍减，但旋即如前；将石膏加至 360g，4 剂后头痛基本消失；石膏减至 300g，3 剂后诸症消失。治疗过程中石膏前后用量共达 2460g[9]。耿繁河采用苇茎汤加味（芦根 20g，生薏苡仁 30g，冬瓜仁 15g，桃仁 10g，生石膏 100g，白芷 15g，桔梗 10g，金银花 20g，川芎 20g，石菖蒲 10g，生甘草 10g）治疗鼻渊头痛，效果满意[10]。

3. 精神分裂症

李禄斌等应用中药治疗精神分裂症 50 例，先治以清热泻火涤痰为主，辅以疏肝安神，方用自拟的“精复康 1 号方”加减（生石膏 180g，柴胡 25g，生大黄 50g，栀子 15g，生铁落 60g，夜交藤 60g，青皮 25g，芒硝 40g，青礞石 50g）；待症状基本消失后改予滋阴潜阳扶正，兼以祛除余邪，方用川芎菊蚕散（生石膏 60g，川芎 15g，僵蚕 18g，菊花 12g，生地黄 50g，黄柏 24g，黄连 6g，钩藤 30g，代赭石 30g，炒枣仁 24g，炒栀子 15g）。6 周后评定疗效，以后进行随访观察。近期疗效：治疗 6 周后获显效 45 例（90%），好转 4 例（8%），无效 1 例（2%），总有效率 98%。服用“精复康 1 号方”加减后的起效时间最短 15d，最长 36d，平均 30.5d。远期疗效：治疗有效患者 49 例，经连续随访五年，复发者共 14 例，复发率 28.6%，其中治疗后第一年复发 8 例（16.3%），第二年复发4例（8.2%），第三、四年各复发1例（各占2%），第五年无复发[11]。

王金龙应用泻肝潜镇法治疗癫狂36例，其中重狂型5例，重癫型7例，癫狂并重型24例。拟基本方“二龙三甲汤”：龙胆草15～25g，黄芩20g，石膏100～500g，大黄10～20g，杭白芍30g，生地黄30g，酸枣仁25g，生龙牡（各）30～50g，石决明20～30g，珍珠母30～50g，琥珀6g，铁落100～500g，茯苓50g，甘草5g；治重癫型酌减龙胆草、石决明、石膏、大黄等。36例患者经治疗后，治愈28例，有效6例，无效2例[12]。

4. 慢性阻塞性肺疾病重度通气功能障碍

倪伟重用石膏治疗慢性阻塞性肺疾病重度通气功能障碍（IV级）1例，症见：气促、胸闷明显，动则加剧，登楼尤觉费力；咳嗽时作，痰黄而黏；口臭明显，烦渴引饮；舌红苔黄厚腻，脉弦滑。听诊：两肺呼吸音低，未闻及明显干、湿啰音。肺功能检查提示：以阻塞为主的重度混合性通气功能障碍（FEV_1/FVC：55%，FEV_1%：25%）；CT检查示：慢性支气管炎、肺气肿改变，两肺多发性肺大泡。中医诊断：喘证。痰热壅肺，肺气上逆。治法：清热化痰，宣肺平喘。首诊及二诊处方中均应用生石膏（先煎）120g，各14剂。三诊时活动稍感气促，口臭大减，渴饮减轻，舌红苔黄略腻，脉弦；将生石膏减量至60g，14剂。至四诊时活动后稍感气促，无明显口臭，略有烦渴；舌红苔薄黄，脉缓；方中去生石膏并进行加减，14剂。此后患者坚持服药，以金水六君煎合泻白散加减治疗3个月后未再出现喘促，气息较前顺畅，平地行走、登楼已无大碍[13]。

5. 流行性出血热

欧友清常用清瘟败毒饮合调胃承气汤加减治疗流行性出血热初期，重用生石膏100g（先煎），配伍知母、生地黄、板蓝根、麦门冬、竹叶、栀子、金银花、黄芩、玄参、牡丹皮、甘草、大黄（后下）、芒硝（冲服）、犀角（或水牛角）、连翘、白芍，疗效显著，有效地降低了死亡率[14]。

6. 流行性脑脊髓膜炎

杨德昌用白虎汤加减治疗1例9岁流行性脑脊髓膜炎患儿，先后应用含生石膏100g汤药3剂及生石膏50g汤药7剂，后诸症悉除[15]。熊继柏治疗1例17岁流行性脑脊髓膜炎男患者，症见：高热烦渴、神昏谵语、手足抽搐、颈项强直、角弓反张，其面颊、前胸及臀部等处出现紫黑色斑块，齿黑舌焦、声音嘶哑、舌上起芒刺，脉数而大。病已

8天，用中西药救治其效不显。以清瘟败毒饮大剂，再加僵蚕、钩藤、大青叶。方中石膏用量100g，生地黄、玄参、大青叶用至30g，黄连亦用15g，水牛角30g，其余诸药俱用大剂之量，嘱取农村常用的大锅浓煎其药，昼夜频服，药进3剂，转危为安[16]。

7. 脑炎

王怀义等应用清热解毒法为主治疗流行性乙型脑炎，气营型、营血型予乙脑Ⅱ号方，生石膏150g配伍金银花、菊花、地丁、大青叶、板蓝根、麦门冬、郁金、石菖蒲、泽兰、粳米、甘草、生地黄。130例患者经治疗后，痊愈92例（70.8%），留有恢复期症状者24例（18.4%），死亡14例（10.8%），有效地降低了死亡率[17]。王国瑭运用建瓴汤治疗1例52岁病毒性脑炎男患者，症见：身热燔灼（体温40.3℃），抽搐，神志朦胧，失语，躁扰不宁，颈项强直，下肢瘫痪，面垢齿燥，便秘溲赤，舌绛苔白而干，脉象洪大鼓指。首诊处方用生石膏120g，服6剂后头痛减轻、颈痉缓解，继续辨证治疗45天后病愈[18]。

8. 钩端螺旋体病

杨德昌用白虎汤加减治疗20岁钩端螺旋体病男患者1例，先后应用含生石膏200g汤药7剂，后诸症悉除[15]。

9. 急性扁桃体炎

杨德昌用白虎汤加减治疗28岁急性扁桃体炎女患者1例，应用含生石膏150g汤药4剂，后诸症悉除[15]。

10. 静脉曲张炎变综合征

张劲松总结奚九一治疗下肢静脉曲张溃疡经验，治疗1例77岁静脉曲张炎变综合征男患者，首诊生石膏用量100g，共14剂。效佳[19]。

11. 过敏性紫癜

陈传本治疗过敏性紫癜患者2例，汤药中生石膏用量均为140g，疗效满意[20]。杨德昌用白虎汤加减治疗15岁过敏性紫癜男患者1例，共应用含生石膏100g汤药17剂，后诸症悉除[15]。

12. 剥脱性皮炎

陈绍蓉治疗剥脱性皮炎 1 例，首诊汤药中生石膏用量为 100g，疗效满意[21]。

13. 鼻衄

杨德昌用白虎汤加减治疗 78 岁鼻衄女患者 1 例，共应用含生石膏 200g 汤药 6 剂，后病愈[15]。

14. 胃火牙疼

陈氏以大剂量生石膏 80g，配生地黄、牡丹皮等治疗胃火牙痛十余年患者上百例，常在 2 剂后治愈或明显减轻[22]。

参考文献

[1] 张浩良，衢融．古方中特殊计量的实测与探讨．浙江中医杂志．1987，22（4）：177.

[2] 李亚萍．单味石膏治疗高热．中国民间疗法，1999，27（6）：34-35.

[3] 吴国庆，肖保芳．朱其皆运用大剂石膏治疗小儿高热的经验．新中医，1992，24（5）：7-8.

[4] 范国文．大剂石膏治疗小儿高热 40 例临床观察．中医杂志，1989，30（10）：28-29.

[5] 沈秀丽．大剂量石膏治疗小儿感冒高热 180 例．山东医学高等专科学校学报，2013，35（4）：305-306.

[6] 石景洋．经方辨治脑出血高热 11 例．国医论坛，2000，15（1）：45.

[7] 杨德明．脾切除术后顽固性高热不退病案．中医杂志，2003，44（1）：52.

[8] 张捷，朱敏，薛海新，等．人参石膏汤联合盐酸洛美利嗪治疗肝阳上亢型偏头痛的疗效．中国药物经济学，2017，12（11）：109-111.

[9] 李熙贵．大剂量石膏治疗剧烈头痛案．四川中医，1997，15（10）：31.

[10] 耿繁河．苇茎汤加味治疗鼻渊．中医杂志，1983，24（8）：63.

[11] 李禄斌，林立富．中药治疗精神分裂症 50 例远期疗效观察．中医杂志，1990，31（5）：23-24.

[12] 王金龙．泻肝潜镇法治疗癫狂证 36 例的观察．云南中医杂志，1983，4（5）：36-37.

[13] 倪伟．重用石膏治疗慢性阻塞性肺疾病重度通气功能障碍验案 1 则．上海中医药杂志，2011，45（7）：25-26.

[14] 张珍玉，李培生，杜怀棠，等．下法的临床运用与体会（续）．中医杂志，1990，31（5）：7-8.

[15] 杨德昌．白虎汤证验案．吉林中医药，1983，4（6）：23-24.

[16] 熊继柏．中医治疗急症的体会．中医杂志，2001，42（10）：587-588.

[17] 王怀义，张锡炳．清热解毒法为主治疗流行性乙型脑炎 130 例．中医杂志，1983，24（8）：38-39.

[18] 邓以林．王国瑭运用建瓴汤治疗脑病经验．中医杂志，1983，24（4）：14-15.

[19] 张劲松．奚九一治疗下肢静脉曲张溃疡经验．中医杂志，2002，43（9）：663-664.

[20] 陈传本．紫癜治验 2 例．中医杂志，1982，23（5）：78.

[21] 陈绍蓉．剥脱性皮炎 1 例治验．中医杂志，1983，24（11）：49.

[22] 陈俊社，李佰纲．自拟石膏生地汤治疗胃火牙痛．甘肃中医，2001，14（6）：45.

十二、桃仁

（一）张仲景用量

《伤寒论》5 两 1 方。

（二）折合公制

15g。

（三）记载方剂

桃仁承气汤。

（四）《药典》用量

9g。

（五）现代应用

1. 慢性乙肝

胡氏等用清肝解毒祛湿化瘀汤治疗慢性乙肝 36 例，基础方：茵陈 20g，栀子 12g，生地黄 15g，黄连 6g，菖蒲 12g，郁金 12g，龙胆草 12g，柴胡 12g，薄荷 12g，牡丹皮 12g，白芍 15g，党参 15g，白术 15g，半夏 12g，陈皮 15g，木香 15g，黄芪 20g，泽泻 20g，五味子 20g，土茯苓 20g，板蓝根 20g，黄芩 12g，虎杖 20g，姜黄 20g，苦参 20g，土鳖虫 12g，桃仁 12g，丹参 15g，当归 15g，甘草 15g。总有效率达 91.7% [1]。

2. 过敏性荨麻疹

公氏重用桃仁治疗一过敏性荨麻疹患者，共用药 9 剂，经年未再复发。基础方：桃仁 12g（捣如泥），牡丹皮 10g，黄芩 10g，桂枝 6g，甘草 6g[2]。

3. 咽肌麻痹

田氏用桃仁治疗一咽肌麻痹患者，共用药 30 剂，病愈。基础方：当归 20g，生地黄 20g，桃仁（炒）25g，红花 25g，赤芍 15g，枳壳 15g，柴胡 15g，桔梗 15g，玄参 15g，甘草 10g[3]。

4. 急性重症胰腺炎

钟氏等重用桃仁治疗一急性重症胰腺炎，共用药 19 剂，病愈。基础方：生大黄 10g（后下），牡丹皮 15g，桃仁 20g，芒硝 12g（冲），冬瓜子 30g，败酱草 30g[4]。

参考文献

[1] 胡永学，林艳丽 . 中药治疗慢性乙肝 36 例 . 中国民间疗法，2004，12（4）：56.

[2] 公茂任 . 桃仁抗过敏有效 . 中医杂志，2003，44（3）：171.

[3] 田维柱 . 咽肌麻痹一例治验 . 辽宁中医杂志，1983，14（2）：42.

[4] 钟亮，江泳 . 大黄牡丹汤治疗急性重症胰腺炎体会 . 国医论坛，2000，15（1）：11.

十三、知母

（一）张仲景用量

《伤寒论》6 两 2 方。

（二）折合公制

18g。

（三）记载方剂

白虎汤、白虎加人参汤。

（四）《药典》用量

12g。

（五）现代应用

1.2 型糖尿病

康氏用四逆散合石膏汤加味治疗 2 型糖尿病 51 例。基础方：柴胡、白芍、知母、茯苓各 15g，生地黄、玄参、山药各 20g，苍术、白术各 12g，石膏 50g，天花粉 18g，黄连 5g，黄芪 30g，香附 9g，甘草 3g。总有效率 84.3% [1]。

2. 银屑病

陈氏用天花粉汤治疗寻常性银屑病 66 例。基础方：黄柏、牡丹皮、瞿麦、玉竹、鸡内金、萹蓄、乌药、竹叶、地肤子各 10g，茅根、知母、生地黄各 20g，天花粉、栝蒌、石膏各 30g，甘草 6g。总有效率 96.97% [2]。

3. 肌纤维疼痛综合征

陈氏等用桂枝芍药知母汤治疗肌纤维疼痛综合征 34 例。基础方：桂枝 24g，芍药 18g，甘草 12g，麻黄 12g，白术 30g，知母 24g，防风 24g，附子 12g。总有效率 85.29% [3]。

4. 甲亢

黄煌重用知母治疗一患甲亢的女子。基础方：石膏 50g，知母 20g，龙骨 15g，牡蛎 30g，山药 15g，天花粉 15g，天门冬 10g，麦门冬 10g，北沙参 15g，甘草 3g。前后服药百余剂，服用知母达 2400g，效佳 [4]。王氏治疗一甲亢患者，随访五年未复发。基础方：海藻、牡蛎各 30g，车前草 20g，黄药子、知母各 15g，酸枣仁 12g，昆布、浙贝母、柴胡、栀子各 9g[5]。

5. 三叉神经痛

靳氏等用白虎汤加味治疗三叉神经痛 260 例。基础方：石膏 60g，知母 24g，甘草 9g，全蝎 9g，菊花 15g，蔓荆子 15g，钩藤 15g，赭石粉 30g。总有效率 98.8%[6]。

6. 水肿

乔氏用桂枝芍药知母汤治疗水肿，基础方：桂枝、白术、防己、附子、车前子各 10g，知母 20g，椒目 6g，甘草、麻黄、防风各 5g，生姜 3 片。共用药 15 剂，后 10 剂知母量加至 30g，随访 10 年，肢面水肿未复发[7]。

参考文献

[1] 康小明 . 四逆散合石膏汤加味治疗 2 型糖尿病 51 例 . 陕西中医，2006，27（12）：1532-1533.

[2] 陈忠春 . 天花粉汤治疗寻常性银屑病 66 例 . 四川中医，2004，22（2）：73-74.

[3] 陈宇，周金福，金勇 . 桂枝芍药知母汤治疗肌纤维疼痛综合征 34 例疗效观察 . 云南中医中药杂志，2008，29（3）：26-27.

[4] 温兴韬 . 黄煌教授对白虎汤的认识与应用 . 国医论坛，1998，13（1）：22-23.

[5] 王俐羚 .“甲亢”治验 . 福建中医，1992，23（1）：63-64.

[6] 靳耀生，靳旭东，庞玉玲，等 .“白虎汤加味”治疗三叉神经痛 . 中国厂矿医学，2001，14（3）：67.

[7] 乔洪华 . 桂枝芍药知母汤应用举隅 . 安徽中医学院学报，1999，18（1）：39-40.

十四、大枣

（一）张仲景用量

《伤寒论》5 ～ 30 枚 37 方。

（二）折合公制

15 ～ 90g。

（三）记载方剂

炙甘草汤、当归四逆汤、当归四逆加吴茱萸生姜汤、茯苓桂枝甘草大枣汤、桂枝去芍药汤、桂枝汤、桂枝加葛根汤、桂枝加附子汤、桂枝去芍药加附子汤、桂枝去桂加茯苓白术汤、桂枝加厚朴杏子汤、桂加芍药生姜各一两人参三两新加汤、小建中汤、桂枝去芍药加蜀漆牡蛎龙骨救逆汤、桂枝加桂汤、桂枝加芍药汤，桂枝加大黄汤、葛根汤、葛根加半夏汤、小柴胡汤、大柴胡汤、生姜泻心汤、甘草泻心汤、黄芩汤、黄芩加半夏生姜汤、黄连汤、旋覆代赭汤、桂枝附子汤、桂枝附子去桂加白术汤、吴茱萸汤、麻黄连翘赤小豆汤、半夏泻心汤、大青龙汤、十枣汤、柴胡加龙骨牡蛎汤、柴胡桂枝汤、桂枝二麻黄一汤。

（四）《药典》用量

15g。

（五）现代应用

1. 治脏躁

精神分裂症属于“脏躁”范畴，用甘麦大枣汤治疗，效果很好。患者，男，35岁。因与邻居吵架生气，致睡眠不宁，烦闷急躁，神志时昏，时而哭泣。诊时见患者面色晦暗，舌淡无苔，脉沉弦且细，治宜养心宁神，缓肝和中。处方：甘草 15g，浮小麦 25g，大枣 10 枚，龙骨 10g，牡蛎 10g，连服 5 剂，水煎后于早饭前服之。二诊，患者神志已转清，且能安静入睡。又按上方服药 8 剂，病告痊愈，经 1 ～ 3 年随访，未见复发。

2. 女性更年期综合征

用甘麦大枣汤治疗 30 例，显效者 22 例，进步 4 例，有效 4 例。处方：甘草 6g，小麦 30g，大枣 10 枚。有严重失眠及烦躁不安者，则加酸枣仁或茯神。患者杨某，48 岁，家庭妇女。症见心慌，呼吸迫促、发喘，发作性颜面发红，发热，有胸部阻塞感，严重时有被窒息样，伴有严重失眠，已断续发作约 1 年。1 年前月经不规则，量时多时少。自此后上述症状依次发生，尤以经期前后更为明显，经医治无效。体形消瘦，颜面潮红，精神高度紧张，呼吸及说话均表现出极度不安、迫促非常。心脏，心律、心率正常，肺部（—）。腹部正常，血压 145/95mmHg。入院诊断：更年期综合征。用苯巴比妥、三溴、卵巢素等无效。后改用甘麦大枣汤，每日 1 剂，服至 3 剂后，症状基本消失，能熟睡 6 ～ 7 小时，并可自理生活，服至 12 剂后，症状全消出院。

十五、甘草

（一）张仲景用量

《伤寒论》4 两 5 方。

（二）折合公制

12g。

（三）记载方剂

甘草泻心汤、甘草干姜汤、芍药甘草汤、炙甘草汤、桂枝人参汤。

（四）《药典》用量

9g。

（五）现代应用

1. 支气管哮喘

哮喘是由多种细胞和细胞成分参与的气道慢性炎症性疾病。支气管哮喘是常见病、多发病。史锁芳教授认为：在哮喘的急性发作期，运用大剂量甘草配伍其他中药，有缓解病情、镇咳祛痰的作用。由于甘草与激素在结构和药理作用上有相似性，故应用大剂量甘草，不仅可以控制哮喘的发作，还可以减少长期运用激素的不良反应。对于哮喘急性发作兼有脾胃虚弱者，生、炙甘草同用，用量大，达 30 ～ 60g，既可以控制哮喘的急性发作，又可以培土生金，健脾宣肺化痰。史教授治疗哮喘，喜用生甘草，用量达 40 ～ 100g，不仅因为其有激素样作用，还有补脾益气，祛痰止咳，清热解毒等多重功效。在临床治疗过程中，史教授喜将甘草、杏仁、桔梗组成药对连用，起到宣肺祛痰、缓急解痉平喘之功，对于哮喘的急性发作和缓解期均有独特的功效。若为刺激性干咳，夜间咳嗽为甚，感冒、冷空气、灰尘、油烟等易诱发或加重，气道反应性增高者，多属咳嗽变异型哮喘，此为风邪引动，风动挛急，治当祛风缓急镇咳，常用射干麻黄汤合止痉散加减。若形体偏胖、舌质淡胖、寸关脉细沉弱，现肺（肾）阳不足者，则加入麻黄附子细辛汤和甘草干姜汤，多收良效。若咯痰量多色白如泡沫，久咳难愈，形瘦唇干，舌苔薄干，舌质淡胖，便溏者，加入黑地黄丸（熟地黄、苍术、干姜、五味子）益肾敛津、温脾化饮，可收奇效。若痉咳频作，则加蜈蚣、全蝎加强息风止痉之功；夜咳明显则加当归、远志以增养血镇咳之力。若见痰浊郁热，出现口苦、痰黄等症时，则可配用清肺苦泄之品如桑皮、黄芩等。如见喷嚏鼻痒较重，还可加用辛夷、苍耳子等宣通鼻窍、祛风抗敏之品以增平喘疗效。如见皮肤痒，甚或湿疹，则可加用苦参、蛇床子以化湿解毒、消炎平喘。若过用抗菌消炎苦寒凉润太过，致肺气壅遏、宣降失司出现闷咳不扬者，则用麻黄、葱白、生姜等辛温宣通之品，祛寒宣肺。大剂量服用或者小剂量长期服用甘草，大约有20%的人可出现水肿、四肢无力、痉挛麻木、头晕、头痛等不良反应，通常加茯苓、猪苓、泽泻等配伍，可减轻甘草的不良反应。顾虑激素的种种不良反应及激素疗效不佳者，用大剂量甘草配伍其他中药联合治疗哮喘，从临床观察看的确减少了激素的不良反应，而且能较好地控制其发作和减轻症状，减少发作频度及严重程度。

病案举例：张某，40岁，女，教师，2005年4月初诊，患哮喘20年，有过敏性鼻炎，每次犯喘用普米克、喘康速气雾剂喷吸，并口服定喘止咳片、美普清等平喘西药，时有缓解，但不能平复，且苦于西药种种不良反应，遂求治于中医。来诊时诉：气喘，喉鸣，胸满闷有堵塞感，夜间为甚，咯痰白黏，鼻塞，咽痒，胃口较差，大便偏干，舌偏红苔白腻，脉滑数。诊为风痰犯肺、肺气郁痹，治拟祛风豁痰、宣肺通痹，佐以通腑法：甘草50g，麻黄6g，射干15g，杏仁10g，桃仁10g，桔梗6g，桑叶10g，桑白皮10g，茯苓20g，白术10g，太子参15g，柴胡10g，郁金10g，枳壳10g，半夏10g，生大黄（后下）5g，黄芩10g。服上方7剂后，气喘，喉鸣症状明显减轻，后又调整中药，连续服药90d，至今已2年未发[1]。

2. 肢端麻木

病案举例：代某，女，52岁，银行干部，患肾性高血压多年，近半年来，双上肢指端麻木，握固无力，功能受限，以拇指及食指为甚，划触试验反应迟钝，如遇寒冷刺激尤为明显。于1988年1月6日就诊。血压23/12.5kPa，舌苔白、微黄，脉浮缓。证属气血虚弱、风寒闭阻经络所致。故以益气活血、祛风通络为治。赖寿春用大剂量甘草梢加味治之。处方：甘草梢45g，桂枝15g，防风10g，黄芪30g，羌活10g，当归10g，川芎10g，鸡血藤20g，葛根12g，麻黄6g，细辛3g，白酒10g为引。服上方3剂后，其证较前大为好转，遇风寒刺激已无麻木感。继原方加白芥子3g，炮山甲6g，又服上方4剂后患者告愈。嘱平时坚持服益肾降压药至今未发。按：甘草梢在此方中配桂枝、细辛、炮山甲以温经通络和营，配大剂量之黄芪及少量麻黄益气利尿而降压；配当归、川芎、葛根、防风、威灵仙、鸡血藤活血祛风，配少许白酒以通利血脉引群药透达四末。近几年来赖寿春在临证中用甘草梢剂量大时达 60g，经多次验证，剂量小则力逊，大则功专力宏，故用甘草梢之妙贵在于剂量之大小。

3. 泌尿系结石

病案举例：黄某，男，34 岁，菜农。因腹痛到医院拍片检查为左输尿管上端结石伴肾盂积水，住院二十余天用中西医结合排石治疗后出院。于 1992 年 7 月 2 日因外感咳嗽诱发，疼痛向会阴部及大腿内侧放射，发呕、小便点滴而出。查左肾区有叩击胀痛感。舌苔薄黄，较厚腻，脉沉弦缓。赖寿春以清热利湿、排石止痛治之。处方：甘草梢 60g，白芍 30g，生牡蛎 40g，黄柏 12g，牛膝 20g，鸡内金 10g，石韦 15g，滑石 30g，茯苓 12g，泽泻 12g，木通 6g，金钱草 20g，海金沙 20g 包煎。嘱每次服药半小时后，做局部拍击及跳跃运动。服上方 3 剂后呕已止，疼痛基本消失，小便较为通畅。继用上方减黄柏加炮山甲 8g，又服上方 2 剂后，卒然剧痛难忍，无可奈何在地上翻滚，小便欲解不得，半小时后从茎中落下一灰白色椭圆菱形 0.9cm × 1.85cm 的结石，全身霍然一轻，疼痛随之消失。经拍片检查结石已无。

按：甘草通行十二经，古方用梢治茎中痛淋浊之证。甘草梢治结石在方中配白芍以兴奋肠道神经而缓急止痛；配鸡内金、石韦、金钱草、海金沙以化石排石；配黄柏、滑石、木通、茯苓、泽泻清热而利尿通淋；配牛膝、生牡蛎、炮山甲补肾而软坚散结，助引诸药下行，加速催增排石之力。赖寿春在临证中凡遇泌尿系结石患者，总以大剂量甘草梢加味治之，常获良效。此方药之优点在于作用迅速，缩短疗程。古曰："倚甘草为君者，必须重用，方能见效。"以此法验之临床毫厘无爽，故得古之法者，在于临证发挥，通常达变，勿拘于成规而自缚其手足也[2]。

参考文献

[1] 刘华平 . 史锁芳教授应用大剂量甘草治疗支气管哮喘探讨经验 . 中医学报，2010，25（2）：230- 231.

[2] 赖寿春 . 大剂量甘草梢临床应用之体会 . 光明中医，1998，13（5）：35.

十六、黄柏

（一）张仲景用量

《金匮要略》4 两 1 方。

（二）折合公制

12g。

（三）记载方剂

大黄硝石汤。

（四）《药典》用量

10g。

（五）现代应用

1. 叶志雄等用黄柏 15g，配伍牛膝、木香、鳖甲、王不留行、滑石、白花蛇舌草、甘草，组方黄柏前列汤治疗非细菌性前列腺炎 117 例，观察治疗 6 周，总有效率 91.46%[1]。

2. 张琳琳等报道，黄柏、土茯苓、败酱草治疗人乳头瘤病毒感染经验，常用黄柏 15 ～ 30g 组方应用，疗效显著[2]。

3. 李广森：用葛根乌梅黄柏汤治疗溃疡性结肠炎，其中黄柏用量为 9 ～ 10g，7 天为 1 个疗程，治疗 32 例，服药 1 ～ 2 个疗程，总有效率 93%[3]。

4. 苏楠等报道，选取黄柏 25g 为主药，配伍苦参、百部、蛇床子、地肤子、土茯苓、蒲公英、白鲜皮、五倍子、乌梅、甘草，组方苦参百部黄柏汤，治疗念珠菌性阴道炎，水煎内服 1 个月，结果显示，观察组有效率 96%，高于对照组[4]。

5. 马剑颖等报道：采用随机单盲对照试验，将 40 例急性痛风性关节炎患者随机分为两组。试验组 20 例接受痛风康治疗；对照组 20 例接受消炎痛加别嘌呤醇治疗，疗程均为 10 天。治疗组应用黄柏 10g，配伍鹿角霜、续断、牛膝、赤芍、毛冬青、威灵仙、豨莶草、土茯苓、苍术、山慈姑，水煎服，每天 2 次，疗程 10 天。结果显示，试验组和对照组临床痊愈率分别为 30%、35%，总有效率分别为 90%、95%，两组疗效差异无显著性；两组治疗前后血尿酸和症状积分均明显下降，但两组之间差异无显著性；对照组中 3 例出现不良反应。结论为痛风康的治疗效果与消炎痛加别嘌呤醇一样有效且不良反应少，是治疗急性痛风性关节炎的安全、有效的药物[5]。

参考文献

[1] 叶志雄，谢长才 . 黄柏前列汤治疗非细菌性前列腺炎的临床观察 . 湖北中医杂志，2005.27（6）：27-28.

[2] 张琳琳，李修洋，王涵 . 黄柏、土茯苓、败酱草治疗人乳头瘤病毒感染经

验——仝小林三味小方撷萃 . 内蒙古中医药，2024，43（4）：87-89.

[3] 李广森 . 葛根乌梅黄柏汤治疗溃疡性结肠炎 32 例 . 实用中医内科杂志，2010，24（6）：61.

[4] 苏楠，陈燕 . 苦参百部黄柏汤治疗念珠菌性阴道炎疗效观察 . 四川中医，2022，40（6）：157-160.

[5] 马剑颖，刘友章，周正，等 . 痛风康治疗急性痛风性关节炎的临床观察 . 中国中西医结合杂志，2004，24（6）：488-490.

十七、黄连

（一）张仲景用量

《伤寒论》4 两 1 方，3 两 3 方，2 两 1 方。

（二）折合公制

12g，9g，6g。

（三）记载方剂

干姜黄芩黄连人参汤、白头翁汤、黄连汤、黄连阿胶汤、葛根黄芩黄连汤。

（四）《药典用量》

2~5g。

（五）现代应用

1. 糖尿病

中医临床对糖尿病常以消渴症辨治，《千金方》对消渴症的治疗尤其强调清火的重要性，故治疗消渴症常用黄连组方[1]，后世医家受此启发，常用重剂黄连以治疗糖尿病。李赛美教授提出“降糖不远寒”，强调药随症变，药量应随之加减，临床用黄连10~30g，以 20g 为多见[2]。仝小林在治疗糖尿病时，认为糖尿病早期以实证为主，故黄连的用量宜大，可每日 30~45g，在血糖极高或糖尿病酮症等急危情况下，可增至60g 或 90g，甚至 120g[3,4]。陈锐根据“态靶辨治”理论将糖尿病肾脏疾病的治疗分为痰、瘀、虚、损 4 个阶段，任一阶段黄连使用频次均较高，尤其是对瘀态、虚态、损态的患者，黄连平均用量约 40g，最大用量可至 90~100g[5]。

2. 心律失常

临床治疗痰火扰心型心律失常往往以黄连温胆汤为基础方，黄连常用 10~15g。如蔡雪林运用黄连温胆汤加减预防痰火扰心型阵发性房颤射频消融术后患者再复发，以 4 周为 1 个周期，在给药 3 个周期后评估疗效。与对照组相比，观察组在控制心率、降低肌酸激酶同工酶、肌钙蛋白水平等方面均有统计学意义，且安全性更高，能改善心肌损伤、抑制心肌重塑、减少术后复发 [6]。燕春裕运用加味温胆汤在痰火扰心型室性早搏患者的治疗中观察到，中药组患者室性早搏次数降低、临床症状改善有效率 95%、中医症状积分疗效有效率 85%、Lown 分级有效率 90%，均优于对照组 [7]。张瑞认为心动过速患者或心火上炎，或痰火扰心，或阴虚火旺，多伴有心经热证，临床重用黄连 20~25g 防治阵发性室上性心动过速，所治 22 例患者中，12 例发作次数减少 75%，8 例发作次数减少 50%，仅有 2 例效果不明显 [8]。仝小林在治疗心律失常患者中亦多用黄连 15~30g，与苦参配伍，疗效立竿见影 [9,10]。

3. 脑梗死

脑梗死属中医“中风”范畴，中经络会出现半身不遂、舌謇语塞，中脏腑突然昏仆不醒人事，病情多危急，即使救治及时亦多伴有后遗症，临床研究发现黄连温胆汤加减在该病的应用较为广泛。如梁建军等以黄连 10g 运用黄连温胆汤治疗中风后抑郁症，发现加用中药组在心理状况、生活质量等方面疗效更优 [11]。易斯祺则将黄连用至 25g 治疗脑梗死合并糖尿病患者，与对照组相比，试验组在血清血脂指标如 TC、TG、LDL-C、HDL-C，血清 VEGF，炎症因子水平如 sICAM-1、IL-6 等均具有统计学意义（$P < 0.05$），明显改善患者神经功能，易斯祺认为这种作用可能与改善颈动脉粥样硬化斑块、减轻炎症反应及调节血脂水平相关 [12]。张茂雷运用黄连温胆汤合菖蒲郁金汤化裁治疗脑梗死，黄连 30g 为君药清心肝之火，配化痰祛瘀通脉之药，则中风自愈 [13]。

4. 高血压

以黄连为君治疗高血压及其并发症的相关方剂研究较多，如黄连温胆汤、黄连阿胶汤、黄连解毒汤等，10~20g 为黄连常用剂量。在运用黄连温胆汤加减治疗高血压的相关研究中，发现该方不仅能降低血压，还能降低血浆黏度、纤维蛋白原水平、血清同型半胱氨酸（Hcy）水平，调控炎症因子水平，同时对高血压合并睡眠障碍也有一定的疗效 [14,15]。周燕等运用黄连解毒汤治疗热毒痰瘀型高血压，发现比单纯口服西药降压效果持久且平稳[16]。曹至更用黄连15g加钩藤、泽泻、芦荟制成黄连清降合剂联合西药治疗原发性高血压，发现加用中药组在降低血压、血脂，改善血液流变学指标上均具有重用价值[17]。而在代谢性高血压的治疗中，黄连20g多为基础用量。赵旭东等从浊毒分期论治代谢性高血压，以升降散为基础，高血压期合大柴胡汤化浊解毒，并发症期合黄连解毒汤化裁，苦寒直折火热解毒，其黄连皆用至20g[18]。肖明良总结仝小林辨治代谢性高血压经验，发现黄连使用频次最高，且平均剂量为27.41g，最大可用至240g[19]。

5. 失眠

黄连味苦入心而能清心宁神，临床辨证心火偏亢致失眠者，多用黄连10~18g。蔡巍巍等以黄连阿胶汤，黄连12g为主药加减联合自制安神睡眠贴治疗失眠，研究组的有效率明显高于对照组，研究组治疗后在全睡眠时间、睡眠觉醒次数上均优于对照组，显著提高患者生活质量[20]。吴明倩等用黄连温胆汤加减治疗痰热互结型代谢综合征合并失眠症，中药组在中医证候、血压水平、血脂指标、形体指标等方面均具有统计学意义（$P<0.05$），有效发挥了调脂、降压、控制血糖作用[21]。刘朝阳以黄连阿胶汤联合五苓散治疗老年高血压失眠，明显改善了患者睡眠质量[22]。高天旭认为失眠与肾之失调相关，水火不能相济发为失眠，临床辨治注重坎离之交，常用交泰丸，黄连6~18g肉桂3~9g，温补命门之火，鼓舞肾水上润，成水火交泰之势[23]，心火得制则病愈效速。

6. 脾胃疾病

魏翠运用黄连温胆汤，黄连10g为主配伍组方治疗脾胃湿热型痞满患者，中药组患者症状改善明显，总体有效率29%，高于对照组[24]。王群等总结国医大师张志远运用葛根芩连汤治疗脾胃病经验，尤其重视药物配伍的量效关系，黄连多用10~15g清热燥湿止泻，调胃厚肠[25]。孙谨臣运用连附六一汤治疗脾胃病，原方黄连18g，附子3g，加姜、枣煎，临证多用此方治疗胃痛、泄泻、呕吐、蛔虫病等[26]。张茂雷运用半夏泻心汤，首重黄连30g治疗慢性胃炎辨证属湿热中阻患者，虽脾胃虚弱亦大量应用黄连，配伍干姜，阴阳相济，而无偏盛之虞，同时强调使用大剂量黄连需以舌苔黄厚腻、脉滑数为要[13]。

参考文献

[1] 沈仕伟，仝小林.《千金方》消渴病证治特色及其对后世的影响.上海中医药杂志，2017，51（12）：39-41.

[2] 徐笋晶.李赛美教授经方辨治2型糖尿病学术思想及经验传承研究.广州中医

药大学学报，2014.

[3] 仝小林，刘文科，徐国良 . 黄连苦口利于病，用对剂量是关键 . 家庭科技，2016，23（11）：32-33.

[4] 金末淑 . 仝小林教授应用干姜黄芩黄连人参汤治疗 2 型糖尿病用药规律分析 . 世界中西医结合杂志，2012，7（6）：461-463.

[5] 齐昊天 . 基于态靶辨治理论探究陈锐教授治疗糖尿病肾脏疾病的用药经验总结 . 长春中医药大学学报，2023.

[6] 蔡雪林 . 黄连温胆汤加减预防阵发性房颤射频消融术后（痰火扰心证）再复发的临床观察 . 成都中医药大学学报，2022.

[7] 燕春裕，陈会君 . 加味黄连温胆汤治疗痰火扰心型室性早搏的临床观察 . 天津中医药大学学报，2021，40（5）：591-594.

[8] 张瑞 . 重用黄连防治阵发性室上性心动过速体会 . 河南中医药学刊，2001，8（4）：31-32.

[9] 田卫卫，刘文科 . 仝小林治疗心律失常经验 . 河南中医，2019，39（8）：1166-1169.

[10] 王松，赵林华，周源 . 仝小林教授谈黄连的量效毒 . 世界中医药，2014，9（10）：1325-1327.

[11] 梁建军，李可法，李子斌，等 . 黄连温胆汤治疗中风后抑郁症的临床疗效 . 深圳中西医结合杂志，2024，34（3）：13-16.

[12] 易斯祺 . 黄连温胆汤对脑梗死合并糖尿病患者血脂、VEGF、sICAM-1、IL-6 的影响及疗效观察 . 辽宁中医药大学学报，2023，25（12）：183-186.

[13] 张茂雷 . 大剂量黄连治验 . 中国社区医师，2004，20（20）：39.

[14] 沈正艳 . 黄连温胆汤对高血压患者血液流变学的影响 . 中西医结合研究，2020，12（4）：245-246.

[15] 周燕，林师伟，黄玉龙 . 黄连解毒汤化裁治疗热毒痰瘀型高血压的药理分析及医案 . 临床与病理杂志，2019，39（1）：182-187.

[16] 巫祖强，周慧萍，邹军，等 . 黄连温胆汤加减方治疗痰热内扰型高血压病合并睡眠障碍患者有效性与安全性研究 . 广州中医药大学学报，2024，41（9）：2319-2325.

[17] 曹至更 . 黄连清降合剂联合美托洛尔治疗原发性高血压效果分析 . 中国处方药，2021，19（7）：81-82.

[18] 赵旭东，史翠娟，吴深涛，等 . 从浊毒分期辨治代谢性高血压 . 实用中医内科

杂志，2023，37（12）：36-39.

[19] 肖明良 . 仝小林教授辨治代谢性高血压经验总结 . 北京中医药大学，2013.

[20] 蔡巍巍，杜莹莹，刘珊珊，等 . 黄连阿胶汤加减联合自制安神睡眠贴治疗失眠患者效果及对睡眠质量指数的影响 . 现代生物医学进展，2024，24（17）：3237-3240，3364.

[21] 吴明倩，刘莉，邹国良，等 . 黄连温胆汤加减治疗痰热互结型代谢综合征合并失眠症疗效观察 . 现代中西医结合杂志，2023，32（20）：2834-2838.

[22] 刘朝阳 . 黄连阿胶汤联合五苓散治疗老年高血压失眠临床观察 . 亚太传统医药，2015，11（2）：120-121.

[23] 张倩，高达，高天旭，等. 高天旭辨治失眠药对探析. 中医学报，1-7[2024-10-22].

[24] 孙浩 . 孙谨臣运用连附六一汤的经验 . 中医杂志，1983，28（7）：15-17.

[25] 魏翠 . 黄连温胆汤加减对脾胃湿热型痞满病患者的治疗作用探讨 . 内蒙古中医药，2024，43（7）：59-60.

[26] 王群，王淞，刘桂荣 . 国医大师张志远先生运用葛根黄芩黄连汤经验 . 时珍国医国药，2022，33（6）：1432-1433.

十八、生姜

（一）张仲景用量

《伤寒论》5 ～ 30 枚 8 方。

（二）折合公制

15 ～ 90g。

（三）记载方剂

厚朴生姜半夏甘草人参汤、当归四逆加吴茱萸生姜汤、吴茱萸汤、大柴胡汤、栀子生姜豉汤、旋覆代赭汤、生姜泻心汤、桂枝加芍药生姜各一两人参三两新加汤。

（四）《药典》用量

15g。

（五）现代应用

1. 胃、十二指肠溃疡：鲜生姜 50g，洗净切碎，加水 300mL，水煎 30min，每日 3 次，分 2 次服完。

2. 腹泻：生姜 40g，红糖 40g，鸡蛋 2 个。生姜切碎，加水 400mL，煎至 250 ～ 300mL，将鸡蛋打入容器中搅至起泡，趁热将姜汁倒入鸡蛋液中，加红糖融化后口服，每日早晚各 1 次 [1]。

3. 尿潴留：生姜 15 ～ 24g，咀嚼后用开水咽服，一般可在药后 5min 内缓解症状。30min 后按上法续服 1 次即愈。

4. 咳嗽：生姜 50g，捣烂挤汁，加蜂蜜 150g，盛于瓷器中调匀，隔水炖约 8min，药液温度降至 60 ～ 80℃。分 2 次口服，服用 2 ～ 3 日，小儿酌减 [2]。

参考文献

[1] 杜河林，刘光泗，齐兆平，等 . 生姜治疗夏季及产后腹泻 74 例 . 中国民间疗法，1996，4（4）：14-15.

[2] 兰福森，周佐坤 . 生姜蜂蜜治咳嗽 88 例 . 中国民间疗法，1999，7（4）：43.

十九、蜀漆

（一）张仲景用量

《金匮要略》3 斤 1 方，各等分 1 方。

（二）折合公制

9g。

（三）记载方剂

桂枝去芍药加蜀漆龙骨牡蛎汤、蜀漆散、牡蛎汤。

（四）《中药大词典》用量

6g。

（五）现代应用

1. 于世楼用牡蛎泽泻散加减治疗急性肾盂肾炎，方中蜀漆祛痰逐水，用量 6g，配伍牡蛎、泽泻、商陆、葶苈子、海藻、天花粉、黄柏、金银花、甘草梢、茜草根、旱莲草、赤小豆。服3剂后患者腰痛减轻，体温正常，小便次数减少而量增多，续服6剂而愈[1]。

2. 陈文渊用桂枝去芍药加蜀漆牡蛎龙骨救逆汤治疗验案[2]：

伤寒误用火案：患者1个月前某盛夏之夜卧于电风扇下，翌晨感到一身尽痛且微恶寒，自认伤寒发汗便罢，遂到炉前以火迫汗，果大汗淋漓。之后每日早晨恶心，午后微寒，旋即热作。辄服银翘解毒丸、板蓝根冲剂，病增无减，且伴自汗肢厥、倦怠怕风、噩梦纷纭、心中烦惕、惴惴不安等证，纠缠月余，遍治罔效，邀余诊治。索前医诸方视之，悉知中药有辛凉解表、益气固汗，西药有心得安、安定、谷维素，尽尝却决然无效。刻诊：舌胖尖红，苔薄白，脉五六动辄一止。辗转静思，想起仲师"火邪"致病之方证，颇为合拍。欣然疏方：蜀漆6g，配伍桂枝、常山、龙牡（先煎）、党参、附子、炙甘草、生姜、红枣。每日1剂。服1剂，汗少悸减，服3剂后，诸症皆失，逾月后，邂逅于途，一切康宁。

心阳不足惊悸案：患者胸闷心悸失眠2年余。心电图检查窦性心动过速，偶发性房性室性期前收缩。旬日来怔忡不安、心悸不已等症加重，伴心胸懊憹，胸脘憋气，夜间益甚，起卧不安，莫可名状。服安定、心得安、利眠宁，炙甘草汤均无效。刻诊：舌淡红，苔薄燥，脉疾。辨证为心阳不足、心气不匀兼夏热伤津致心神失养之证。治宜通阳镇惊安神。停用西药，取桂枝去芍药加蜀漆牡蛎龙骨救逆汤治疗，其中蜀漆用量6g，每日1剂，10剂药后，患者心率正常，未见早搏，胸闷心悸、失眠明显好转。守方32剂，2年后随访，症情稳定未见反复。

参考文献

[1] 于世楼．牡蛎泽泻散加减治疗急性肾盂肾炎．天津中医，1988，5（6）：22.

[2] 陈文渊．桂枝去芍药加蜀漆牡蛎龙骨救逆汤运用．中医药研究杂志，1986，3（5）：33-34.

二十、吴茱萸

（一）张仲景用量

《伤寒论》1升1方，2升1方。

（二）折合公制

30～60g。

（三）记载方剂

吴茱萸汤、当归四逆加吴茱萸汤。

（四）《药典》用量

2 ～ 5g。

（五）现代应用

【心血管疾病】

1. 冠心病心绞痛

李翠玉治疗一心绞痛患者，曾多次住院治疗，然右胸闷痛经常发作，口含硝酸甘油未效。心区闷窒，胸痛彻背，时作时止，畏寒肢冷，心悸短气，不能平卧，舌淡胖苔白滑，脉沉紧时结。血压 150/100mmHg，心电图示 S-T 段压低，T 波倒置。证属胸痹心痛，药用吴茱萸 9g（酒浸），栝蒌 30g，薤白 15g，炮附子 8g，丹参 15g，降香 6g（刮末）。水煎服。服药 3h 后，痛即止，先后间断服用 20 余剂，病未再作[1]。

2. 高血压

张红新选择 130 例原发性高血压患者，随机分为观察组、对照组，观察组采用吴茱萸汤治疗，重用吴茱萸 10g，对照组采用缬沙坦氢氯噻嗪治疗，观察组舒张压、收缩压等指标均优于对照组（$P < 0.05$）；观察组总有效率 95.38%，高于对照组的 83.08%（$P < 0.05$）；两组患者用药期间均无严重不良反应发生。结论：吴茱萸汤治疗原发性高血压的临床效果显著，临床推广价值高[2]。李争红使用吴茱萸汤治疗原发性高血压，对照组 35 例予替米沙坦，80mg/ 次，每日早晨空腹口服 1 次。治疗组 35 例，重用吴茱萸 10g，总有效率 91.40%，疗效优于对照组（$P < 0.05$）。血压达标率治疗组高于对照组（$P < 0.05$）。结论：吴茱萸汤治疗原发性高血压，疗效满意，无严重不良反应，值得推广[3]。

【消化系统疾病】

1. 慢性浅表性胃炎

李震用黄芪建中汤加吴茱萸治疗慢性浅表性胃炎，重用吴茱萸 10g，对照组予奥美拉唑肠溶胶囊 20mg 口服，1 次 / 日，疗程 30 天，后复查胃镜、病理及 Hp 检测，进行疗效判定。结果：治疗组治愈率 71.05%，总有效率 84.21%，对照组治愈率 58.82%，总有效率 76.47%，两组对比有显著差异 $P < 0.05$。结论：黄芪建中汤加吴茱萸制成汤剂治疗慢性浅表性胃炎具有明显的疗效[4]。阎乐法在顽固性慢性胃炎应用西药效果不佳时，可于辨证用药

的基础上加用吴茱萸 10g，配伍黄连，往往能获得奇特疗效。虚证、寒证胃炎，吴茱萸的用量要倍于黄连；实证、热证胃炎，黄连的用量要倍于吴茱萸。二者配伍应用，辛开苦降，除脘痞、消腹满，疗效神速，一般 3 ～ 5 剂就能明显减轻患者的痛苦。现代药理实验证实，黄连、吴茱萸对幽门螺杆菌有高度的抑杀作用，这也许是取得显著疗效的药理基础[5]。

2. 慢性萎缩性胃炎

马群教授用温中法治疗慢性萎缩性胃炎疗效满意，吴茱萸一般少则 9g，多则 12g。临床上运用吴茱萸的指征：症状体征方面，有上腹隐痛微胀，嗳气，饭后为重，反复发作，遇冷或生气后加重，消化不良、大便时溏或干、肠鸣。胃镜检查，胃黏膜充血水肿，红白相间，局部以白为主，或大片苍白区，病理组织呈萎缩性胃炎，或伴有肠化生，或伴有腺体不典型增生。舌质舌苔方面，有舌淡或胖大或舌边缘有瘀斑，或舌下有黑而粗大的血管，齿龈色暗或黑，或局部色黑，咽部充血，或有慢性口腔疾病，或有慢性鼻腔疾病等，后两种慢性病可同时伴发胃疾。脉象方面：脉弦、或沉细、或弱。只要具备以上指征之一者，皆可放胆运用吴茱萸[6]。

3. 食后呕吐

姜莉云治疗一女性患者间断食后呕吐 4 个月，患者反复食后呕吐，呕吐胃内容物及清水，不思饮食，精神萎靡，头昏、乏力，饮食寒凉后症状加重，时有反酸，大便偏稀，小便调。舌质淡夹青，苔薄白，脉沉，曾间断服用吗丁啉等效不佳。考虑寒湿中阻，脾阳亏虚，胃失和降。治疗以温中和胃，降逆止呕为主，方以吴茱萸汤加味：吴茱萸使用 10g，服 5 剂后，患者呕吐明显减少，饮食增加，乏力、头昏改善，守上方再服 3 剂，患者未再呕吐[7]。

4. 胃脘痛

刘高丽治疗一女性患者，42 岁，胃脘隐痛喜按，畏寒，肢冷，吐清水，口淡无味。入夜腹胀，大便溏泻，舌淡苔白滑，脉沉细而迟，每年秋冬多易发病。已有数年，辨证属阳虚寒湿内阻，治予温中散寒，化湿健脾。方以吴茱萸汤加味：吴茱萸使用 9g，5 剂后，痛止食增，基本痊愈[8]。

5. 神经性呕吐

赵月娇用四逆散合吴茱萸汤加减治疗20例神经性呕吐患者，重用吴茱萸10g，总有效率90%[9]。

6. 胃潴留

李翠玉治疗一胃潴留患者，男，28岁。晨间泛恶两年余，屡服胃药无效，两周来时心悸，头晕，上腹触之有振水声，舌淡红齿痕明显、舌苔薄白而润，脉弦。禁饮食20h后，上消化道X线钡餐透视仍见有大量胃液潴留。证属胃中停饮，阴浊上逆。药用茯苓15g，桂枝8g，白术12g，吴茱萸9g，甘草5g。水煎服，日1剂。服药5剂后诸症消失[1]。戴广法使用吴茱萸汤治疗糖尿病胃轻瘫有较好的疗效，重用吴茱萸9g，在控制血糖的基础上，治疗组75例以吴茱萸汤加减治疗，对照组用多潘立酮治疗，疗程40天。结果：治疗组总有效率76.0%，对照组54.7%，两组比较有显著性差异（$P < 0.05$）。随访半年，治疗组复发率也较对照组低[10]。

7. 慢性胆囊炎

吴治恒以吴茱萸汤为主加减治疗慢性胆囊炎，重用吴茱萸10g，总有效率94.11%[11]。

8. 幽门不全梗阻

乔振海治疗一例幽门不全梗阻患者，男，27岁，主要表现为上腹部撑胀疼痛，嗳气频频，呕吐酸腐，大便稀而腥臭。曾多方求医，中西药应用并火针疗法均不能奏效，病情反而日渐加重，半年后饮食极为有限，早上尚可进少量稀饭，中、晚餐几乎禁食。入暮腹胀尤甚，呕吐清水，每晚入睡前须他人重压按摩方可小息，否则彻夜难眠。形体消瘦，神疲乏力，面色苍黄，直至上厕无力。舌淡胖有齿痕，苔白厚而腻，脉沉迟缓。X线钡餐透视：胃呈鱼钩状，蠕动减弱，胃排空试验4小时后胃内钡餐潴留液1/2。请内外科医生会诊，确诊为幽门不全梗阻。以补气温中，降逆止呕之吴茱萸汤为主治，吴茱萸、半夏、厚朴、附子各12g，大枣6枚，日1剂。连服3剂后，呕吐初止，腹胀减半，大便转洁，续服3剂，腹胀消失，齿痕舌苔渐去，四肢已温，自觉身燥热。原方去附子，再进7剂，诸症渐消。以香砂养胃丸善后，1个月后X线钡餐透视：胃体已恢复正常。追踪随访1年，食睡正常，面色红润，体格健壮，已能参加正常体力劳动，恢复学业[12]。

9. 贲门失弛缓症

刘运龙治疗一例贲门失弛缓症患者，女，24 岁。食后呕吐，时轻时重 4 月余，面色无华，精神不振，呕吐清水，饭水难入，头晕乏力。舌质淡，苔薄白，脉沉弦，经检查诊为“贲门失弛缓症”。采用西药治疗 1 周，效果不佳。诊为寒湿中阻，伤及脾阳，脾失健运，胃气不降。治以温中和胃，降逆止呕，以吴茱萸汤加减，重用吴茱萸 12g，2 剂后，呕吐明显减少，能进食少量稀饭，头晕乏力好转，精神转佳。守上方 7 剂后，诸症消失，病愈 [13]。

10. 消化性溃疡

刘运龙治疗一例消化性溃疡患者，男，32 岁。2000 年 5 月 4 日就诊。患者素体虚弱，时发胃脘痛，至秋冬尤甚。5 日前因食生冷之物，胃脘痛加重，经胃镜检查，诊为“复合性溃疡”。服用西药效果不明显，遂要求中医治疗。症见上腹部持续性疼痛，按之痛减，反酸，吐涎沫，嗳气频作，纳差乏力，面色萎黄。舌质淡，苔薄白有津，六脉沉细迟。证属寒湿困脾，伤及中阳，气机不畅，胃失和降。治以温中散寒止痛，兼和胃理气，方以吴茱萸汤加减：重用吴茱萸 12g，3 剂后胃痛明显减轻，嗳气及反酸减少，食欲好转，守原方略加减，10 剂后诸症消失。以本方加减治疗 3 个月后，经胃镜复查，溃疡面已愈合 [13]。

11. 溃疡性结肠炎

刘运龙治疗一例溃疡性结肠炎患者，男，45 岁。症见腹泻伴腹痛，大便日行 3 ～ 5 次，便稀有黏冻，便前腹痛甚，泻后痛减，肢体困倦乏力。舌质淡，苔白微腻，脉沉细滑，经纤维结肠镜检查，诊为“慢性溃疡性结肠炎”。曾多次住院治疗，使用中西药物未见明显疗效。证属命门火衰，脾失温煦，脾不健运。治以温补命门，健脾止泻。方以吴茱萸汤加减：重用吴茱萸 12g，1 周后，大便成形，日行 2 次，黏冻减少，肢体较前有力，诸症明显减轻，遂守原方加减，30 剂后诸症消失。后以本方做丸剂服用，以图全功。1 年后随访，病已痊愈 [13]。

范锡君以吴茱萸为主内服及保留灌肠治疗慢性结肠炎 98 例，重用吴茱萸 10g，总有效率 90.76%，收到了较为满意的效果，范氏认为慢性结肠炎多因脾虚弱，湿热积聚所致，往往迁延难愈。吴茱萸性辛苦温，内可开郁化积，祛胸腹诸冷；外可开腠理，祛风邪诸疾。内外同治，药达病所，促使慢性结肠炎迅速康复 [14]。

12. 上消化道癌并发泛吐清涎证

牛占海应用吴茱萸汤治疗上消化道癌并发泛吐清涎证168例，重用吴茱萸12g，治愈率69%，总有效率92%。提示本方有温中降逆的作用，并能提高癌症患者的生存期[15]。

13. 肝损害

刘清珍以吴茱萸为主配方治疗抗结核药物引起的肝损害100例，疗效满意，治疗组以吴茱萸为主，重用吴茱萸15g，对照组使用西药治疗，结果：吴茱萸组60例，治愈42例（70%），显效12例（20%），好转6例（10%），总有效率100%。对照组40例，治愈6例（15%），显效12例（30%），好转12例（30%），无效10例（25%），总有效率75%。两组疗效对比，经统计学处理有差异（$P < 0.05$）。肝功能恢复天数对比，吴茱萸组平均37.6天，对照组65.2天，经统计学处理有显著差异（$P < 0.01$）。刘氏认为以吴茱萸为主药佐以利胆退黄之中药组方治疗肝损害，效果满意。吴茱萸辛开温通，入肝经，能使蕴积于肝胆的湿邪温化，同时吴茱萸又有健脾的作用，脾运化正常，积于体内的毒邪随之而去，使肝功能很快恢复正常[16]。

14. 勃起功能障碍（ED）

樊金卿应用当归四逆加吴茱萸生姜汤，重用吴茱萸15g，治疗勃起功能障碍64例，年龄23～47岁。精液、前列腺液检查均无明显异常，无性病及其他传染病史。曾用不同中西医治疗手段治疗，无明显疗效。病程最长者10余年，最短者1年余。全部病例都有小腹冷痛、手足凉等症状。每日1剂，水煎，早晚温服。30日为1个疗程。治疗期间忌酒。结果治愈（勃起功能正常，患者和性伴均满意）39例，占60.93%；显效（勃起功能基本正常，时有反复）15例，占23.44%；无效（勃起功能障碍无明显好转）10例，占15.63%。樊氏认为勃起功能障碍是一种常见的男科疾病，中医学称为“阳痿”，治疗时，应重视顾护肾之阳气，慎用壮阳之药。临床中多见阳气亏虚者，实为寒凝经脉，阳气被遏，而非肾阳亏虚。故在治疗上应用当归四逆加吴茱萸生姜汤加减，屡获良效。方中当归四逆汤温经散寒、养血通脉；吴茱萸、生姜内散厥阴之寒以消痼疾；附子开解受遏之阳气；小茴香为治寒疝腹痛、睾丸冷痛之要药。全方共奏养血通脉、温阳祛寒之效[17]。

15. 慢性前列腺炎

范新发运用单味吴茱萸内服及外敷合用，治疗慢性前列腺炎热象不明显、经中西医结合治疗无效的患者 46 例，病程最短 6 个月，最长 20 年；年龄最小 23 岁，最大 72 岁，痊愈 29 例，显效 10 例，有效 5 例，无效 2 例，总有效率 95%。治疗最短 10 天，最长 40 天，均未发现任何毒副反应，对微循环、血液流变学进行观察均有很大改变。具体方法如下：吴茱萸 60g，研末，用酒、醋各半，调制成糊状，外敷于中极、会阴二穴，局部用胶布固定，每日 1 次。年老体弱者，无明显热象者，用吴茱萸 15 ～ 20g，加水 100mL，约煎 40 分钟左右成 60mL，分 2 次服；体质强壮或有热象者用吴茱萸 10 ～ 12g，竹叶 8g，加水 100mL，煎成 60mL，分 3 次服，每日 1 剂。上法连用 10 天为 1 个疗程。一般 1 个疗程可见效[18]。

16. 慢性青光眼

钟思潮根据吴茱萸汤可治肝寒上逆之厥阴头痛及慢性青光眼之临床表现，采用吴茱萸汤治疗慢性青光眼，重用吴茱萸 10g，取得显著疗效。治疗一陈姓女性患者，40 岁，农民。患者头痛月余渐至双目失明，经眼科检查诊断为青光眼，经治疗未效。诊为厥阴肝寒，头风贯目，治宜温肝散寒，降逆通经。处方：吴茱萸 10g，党参 20g，生姜 3 片，大枣 5 枚，当归 15g，炒白芍 15g，桂枝 10g，细辛 3g，通草 6g，白蒺藜 10g，取 3 剂，每日 1 剂。自诉服上方 1 剂后，头痛稍减，双眼能睁开，2 剂后头痛渐止，眼能视物，3 剂后头痛已止，双目已能看清物品。1 年后追访，未见复发。

又治疗一徐姓女性患者，43 岁。患者于 1975 年左眼患急性青光眼，到广州某医院眼科手术治疗，1978 年初右眼又继发作，去各地眼科治疗无效，逐渐失明。于 1978 年 8 月 23 日来诊，症见：头痛清晨更剧，胸闷烦躁，偶吐涎沫，舌苔厚白腻、脉细涩，证属肝寒，清阳不升，浊阻经髓。治则暖肝散寒，疏通经髓。仿吴茱萸汤加味，重用吴茱萸 10g，服 1 剂后，头痛稍减，眼稍见微光，2 剂后头痛渐止，眼能视物[19]。

17. 面肌痉挛

单兆伟根据《药性论》载吴茱萸能治“霍乱转筋”，认为吴茱萸具有温经散寒、舒筋解痉之功，应用吴茱萸木瓜汤，重用吴茱萸 10g，治疗面肌痉挛收效较佳。曾治疗刘姓患者，女，35 岁，工人，1995 年 1 月就诊。患者左侧面部抽动时发 3 月有余，曾服西药不效，前来就诊。症见左侧面抽时作，紧张、受凉或失眠后更甚，伴有畏寒肢冷、舌红苔薄、脉细小弦，辨证属寒凝经脉、筋肉不舒，治拟温经散寒、缓急解痉。方选吴茱萸木瓜汤化裁：吴茱萸 10g，宣木瓜 10g，晚蚕沙 10g（包），炒白芍 20g，百合 15g，当归 10g，丹参 10g，炙地龙 10g，炙全蝎 3g，夜交藤 30g，每日 1 剂。连服半个月，面抽次数明显减少，连服 3 个月面抽未再复发[20]。

18. 血管神经性头痛

王学斌应用加味吴茱萸汤，重用吴茱萸 9g，治疗血管神经性头痛 68 例，总有效率 98.5%。疗效满意[21]。夏睿明应用吴茱萸汤加味，重用吴茱萸 10g，治疗血管痉挛性头痛，疗效满意。杜某，女，7 岁，剧烈头痛，服止痛药稍缓，常反复。就诊重庆医科大学附属第一医院神经内科，诊为“血管痉挛性头痛，神经性头痛”，对症治疗 1 周无效，患儿头痛呈阵发性出现，发作时头痛欲裂，以头顶为主，伴恶心或呕吐，呕吐白泡样涎沫。持续时间长短不一，服止痛药可暂缓。症见面色少华，舌质淡，白滑苔，脉细，口不渴。诊为厥阴头痛，停用西药，改用中药汤剂。处方：吴茱萸 10g，人参 15g，大枣 10g，生姜 15g，代赭石 30g。2 剂，日服 1 剂。1 剂起效，2 剂已愈过半，出院再带药 3 剂，诸症皆消，2 年未发，现已 20 余年，未再头痛[22]。

19. 三叉神经性头痛

李中平应用加味吴茱萸汤，重用吴茱萸 18g，治疗三叉神经性头痛 40 例中，男 26 例，女 14 例，年龄在 35 ～ 60 岁；病程最短者 1 个月，最长者 5 年；有 5 例因数年剧痛不止曾行神经根切断术，其后疼痛复发。结果临床治愈 28 例，好转 9 例，无效 3 例。

莫某，女，45 岁，干部。三叉神经第 2、3 枝痛（左侧），发作频繁，每因感冒疼痛加重，咀嚼功能受限，面部有明显板击点。病后曾用维生素 B_1、B_2 注射，服多种止痛药，并用中药、针灸等较长时间治疗，无缓解而前来就诊。症见左侧偏头痛，面色苍白，身体瘦弱，胃纳尚可，二便正常，舌苔薄白，脉沉细。证属肝寒血滞，表邪入里，脉络受阻。治以温经散寒，活血化瘀，兼以祛风。处方：党参 30g，吴茱萸 18g，干姜 12g，大枣 10g，香附 20g，细辛 5g，钩藤 30g，防风 15g，荆芥 12g，川芎 20g，白芷 12g，丹参 20g，赤芍 18g，服 6 剂后疼痛减轻，原方又服 9 剂痛止，偶有一过性轻微发作。随证加减连服 20 剂，观察半年余，疼痛无复发[23]。

20. 厥阴头痛

肖俊锋应用吴茱萸汤加减，重用吴茱萸 10g，治疗厥阴头痛 31 例，对照组采用灯盏细辛注射液40mL与生理盐水静滴结合口服氟桂利嗪胶囊治疗，实验组在静滴灯盏细辛注射液的基础上加用吴茱萸汤加减治疗。结果：实验组患者总有效率93.5%，明显高于对照组的66.7%，差异有统计学意义（$P<0.05$）。结论：吴茱萸汤加减治疗厥阴头痛有显著疗效，值得临床推广应用。肖氏认为吴茱萸汤治厥阴头痛应用指征：①头痛以巅顶为主，头痛喜按；②伴呕吐涎沫或头痛时口水多；③头痛时四肢逆冷或烦躁不安，烦躁欲死；④平素有胃痛，胃冷或怕风；⑤舌淡，苔白，脉沉弦或脉迟[24]。宋国平也观察了吴茱萸汤加减治疗厥阴头痛的临床疗效。方法：将68例厥阴头痛患者随机分为两组，治疗组34例口服吴茱萸汤加减，对照组51例口服养血清脑颗粒；均以4周为1个疗程。结果：治疗组、对照组有效率分别为97.0%、73.5%，两组比较有统计学意义（$P<0.01$）。结论：吴茱萸汤加减治疗厥阴头痛的效果优于养血清脑颗粒[25]。

21. 颅内压增高性头痛

唐安宁应用吴茱萸汤加味，重用吴茱萸10g，从厥阴论治颅内压增高性头痛2例，效果满意。一男性患者，52岁。因发热持续不退，头痛加剧，住某县医院内科。入院体温39℃，白细胞计数$11.7\times10^9/L$，中性粒细胞$0.73\times10^9/L$；红细胞沉降率35mm/h；侧卧位脑脊液压力2.90kPa；双眼底视神经乳头稍红，诊为颅内高压症，原因待查。经抗感染及脱水疗法治疗后，体温恢复正常，但头痛未能控制，患者头后枕连及项背剧痛，不能俯首转侧，痛势入暮尤甚。伴恶寒、无汗，面色晦滞，视物昏糊，双眼复视，小便清长，舌紫，苔白厚腻，脉弦稍数。初按太阳风寒夹瘀论治，以葛根汤、通窍活血汤合方出入。进药3剂，头痛无明显减轻，且左颈侧连及缺盆抽掣疼痛。转从厥阴肝寒上逆辨治：吴茱萸、红参各10g，大枣7枚，生姜3片，制草乌12g。3剂后头痛减轻，原方加炙甘草、白芥子各10g。连服7剂，头痛大减；继服原方5剂，疼痛基本缓解，双眼视物清楚，腻苔大部消退。共服药22剂，头痛尽除。一女性患者，31岁。因阵发性前额头痛2周，头痛逐渐加重、剧烈呕吐1周入院。经某市医院内科检查，双眼底早期水肿改变，诊断为颅内高压症，原因待查。患者头痛骤起，前额为主，痛无休止，伴头重如裹，呕吐清水，不能进食，微恶寒，无汗，苔白厚浊腻，脉细弦。初按阳明寒湿论治，以羌活胜湿汤为主方：羌活、独活、川芎、蔓荆子、防己各10g，制川乌12g，生甘草5g，蜂蜜30g。2剂。服头剂20min后，周身汗出，头痛、头重略减轻。继服7剂，头不再昏重，疼痛转为清晨阵发，恶心呕吐未止，恶寒反而加重，自觉两足胫冷，如立水中，夜间少腹阵痛，下利清冷。此乃厥阴寒甚，转以厥阴论治：吴茱萸10g，人参须9g，大枣5枚，生姜30g，制川乌8g。3剂后周身转暖，四肢皆温，微微汗出，呕吐停止，头痛轻微，腻苔减轻。

上方合苓桂术甘汤又服7剂，前额头痛已止，时有目眶轻微胀痛，饮食正常。

改用六君子汤加桂枝、川芎、茺蔚子、蔓荆子、生姜、大枣、吴茱萸，每日1剂，回家调治。1个月后复查，头痛尽除。一般认为，厥阴头痛的特征是疼痛位于巅顶，并呕吐清涎。唐氏认为，厥阴头痛用吴茱萸汤，其头痛部位及呕吐与否并非辨证关键，应以舌苔白厚滑腻，口中和，溲清，脉弦或沉为主要依据[26]。

22. 梅尼埃综合征

刘杰以泽泻汤、吴茱萸汤及小半夏加茯苓汤为基础方，重用吴茱萸30g，治疗梅尼埃综合征40例。结果：治愈32例，好转6例，未愈2例，总治愈率80%，总有效率95%，效果满意[27]。

参考文献

[1] 李翠玉．吴茱萸临床应用体会．实用中医药杂志，2008，23（8）：528-529.

[2] 张红新．吴茱萸汤在原发性高血压中的应用探讨．光明中医，2017，32（16）：2295-2297.

[3] 李争红．吴茱萸汤治疗原发性高血压随机平行对照研究．实用中医内科杂志，2016，30（3）：30-32.

[4] 里震，徐洪军．黄芪建中汤加吴茱萸治疗慢性浅表性胃炎38例．中国中医药现代远程教育，2009，7（12）：225.

[5] 阎乐法，周俊卿．吴茱萸配黄连治慢性胃炎有奇效．山东中医杂志，1995，15（9）：415.

[6] 马群，姚建云．吴茱萸是治萎缩性胃炎必用之品．中医杂志，1995，36（2）：70.

[7] 郑玉，董月秋，姜莉云．姜莉云主任医师临床应用吴茱萸汤证辨析．云南中医中药杂志，2014，35（2）：6-8.

[8] 刘高丽．浅谈吴茱萸汤的临床应用．中国实用医药，2011，6（13）：166-167.

[9] 赵月娇．四逆散合吴茱萸汤治疗神经性呕吐20例．实用中医药杂志，2015，31（6）：514.

[10] 戴广法．吴茱萸汤加减治疗2型糖尿病胃轻瘫75例观察．实用中医药杂志，2007，23（10）：621.

[11] 吴治恒，张晓岚，李桂英．吴茱萸汤加味治疗慢性胆囊炎68例疗效观察．云南中医中药杂志，2002，23（6）：10.

[12] 乔振海．吴茱萸汤加味治疗幽门不全梗阻．四川中医，1993，12（7）：31.

[13] 刘运龙 . 吴茱萸汤在脾胃病中的应用 . 中国中西医结合消化杂志，2002，10（4）：238.

[14] 范锡君，王尤理 . 以吴茱萸为主治疗慢性结肠炎 98 例 . 湖南中医杂志，1996，12（S1）：36.

[15] 牛占海，王艳馨 . 吴茱萸汤治疗上消化道癌并发泛吐清涎证 168 例 . 陕西中医，1997，18（1）：9.

[16] 宫润莲 . 桃红四物汤合吴茱萸汤加减治疗痛经临床观察 . 中国现代医药杂志，2012，14（4）：103.

[17] 樊金卿，孙一鸣 . 当归四逆加吴茱萸生姜汤治疗勃起功能障碍 64 例 . 中国中医药科技，2013，20（2）：164.

[18] 范新发 . 吴茱萸治疗慢性前列腺炎 . 中医杂志，1995，2（4）：200-201.

[19] 钟思潮 . 仿吴茱萸汤法加味治疗慢性青光眼有效 . 新中医，1981，26（7）：21.

[20] 顾培青，沈洪 . 单兆伟运用吴茱萸经验 . 中国中医基础医学杂志，2017，23（3）：423-424.

[21] 王学斌，李申团，王德周，等 . 加味吴茱萸汤治疗血管神经性头痛 68 例 . 河南实用神经疾病杂志，2000，3（6）：47-48.

[22] 夏睿明 . 吴茱萸汤加味治疗血管痉挛性头痛 . 现代医药卫生，2015，31（7）：961.

[23] 李中平 . 加味吴茱萸汤治疗三叉神经性头痛 40 例 . 湖北中医杂志，1997，27（3）：21.

[24] 肖俊锋 . 吴茱萸汤加减治疗厥阴头痛 31 例疗效观察 . 亚太传统医药，2014，10（23）：116-117.

[25] 宋国平 . 吴茱萸汤加减治疗厥阴头痛 34 例 . 河南中医，2008，29（9）：25-26.

[26] 唐安宁 . 吴茱萸汤加味治疗颅内压增高性头痛 2 例 . 安徽中医学院学报，1997，17（4）：43.

[27] 刘杰，王国兰，王晓娟 . 泽泻汤、吴茱萸汤及小半夏加茯苓汤治疗美尼尔氏综合征的体会 . 右江民族医学院学报，2013，35（6）：850-851.

二十一、五味子

（一）张仲景用量

《伤寒论》半升 2 方，《金匮要略》半升 9 方。

（二）折合公制

半升 =15g。

（三）记载方剂

《伤寒论》小青龙汤、小柴胡汤（加减），《金匮要略》射干麻黄汤、厚朴麻黄汤、小青龙汤、小青龙加石膏汤，桂苓五味甘草汤、苓甘五味姜辛汤、苓甘五味姜辛半夏汤、苓甘五味姜辛半杏汤、苓甘五味姜辛半杏大黄汤。

（四）《药典》用量

2 ～ 6g。

（五）现代应用

1. 呼吸系统疾病

陈己明使用“五味子汤”合中药化瘀药治疗中早期弥漫性肺间质纤维化 47 例，重用五味子 10g，有效控制临床症状、减轻肺纤维化程度，同对照组比较，有显著性差异（$P < 0.05$）。陈己明认为弥漫性肺间质纤维化的基本病机是以慢性、渐进、正虚邪留而引发的痰血瘀阻肺络贯穿始终的本虚标实证。痰血阻络为邪实，是产生肺纤维化的主要根源。因瘀阻而气虚阴虚为正虚。正虚邪实互为因果，形成以本虚标实为特点的缠绵难愈之症。五味子酸甘益肺气，生津敛汗养阴，最适用于久咳虚喘 [1]。

白秀芝使用加味五味子汤治疗老年慢性肺心病 129 例，重用五味子 15 ～ 30g，结果：129 例咳喘、心悸心慌、乏力均消失，能做轻微工作，最短 6 天，最长 30 天，经 X 线胸透、心电图检查，心肺体征均得到改善 [2]。

2. 心脏病

赖勇使用五味子汤加味治疗心气不足型心律失常 40 例，重用五味子 10g，显效 31 例（77.5%），有效 7 例（17.5%），无效 2 例（5%），总有效率 95.0%。与对照组（予盐酸胺碘酮片）比较有显著性差异（$P < 0.05$）。结论：五味子汤加味治疗心气不足型心律失常，能改善相关临床症状，优于盐酸胺碘酮片，且毒副反应少，安全性高于盐酸胺碘酮片 [3]。王季颖等治疗病毒性心肌炎 62 例，其中男性 32 例，女性 30 例，最小年龄 4 岁，最大年龄 51 岁，平均年龄 31.2 岁，病程最短 1 周，最长 3 年，平均 7 个月。发病前 1 ～ 3 周有上呼吸道感染者 41 例，无前驱症状者 21 例。心电图检测异常 25 例，

心脏X线异常8例，血清心肌酶异常18例。使用五味子汤加减治疗（五味子15g，麦门冬20g，黄芪20g，人参10g，甘草15g，桂枝10g），结果治愈38例，占61.3%；显效22例，占35.5%；无效2例，占3.2%[4]。

3. 心律失常

朱昌汉经多年临床实践体会，五味子不论对心动过速或心动过缓等心律失常均有很好的疗效。治疗一房颤患者，陈某，男，21岁，患风湿性心脏病二尖瓣狭窄关闭不全6年，近月来因风湿性心脏病致心衰、房颤在某医院住院，经强心、利尿、抗心律失常、抗感染等治疗未有改善，证见怔忡、气喘，吐泡沫痰，呼吸困难，不能平卧，口唇紫绀，纳差、恶心呕吐，尿少色黄，腹胀肢肿，心电图见房颤率530次/分，脉细雀啄杂乱无序，舌青紫、苔黄白厚，诊断为风湿性心脏病、二尖瓣狭窄、二尖瓣闭锁，房颤、充血性心衰。辨证属心阳虚衰，痰瘀阻络。方用三参仙草汤，重用五味子10g，水煎服，每日1剂。服药24小时后，怔、咳、喘减轻，尿量大增，可以平卧；服药48h后，自觉症状消失，下肢浮肿渐退，怔忡大平，四肢转温，食纳增加，夜能安卧；1周后心电图复查，房颤率由530次/分降至150次/分，生活能自理。治疗一窦性心动过缓患者，黄某，男，53岁。原有高血压性心脏病，近感胸前区烦闷不适，心慌短气不足以息，总想深深吸口长气，肢体困倦无力，时感头晕，夜卧不安，面色少华，舌色紫暗苔白，脉迟，心律48次/分，诊断为高血压性心脏病伴病态窦房结综合征，中医辨证属心肾阳虚、瘀血阻滞，拟温阳活血通络，药用五味子10g，丹参20g，桂枝10g，降香10g，黄芪20g，川黄连3g，红参6g，水煎2次温服，连服30d。复查心律已由48次/分升到58次/分，胸前区闷痛已除，面色转红润[5]。

4. 心脏早搏

郭麦重用五味子15～30g治疗心脏过早搏动18例，其中冠心病7例、心肌炎4例、心脏神经官能症3例、甲状腺功能亢进2例，原因不明2例；房、结性早搏8例，室性早搏7例，室性早搏伴反复心律1例，室性早搏伴并行心律2例。经治疗后，显效6例（33.3%），有效9例（50%），无效3例（16.7%），总有效率83.3%。疗程最长3个月，最短一周，平均28.5天[6]。

5. 冠心病室性早搏

李卫东将86例冠心病室性早搏的患者随机分为治疗组43例，对照组43例，治疗组口服丹参五味子汤，重用五味子10g，对照组给予口服抗室性早搏药（胺碘酮）。结果：治疗组在心律失常症状改善及心电图有关指标变化上，均明显优于对照组，且无毒副作用[7]。

6. 传导阻滞

谢薇西采用川芎五味子汤，重用五味子30g，治疗各种心脏传导阻滞117例，其中，窦房传导阻滞（Ⅰ度）1例；房室传导阻滞：Ⅰ度18例、Ⅱ度Ⅰ型7例、Ⅱ度Ⅱ型5例、Ⅲ度3例；室内传导阻滞：右束支阻滞28例、左束支阻滞21例、左前分支阻滞25例、左后分支阻滞4例、间隔支阻滞2例、双束支阻滞3例，三束支阻滞1例。处方：川芎30g，五味子30g，党参40g，黄芪50g，甘草10g，麦门冬30g。水煎温服，每日1剂，疗程最短18天，最长59天，平均28天。结果：显效57例（48.7%），有效47例（36.8%），总有效率85.5%[8]。

7. 糖尿病

雍履平认为肾虚、精血津液跑漏渗泄为糖尿病病机。五味子味甘酸，性温，甘能益脾，酸能收敛，敛之极则藏，肾主藏，故为补肾之要药，治疗糖尿病之上品，尤擅长于降糖。常以五味子重剂入煎或以其为主药制丸制散内服治疗糖尿病，效果嘉。如治疗陈某某，女，51岁。患糖尿病1年余，虽经服药，血糖、尿糖仍持续升高。诊见形体尚丰，唯口渴和饥饿感明显，神萎乏力，时而畏寒，脉弱，舌淡红，苔薄白。尿糖+++，空腹血糖23.0mmol/L，餐后血糖28.0mmol/L。诊为糖尿病，非胰岛素依赖型。辨证为脾肾两虚，肾虚偏甚。药用五味子30g，炙黄芪10g，生熟地黄各10g，生龙牡（先煎）各10g，吴茱萸10g，怀山药10g，天花粉10g，三七粉3g（冲），白茯苓15g，陈皮6g。水煎，每日1剂，连服20剂。复查尿糖，血糖4.6mmol/L。处以五味子500g，研极细粉，每次服5g，每日3次，连服3个月。半年后随访，病情持续稳定[9]。

8. 失眠健忘症

王俊槐以五味安眠汤，重用五味子50g，治疗失眠健忘50余例，均疗效卓著，追访近期、远期疗效均佳。认为五味子能滋阴和阳，敛阳入阴，协调脏腑，以达安神定志之妙。如治刘某，男，50岁，教授，因长期伏案读书、写作，致彻夜不寐，继而健忘。就诊时，自述数年来常服安眠药方能入睡2小时，近日加大数倍剂量，亦不能入睡，神志恍惚，心悸，健忘，饮食欠佳，舌苔薄黄，脉象弦细。综观舌、脉、症，属肝肾不足，痰火上逆，胃气不降所致。投五味安眠汤（李培生教授验方）：五味子 50g，茯神 50g，合欢花 25g，法半夏 15g。煎服 5 剂，即能安然入睡，嘱继服本方 2 周，顽症悉除[10]。

9. 血管神经性头痛

李金城使用五味子治疗血管神经性头痛 106 例，其中男性 28 例，女性 78 例；年龄最小 7 岁，最大 56 岁，其中 7 ～ 15 岁 12 例，16 ～ 25 岁 55 例，26 ～ 35 岁 26 例，36 岁以上 13 例；病程最长 15 年，最短 1 个月。处方：柴胡 30 ～ 40g，五味子 30 ～ 40g，川芎 20g，白芍 20g，细辛 6g，白芷 12g，羌活 12g，僵蚕 12g。每日 1 剂，水煎服。结果：痊愈 88 例，占 83.2%；显效 14 例，占 13.21%；无效 4 例，占 3.60%，总有效率 96.40%[11]。

10. 梅尼埃综合征

谢泳泳应用五味子汤，重用五味子 9g，治疗梅尼埃综合征 25 例，其中男性 7 例，女性 18 例；年龄 20 ～ 65 岁，其中 20 ～ 30 岁 4 例，31 ～ 50 岁 16 例，51 ～ 65 岁 5 例；病程 3 个月以内 3 例，0.5 ～ 2 年 12 例，3 ～ 5 年 10 例。结果：治愈 12 例（临床症状及体征消失，随访 1 年未发），好转 10 例（临床症状及体征明显减轻，半年内有发作，但症状较前为轻），无效 3 例（临床症状及体征未减轻，或停药后复发）。总有效率 88%。其中多数患者在治疗 4 天后眩晕消失，5 天后耳鸣消退，7 天后恢复正常生活，收效颇为快捷[12]。张红霞用五味子合剂，重用五味子 9g，治疗眩晕患者 67 例，其中男性 49 例，女性 18 例；年龄最大 78 岁，最小 17 岁。本组 67 例患者均为旋转性眩晕，无一例由外伤引起。结果：治疗组 37 例，痊愈 26 例，约占 70%；好转 8 例，约占 21%；无效 3 例，约占 8%，无效 3 例中 2 例为颈椎病所致，后经颈部牵引等治疗后眩晕消失，1 例原因不明。对照组 30 例均依据镇静、脱水、营养神经、扩张血管四个治疗原则给予治疗，其中痊愈 22 例，约占 73%；好转 6 例，约占 20%；无效 2 例，约占 6%。无效 2 例均为颈椎增生所致。两组疗效比较，均无明显差异。随访：本组 67 例患者，病史最长者 4 年 8 个月，最短者 3 个月。对照组有 5 例复发，治疗组有 2 例复发[13]。于少棠使用五味子方加味，重用五味子 30g，治疗耳源性眩晕 23 例，其中男性 8 例，女性 15 例；30 岁以下 4 例，30 ～ 45 岁 14 例，45 岁以上 5 例；病程 5 年以上 6 例，3 ～ 5 年 8 例，1 ～ 3 年 5 例，1 年以下 4 例，总有效率 95.65%[14]。

11. 肝病

段传皓重用五味子治疗150例肝功能不全患者，随机分为治疗一组、治疗二组、对照组各50例。治疗一组给予逍遥散加味治疗，疗程8周；治疗二组给予逍遥散加味重用五味子30～60g治疗，疗程8周；对照组给予葡醛内酯片0.2g Tid治疗，疗程8周。对比治疗前、治疗后、停药后3个月及6个月的肝功能数值（AST、ALT、TBiL）变化，评价临床疗效。结果：经过1个疗程的治疗，所有患者均获疗效。治疗一组有效率88.0%，治疗二组有效率94.0%，对照组有效率90.0%。三组患者治疗后肝功能数值较治疗前对比均有显著性差异（$P < 0.01$），治疗二组（重用五味子组）患者的改善最好。三组远期疗效和复发率均不全相同，治疗二组远期疗效最好，复发率最低。故认为，五味子能使肝炎患者的高转氨酶降低，还能减轻中毒肝损伤的物质代谢障碍，具有轻度升高肝糖原、减轻肝细胞变性及中毒致病因子对肝细胞线粒体和溶酶体的破坏，以及促进肝细胞内蛋白质合成的作用。结论：重用五味子对于治疗肝功能不全近期和远期疗效均确切，短期无复发，值得临床推广[15]。

参考文献

[1] 陈己明，陈东成．五味子汤合化瘀药对弥漫性肺纤维化的疗效观察．四川中医，2003，22（11）：41.

[2] 白秀芝，井自兴，于黎，等．加味五味子汤治疗老年慢性肺心病129例．中国社区医师，1990，6（12）：34.

[3] 赖勇，温佩仪，周燕华．五味子汤加味治疗心律失常心气不足型40例疗效观察．云南中医中药杂志，2015，36（12）：40.

[4] 王季颖，李静华，王寒梅．五味子汤加减治疗病毒性心肌炎62例．中国地方病防治杂志，2006，22（5）：311.

[5] 朱昌汉，俞美玉．五味子治心律失常．时珍国药研究，1996，7（5）：15-16.

[6] 郭麦．重用熟地、五味子治疗过早搏动18例报告．四川中医，1987，6（12）：25.

[7] 李卫东．丹参五味子汤治疗冠心病室性早搏43例．实用中医内科杂志，2011，25（6）：59.

[8] 谢薇西．川芎五味子汤治疗传导阻滞117例临床观察．浙江中西医结合杂志，1994，4（4）：32.

[9] 雍履平．五味子治疗糖尿病功效卓著．中医杂志，1998，39（7）：389.

[10] 王俊槐，王志军 . 重用五味子治疗失眠健忘症 . 中医杂志，1998，39（6）：325.

[11] 李金城，魏家亭 . 重用柴胡、五味子治疗血管神经性头痛 106 例 . 国医论坛，1997，12（6）：31.

[12] 谢泳泳 . 五味子汤治疗美尼尔氏综合征 25 例 . 浙江中医杂志，1999，34（9）：17.

[13] 张红霞 . 中药五味子合剂治疗眩晕的点滴体会 . 光明中医，2005，20（1）：52.

[14] 于少棠，史秀玲，赵艳波 . 五味子方加味治疗耳源性眩晕 23 例 . 中国民间疗法，2006，14（5）：30.

[15] 段传皓，王红，崔瑞刚 . 重用五味子对真实世界肝功能不全患者的近期、远期疗效观察 . 时珍国医国药，2017，28（2）：400.

二十二、杏仁

（一）张仲景用量

《伤寒论》70 个 1 方，半升 1 方。

（二）折合公制

12g，500g。

（三）记载方剂

大陷胸丸、麻黄汤。

（四）《药典》用量

5 ～ 10g。

（五）现代应用

1. 伤寒表实

刘渡舟医案：刘某，男，50 岁。隆冬季节，因工作需要出差外行，途中不慎感受风寒之邪，当晚即发高烧，体温达 39.8℃，恶寒甚重，虽覆两床棉被，仍洒淅恶寒，发抖，周身关节无一不痛，无汗，皮肤滚烫，咳嗽不止。视其舌苔薄白，切其脉浮紧有力，此乃太阳伤寒表实之证。治宜辛温发汗，解表散寒。用麻黄汤：麻黄 9g，桂枝 6g，杏仁 12g，炙甘草 3g，服药 1 剂后，温覆衣被，须臾，遇身汗出而解。按语：麻黄汤为发汗之峻剂，用之不当，易生它变，不少临床医生畏惧麻、桂，不敢投用。一见发热，便认为是温热之证，滥用寒凉之品，反令表寒闭郁，久久不解，或致久咳不已，或致低烧不退，或致咽喉不利等，不一而足。盖表实证之发热，乃由卫阳闭郁、正邪交争所致，故发热必伴有恶寒。这与温热病的发热不恶寒，并伴有口渴伤津之候，有其本质的区别。风寒郁闭卫阳，故直须辛温发汗，寒随汗出，卫气一通，则发热自退，即《内经》所谓“体若燔炭，汗出而散”也[1]。

2. 咳喘

姜春华医案：胡某，女，46岁。咳喘已7年，近受风寒侵袭，胸闷窒塞，呼吸不利。咳喘多痰，喉间作水鸣声，苔白，脉软。以麻黄汤加味，处方：麻黄6g，桂枝9g，川厚朴9g，枳实9g，杏仁9g，甘草6g，2剂。药后咳喘减轻，上方去川厚朴，加陈皮3g，又服2剂，咳止喘平，呼吸通畅。按语：本案为冷风哮喘。肺内素有痰饮内伏，受风寒外感引发。麻黄汤外解风寒，内宣肺气，又加枳实、厚朴以肃肺下气，药中其鹄，则其效如神[2]。

3. 水肿（急性肾炎）

陈华医案：刘某，男，9岁。1984年冬因脸面突然浮肿，医院诊为“急性肾炎”，经西药治疗半月，证情反复。近两日诸症加重，脸面浮肿，喘咳无痰，心烦不宁，小便不利，阵阵恶寒，舌淡胖，苔白腻，脉浮紧。辨为风水泛滥之肿，因冬季风寒当令，外邪束表，肺失宣降，水道不通，水泛肌肤所致。处方：麻黄6g，桂枝6g，杏仁6g，炙甘草3g，茅根10g，蝉蜕5g。2剂小便通利，诸症减轻。续服3剂，诸症若失。后用四君子汤加生黄芪调理周身收功，随访一年未见发作。按语：风水泛滥，肿势较剧。多由感受风邪，肺气失宣，不能“通调水道，下输膀胱”，水邪内停，便泛滥于肌肤而致肿，属“阳水”范畴。治之当以宣通肺气、通调水道为法。麻黄汤通宣肺气，发汗利尿，可堪当此任。又加蝉蜕、茅根，则疏风利尿之功更强[3]。

4. 瘾疹（荨麻疹）

李克绍医案：陈某，单身独居，1973年春节前，清晨冒寒到邻村换面粉，突然身痒，前后身及两上肢遍起斑块，高出皮肤，颜色不红，时抓时起，时起时消，服用扑尔敏及注射钙剂，均无效。四五日后改找中医治疗，初用浮萍方，无效。后根据患者脉迟、肢冷，并有明显感寒外因，遂改用麻黄汤原方。共服2剂，块消痒止，后未复发。按语：

因感寒令卫闭营郁，见瘾疹身痒，肢冷，脉沉发散之，邪去则疹消[4]。

5. 寒闭失声

赵守真医案：汪某以养鸭为业，残冬寒风凛冽，雨雪交加，整日随鸭群蹀躞奔波，不胜其劳。某晚归时，感觉不适，饮冷茶一大盅，午夜恶寒发热，咳嗽声嘶，既而语言失声。曾煎服姜汤冲杉木炭末数盅，声亦不扬。晨间，其父伴来就诊，代述失声原委。因知寒袭肺金，闭塞空窍，故咳嗽声哑。按脉浮紧，舌上无苔，身疼无汗，乃太阳表实证。其声暗者，非金破不鸣，是金实不鸣也。《素问·咳论》云："皮毛者，肺之合也。"又《灵枢·邪气脏腑病形》云："形寒寒饮则伤肺。"由于贼风外袭，玄府阻闭，饮冷固邪，痰滞清道，治节失职之所致。治宜开毛窍宣肺气，不必治其暗。表邪解，肺气和，声自扬也。疏麻黄汤与之：麻黄9g，桂枝、杏仁各6g，甘草3g。服后，覆温取汗，换衣两次。翌日外邪解，声音略扬，咳仍有痰，胸微胀。又于前方去桂枝，减麻黄为4.5g，加贝母、桔梗各6g，白豆蔻3g，细辛1.5g，以温肺化痰。续进2剂，遂不咳，声音复常。按语：《灵枢·忧恚无言》云："人卒然无音者，寒气客于厌，则厌不能发，发不能下，至其开阖不利，故无音。"今患者外感风寒，复饮冷茶，寒饮相搏，阻塞肺窍会厌，故致音哑，所谓"金实不鸣"也。故以麻黄汤宣通肺气开散"金实"，候邪气外解，则会厌动利，音声能发[5]。

6. 呃逆

王星田医案：丁某，男，26岁，1986年4月28日初诊。月余前外出淋雨，回家后即发热恶寒，头身疼痛，腹部胀满，恶心欲吐，呃逆。他医以感冒治疗，予阿司匹林、桑菊感冒片等，除呃逆如故外，余症悉减。又治呃一个月，呃逆反有加剧之势。患者表情痛苦，面白神疲，呃逆频频，声音响亮，胃内食物常因呃逆而涌出，脘腹时痛，厚衣裹体，身困头昏，舌淡苔薄白，脉浮稍紧。此乃太阳表寒未解，郁闭肺卫，经输不利使然。治宜发汗解表、宣肺止呃法。麻黄汤加味：麻黄12g，桂枝10g，杏仁15g，炙甘草6g，柿蒂50g。1剂，水煎服。药后周身出汗少许，厚衣尽去，呃逆有减。原方再进1剂，呃除，它症亦减。减麻黄量至6g，坚持服完3剂，呃逆痊愈。按语：呃逆月余，屡治不效，乃传统思维束缚之故。盖感冒一证，虽曰易治，但当典型症状消失后，却因病因未除，一些症状便成为主要矛盾，其治仍应辨证求因，如若对症治疗，定难取效。察患者厚衣裹身，呃声洪亮，脉浮紧有力，仍具表实之病机。夫肺胃同主肃降，经脉相互联属，又手太阳经贯膈络胃，故风寒束表，肺卫闭遏，太阳经输不利，可致膈动呃逆，脘腹疼痛。治以麻黄汤祛其病因治本，重加柿蒂治标，标本同治，则霍然而愈[6]。

7. 急性黄疸

陈华医案：张某，男，62岁。时值隆冬兴修水利而汗出当风，复雨，适夜恶寒而栗，身痛，时作干咳，小便点滴，一夜之间全身皮肤黄染如橘，舌苔黄而薄腻，脉浮紧而弦。诊为伤寒表实之急性黄疸。因风寒湿邪束表，肺失宣降，水道不通，湿郁化热，交蒸于肌肤。方用：净麻黄12g，嫩桂枝12g，光杏仁12g，炙甘草6g，绵茵陈10g。服2剂表解，尿畅，黄疸消失。按语：本案汗出当风，复淋雨，感受寒湿之邪，湿蕴体内，“若小便自利者，不能发黄”，今小便不利，湿无去路，郁而化热，熏蒸肌肤，而致发黄。麻黄汤既能开皮毛以发汗解表，又能宣肺气以通调水道，汗通尿畅，则湿邪自无藏身之处，又加茵陈以利湿退黄，方证合拍，投之即效[3]。

8. 癃闭

吴光烈医案：吴某，男，36岁，1984年2月15日就诊。患者以捕捉鱼虾为生，经常涉水淋雨，3日前突然畏冷发热，无汗，咳嗽声重，痰白而稀，伴小便点滴不畅，小腹胀急疼痛不可按，痛苦难以言状。患者脉浮，舌苔薄白。此乃风寒犯肺，肺气郁闭而致尿闭不畅。方用麻黄汤加味：麻黄15g，桂枝、杏仁各9g，牛膝30g，葱白3茎，水煎温服。1剂尽而小便通畅。按语：“肺为水之上源”“通调水道，下输膀胱”。今风寒闭肺，上窍闭塞，致下窍不通，小便点滴不行。治以麻黄汤宣通肺气，启上闸而开支流，此先贤所谓“提壶揭盖”之法也[7]。

9. 遗尿

韩天育医案：某女，32岁。1991年春因感受风寒而发热恶寒头痛，服用感冒胶囊等未愈。此后经常怕冷，微热，头痛身痛，体温常在37℃以上，住院治疗，发热有所好转，但小便开始不利，数日后不禁，迭经医治，病无起色。刻诊：形体肥胖，两眼睑虚浮，下肢浮肿，尿意频急，小便后仍有尿意，时有自遗，咳嗽、高声、大笑时尿液自出。有尿时需急入厕，动作稍迟则尿湿衣裤，痛苦不迭。发热微恶寒，肢节疼痛，体温在37～38℃波动，平时很少出汗，炎夏时亦是如此，查尿常规阴性。舌质淡润，苔白腻，脉浮微紧。查以前所服处方，皆温肾固涩、补肺健脾之法，鉴于此，另辟路径，以太阳表实证治之，投麻黄汤：麻黄10g，桂枝6g，杏仁10g，甘草15g，3剂。服药后遍体津津汗出，发热解，小便正常，至今未有复发。按语：小便不禁或频数，责之于肾虚者众，每以温补收涩为治。本案为外感风寒之邪，虽迁延日久，但并未传变，太阳表实证俱在，治宜解表发汗之法。肺主皮毛，又通调水道，风寒外束，肺气不宣，则汗闭而小便失常。用麻黄汤宣通肺气，以开鬼门，则汗出小便畅也。本案乃肺通调水道失常之证，因于外寒闭阻者，皆宜麻黄汤治之[8]。

10. 痛经（膜样痛经）

彭艺丛医案：李某，女，30岁，1990年2月15日初诊。痛经10余年，逐年加重，行经前1～3天，小腹呈阵发性剧痛或胀痛，难以忍受，直至经行2～3天排出膜样物后疼痛方减。伴有乳房及胁肋胀痛，西医诊断为膜样痛经。刻下经期将至，腹痛剧烈，患者以头撞壁，心情不佳，少腹胀，脉弦迟，舌暗苔白，尺肤欠温。检视前医之方，多是归、芎、桃、红之类活血化瘀者，又有逍遥散之类舒肝解郁者。问知患者素来小腹冷胀，肢冷畏寒，白带多而清稀，经色暗有块，经期感寒则腹痛增剧，少腹温熨则略减。此寒结太阳膀胱之府是也，宜麻黄汤加味治之：麻黄10g，桂枝12g，杏仁10g，炙甘草6g，水蛭4g（焙干研末冲服），3剂，水煎冷服。服药1剂，痛减经行。3剂服讫，经畅无痛。嘱常服附子理中丸，并于每次经行前服3剂麻黄汤，调理半年病愈，至今未见复发。按语：本案痛经，为寒与血凝，结聚于太阳膀胱之府。前医化瘀、行气之不效者，未散寒之故也。用麻黄汤以散太阳府寒，寒去则经通，经通则痛止。于此诚信仲景之方，不我欺也[9]。

11. 难产

舒氏医案：偶医一产妇，发动六日，子已出胞，头已向下，而竟不产。医用催生诸方，又用催生之灵符，又求灵神炉丹，俱无效。延余视之，其身壮热，无汗，头项腰背强痛，此寒伤太阳之营也，法主麻黄汤，作一大剂投之，使温覆，少顷，得汗，热退身安，乃索食，食讫，豁然而生。此治其病，而产自顺，上工之法也。按语：麻黄汤内服有催生之妙，可能与本方散寒利营之功有关，用于表寒不解、营卫闭塞不畅难产[10]。

12. 暴发赤眼（急性结膜炎）

许世瑞医案：张某，女，47岁，1983年4月1日来诊。于2日前突患“急性结膜炎”而来诊治，到见双目红赤而暗，微痒不灼痛，脸浮而苍，微发寒热，口不渴，头昏胀，二便自调。观其舌正苔滑，切其脉缓而滑。此风寒客于太阳目系之候，当发之，治以麻黄汤加味：生麻黄 12g，桂枝 35g，炙甘草 6g，杏仁 12g，细辛 12g，川芎 10g，水煎服。2 剂后，目赤退去大半，余症亦减，4 剂后病痊。按语：暴发赤眼，热证为多，而本案口不渴，二便调，舌苔滑，脉缓滑，微有寒热，乃风寒客于太阳经脉之候。《灵枢·经脉》云："小肠手太阳之脉……其支者，从缺盆循颈上颊，至目锐眦""膀胱足太阳之脉，起于目内眦。"风寒上客，循经结聚于目，发为本病。用麻黄汤以散风寒之邪，经脉邪去，眼疾自愈[11]。

13. 泌尿系统疾病

以麻黄汤为基础加减治疗小便不通。处方：麻黄、桂枝各 20g，苦杏仁 15g，炙甘草 10g。上药进 1 剂，通体汗出，继之小便通畅，诸症皆失。

14. 皮肤病

麻黄汤变方之麻黄方治疗血虚外受风寒型慢性荨麻疹，治以养血和血，疏风散寒除湿。处方：麻黄 10g，杏仁 15g，干姜皮 10g，浮萍 10g，白鲜皮 25g，陈皮 15g，牡丹皮 15g，白僵蚕 15g，丹参 25g。

参考文献

[1] 陈明，刘燕华，李方 . 刘渡舟临证验案精选 . 北京：学苑出版社，1996.
[2] 戴克敏 . 姜春华教授运用麻黄汤的经验 . 陕西中医学院学报，1990，13（1）：3.
[3] 陈华 . 麻黄汤验案二则 . 国医论坛，1986，1（2）：24.
[4] 李克绍 . 伤寒解惑论 . 济南：山东科学技术出版社，1978.
[5] 赵守真 . 治验回忆录 . 北京：人民卫生出版社，2008.
[6] 王星田，赵国祥 . 麻黄汤临床新用举隅 . 河南中医，1992，12（6）：260.
[7] 吴光烈 . 麻黄汤治疗杂病的临证体会 . 福建中医药，1987，18（1）：26.
[8] 韩天育，韩小娟 . 麻黄汤治遗尿 1 例 . 吉林中医药，1992，14（4）：19.
[9] 彭艺丛 . 麻黄汤新用 4 则 . 国医论坛，1993，8（5）：15.
[10] 汤本求真 . 皇汉医学 . 北京 . 中国中医药出版社，1956.
[11] 许世瑞 . 麻黄汤证治一得 . 河北中医，1989，11（1）：14.

二十三、泽漆

（一）张仲景用量

《金匮要略》3 斤 1 方，各等分 1 方。

（二）折合公制

150g。

（三）记载方剂

蜀漆散、牡蛎汤。

（四）《药典》用量

9g。

（五）现代应用

1. 肝癌

高氏以泽漆为主治疗早期弥漫性原发性肝癌 1 例，取得满意疗效。取鲜品泽漆 500g 水煎，取汁 400mL，早晚 2 次分服，隔 3 日再用鲜品泽漆 500g，1 周后再用，精神渐好，面色红润，饮食如常。以后坚持以干品 30g 佐以益气养血化瘀之品煎服，隔日 1 次，连用 2 个月，取得满意效果[1]。

2. 咳喘

用单味泽漆煎剂及浸膏片，10 天为 1 个疗程，观察慢性支气管炎患者 425 例，每日用量 60g 以上者 40 例，显效率 17.5%，有效率 60%；每日用量 90 ～ 150g 者 385 例，显效率 37.9%，总有效率 82.27%。研究发现疗效高低与泽漆的剂量大小关系密切，其中 232 例做了治疗前后痰量变化的记录，经统计，治疗前平均痰量 62.63mL，治疗后 33.5mL，平均减少 29.13mL，一部分兼有水肿者，经用泽漆治疗，尿量增多，水肿消失，咳、痰、喘均见减轻[2]。

参考文献

[1] 高志良 . 大剂量泽漆为主治疗早期肝癌 . 江苏中医，1997，18（2）：28.

[2] 吴昆仑，余小萍 . 黄吉赓治咳喘善用泽漆 . 上海中医药杂志，1996，30（8）：34.

二十四、栀子

（一）张仲景用量

《伤寒论》14个6方，15个1方。

（二）折合公制

14g，15g。

（三）记载方剂

栀子豉汤、栀子甘草豉汤、栀子生姜豉汤、栀子厚朴汤、栀子干姜汤、栀子柏皮汤、枳实栀子豉汤。

（四）《药典》用量

6～10g。

（五）现代应用

1. 腹胀

患者王某，女，31岁。自诉夜间腹胀、烦躁、失眠5年余。病始因长期大便艰闭不通，必用甘油、开塞露方能缓解，五六日一行，屡用泻下之药，近年来出现烦躁、腹胀、失眠，舌红，苔黄燥，脉弦数。辨证为“心胃郁火，胃气不和”，用栀子厚朴汤治之：栀子15g，厚朴12g，3剂而愈。本例患者屡用泻下之药，致热邪内入，上冲胸中，故见心烦懊憹，失眠，卧起不安；胃气失和，故见腹胀。《伤寒论》指出：“伤寒下后，心烦腹满，卧起不安者，栀子厚朴汤主之。”实属虚烦兼腹满之证；栀子厚朴汤清热宣郁，利气除满，药证相符，取得良效。

2. 顽固性头痛

患者林某，男，40岁。头痛10余年，经常自感头痛，背部恶寒不舒，尤以后上部为甚。特点是：头痛怕冷怕热。近因恶寒不舒，遇他医用桂枝汤、麻黄汤，治疗1月余，头痛反剧增。刻诊：头痛后顶部为甚，怕冷怕热，面色红，舌胖，少苔，脉数。辨证为头痛阳虚郁型，治当温络散寒、清解郁热。方用麻黄附子细辛汤合芍药甘草附子汤，重用栀子15g，寒热并用，阴阳并治，6剂药后，诸症平息。

二十五、竹茹

（一）张仲景用量

《金匮要略》2 斤 2 方。

（二）折合公制

100g。

（三）记载方剂

橘皮竹茹汤、竹皮大丸。

（四）《药典》用量

10g。

（五）现代应用

1. 刘金艳用小半夏汤合橘皮竹茹汤治疗妊娠恶阻 100 例，药物组成：竹茹 12g，橘皮 12g，半夏 18g，浙贝母 10g，佛手 10g，黄芩 10g，生姜 15g，人参 3g，甘草 6g，大枣 5 枚。水煎服，1 日 3 次，总有效率 94%[1]。

2. 姚春用橘皮竹茹汤治疗胆汁反流性胃炎 80 例，总有效率 73.3%[2]。

3. 潘澄濂用竹茹温胆汤治疗流行性感冒，药物组成：竹茹 9g，陈皮 2.4g，半夏 2.4g，柴胡 6g，桔梗 9g，枳实 9g，黄连 1.5g，茯苓 2.4g，甘草 2.1g，人参 1.5g，生姜 3 片，枣 1 枚。水煎服效果明显[3]。

参考文献

[1] 刘金艳 . 小半夏汤合橘皮竹茹汤治疗妊娠恶阻的临床分析 . 河北中医药学报，2016，31（2）：28.

[2] 姚春 . 用橘皮竹茹汤治疗胆汁反流性胃炎 80 例临床观察 . 陕西中医函授，2001，21（4）：12.

[3] 潘澄濂，潘毓仁 . 竹茹温胆汤对流行性感冒的临床应用 . 福建中医药，1988，19（4）：19.

二十六、薤白

（一）张仲景用量

《金匮要略》半升 1 方、半斤 1 方、3 两 1 方。

（二）经方记载

枳实薤白桂枝汤、栝蒌薤白白酒汤、栝蒌薤白粳汤。

（三）折合公制

半升 =15g，半斤 =24 ～ 25g，3 两 =9g。

（四）《药典》用量

5 ～ 9g。

（五）现代应用

1. 动脉粥样硬化

侯患用薤白提取物制作为胶丸，每次服 12g，一日服 3 次，服药 4 周为一疗程评定疗效，比较服药前后血浆总胆固醇与 B 脂蛋白下降指标。结果表明，口服薤白提取物对高脂血症患者有明显的降低血脂、抗血小板聚集的作用[1]。

2. 哮喘

方蕴春单用薤白煎剂观察临床平喘疗效，方法是口服 20 ～ 30g 的薤白水煎剂，于药后 30、60、90、120 分钟重复听诊哮鸣音和检测四项通气功能指标，并分别观察 16 例、20 例、14 例、9 例。结果统计，临床控制：哮鸣音消失，四项通气功能指标有一项增值大于 30% 以上者，不同时段分别为 3 例、5 例、2 例、2 例；显效：哮鸣音减少二级，四项通气功能指标有一项增值在 21％～ 30％者，不同时段分别为 2 例、4 例、1 例、2 例；好转：哮鸣音减少一级，四项通气功能指标有一项增值在 11％～ 20％者，不同时段分别为 6 例、6 例、5 例、3 例；无效：未达以上标准者，不同时段分别为 5 例、5 例、6 例、2 例。观察研究表明，大剂量单用薤白对哮鸣音及四项通气功能指标有明显的改善和缓解作用[2]。

3. 冠心病

李世文用栝蒌薤白桂枝汤与生脉饮合方加味，重用薤白20g，治疗冠心病66例，均有反复发作性、阵发性胸部疼痛不适，胸满憋闷彻背、喘息、不得平卧，胸痛发作时间最短者30秒，最长者可过30分钟，个别重症病甚时可见四肢厥逆、冷汗淋漓。结果：显效23例，胸痛憋闷及心慌等症状消失，心电图检查恢复正常；好转34例，胸痛憋闷及心悸等症状减轻，心电图示心肌缺血改善；无效9例；总有效率86.3%，胸痛开始缓解时间平均为4.43天[3]。曲道炜治疗冠心病，重用薤白50g以上，而且常配伍栝蒌、枳实，疗效显著[4]。

4. 泻痢病症

薤白的功效可以概括为"通行"，理气导滞、下气止痛是其常用功效，故为治疗泻痢的常用之品，有药食两用之特性。曲道炜治疗泻痢病症，薤白用量常在30g以上，药味纯厚，功专效宏[4]。

参考文献

[1] 侯愚，李淑梅，孟晓萍．薤白提取物胶丸防治动脉粥样硬化的临床观察．中国中西医结合杂志，1988，8（5）：266.

[2] 方蕴春，奚兆庆，徐丽华，等．薤白平喘作用的临床观察．南京中医药大学学报，1984，3（2）：40.

[3] 李世文．栝蒌薤白桂枝汤加味治疗冠心病66例．湖南中医杂志，1991，7（4）：37.

[4] 曲道炜，李斌，林大勇．小论薤白．吉林中医药，2011，31（4）：362.

二十七、赤小豆

（一）张仲景用量

《伤寒论》1升1方。

（二）经方记载

麻黄连翘赤小豆汤。

（三）折合公制

30g。

（四）《药典》用量

12g。

（五）现代应用

1. 肝硬化腹水

赤小豆利尿除湿、健脾行水、泻下排毒功效突出，故有报道用赤小豆 500g，活鲤鱼 1 斤以上 1 条，同放锅内，加水 2000mL 清炖，至赤小豆烂透为止，将赤小豆、鱼和汤分数次服下，每日或隔日 1 剂，连续服用，以愈为止。服后尿量增加，腹围减小，精神良好，无不良反应[1]。

2. 荨麻疹皮肤病

蒋家道临床选《伤寒论》麻黄连翘赤小豆汤经方加减，其中重用赤小豆 60g 配伍组方，治疗荨麻疹等皮肤病，疗效满意[2]。

参考文献

[1] 周德生，胡华 . 大剂量中药临床应用 . 太原：山西科学技术出版社，2016.

[2] 蒋家道 .《金匮要略》越婢汤证中不渴的临证意义 . 吉林中医药，1989，10（4）：45.

二十八、芒硝

（一）张仲景用量

《伤寒论》半升 1 方，1 升 1 方。

（二）经方记载

调胃承气汤、大陷胸汤。

（三）折合公制

15 ～ 30g。

（四）《药典》用量

12g。

（五）现代应用

邓氏报道大剂量芒硝治疗癫狂病症效果显著。张姓患者，男，25岁，1990年7月24日诊治，患者因离婚3个月，导致精神抑郁，表情淡漠，常语无伦次，喃喃独语或哭笑无常，离家出走，有幻觉、妄想，不避亲疏，不食不眠，拒绝服药。刻诊：苔黄腻，脉弦滑数，以芒硝120g，白萝卜300g，炖煮为汤，让患者不知是药。患者服食后时许，解下大便甚多，先为硬结如羊屎黑便，后为痰涎样稀便，便后一小时入睡。改芒硝60g，白萝卜300g，每日1剂，治疗半个月，病患转如常人，随访未复发[1]。

参考文献

[1] 邓晶明．芒硝萝卜汤治疗癫狂．浙江中医杂志，1995，30（8）：336.

二十九、栝蒌

（一）张仲景用量

《伤寒论》1枚2方。

（二）经方记载

小陷胸汤、小柴胡汤（加减方）。

（三）折合公制

70g。

（四）《药典》用量

15g。

（五）现代应用

1. 食道炎

蔡柳洲1990年10月治疗一45岁江姓女患者，半年来因心情郁闷，逐渐出现吞咽哽噎不顺，胸膈痞满，胸骨后灼痛，呕吐痰涎等症状。纤维胃镜检查提示：重度食道中段炎。经用半夏厚朴汤加减治疗月余，诸症不减。近一周又现咽干口燥，大便秘结，舌质红，苔根腻，脉弦。以痰气交阴、津液耗伤证治，予启膈散加味，连服10余剂，症状仍不见好转。考虑到病重药轻，难以奏效，遂于原方中加入栝蒌 120g。5 剂后，大便通畅，胸闷胸痛噎嗝顿减。照此方加味持续服用半月后，诸症悉除。纤维胃镜复查，食道无异常 [1]。

2. 肥厚性胃炎

山西名中医朱进忠治疗一 45 岁男患者，胃腔胀痛 8 个月，西医诊为慢性肥厚性胃炎，服用西药 4 个多月，未见明显效果，继又服用健脾和胃、疏肝温中中药等亦无明显改善。再细辨此症，疼痛以上腹部为主，按之则痛甚，苔白、脉滑，结合张仲景《伤寒论》方："小结胸病，正在心下，按之则痛，脉浮滑者，小陷胸汤主之。"恰好与仲景所论合拍一致，以痰热凝结证治，用栝蒌 40g，半夏 10g，黄连 6g，枳实 10g，服药 1 剂，诸症大减，该方涤胸中痰热，开胸膈气结，继服 4 剂，诸症消失，病告痊愈 [2]。

3. 疑难杂症

蔡氏总结其临床重量应用栝蒌治疗疑难杂症有 4 个经验启示：①降逆涤痰治呕胆：呕胆病症的成因与肝失疏泄、胆气上犯、痰热内蕴、胃失和降有关。本病病程较长，气郁化火，灼伤胃阴者，用之更为合拍，但需用量要重，如此才能建功。临症时栝蒌用量常在 60g 以上，郁热重者，量可再加大，以加强疏利润降之功。②活血涤痰愈胃痛：治疗反复发作、病情缠绵的痰热蕴结所导致的胃脘痞满疼痛，栝蒌的用量需在 60g 以上，才能尽开散之力、下痰热之滞。③除垢涤痰疗久泻：慢性泻泄有脾胃虚寒而肠有垢滞表现的，治疗除选用补骨脂温肾涩肠外，还常加用重量栝蒌荡涤肠垢。④润燥涤痰除噎嗝：对噎膈初起的气郁痰阻为主者，及久治无效、反复迁延、郁热津伤、痰气未散者，常首选栝蒌，每每应手，栝蒌用量需要在 60 ～ 120g，才能发挥凉润通降之功效和作用 [1]。

参考文献

[1] 吴章穆 . 百家名医临证经验谈 . 杭州：浙江科学技术出版社，2006.
[2] 田元祥，张军平，王天芳 . 中医名家诊断医案精选导读 . 北京：人民军医出版社，2007.

三十、赤石脂

（一）张仲景用量

《伤寒论》1 斤 2 方。

（二）经方记载

赤石脂禹余粮汤、桃花汤。

（三）折合公制

48g。

（四）《药典》用量

12g。

（五）现代应用

1. 腹泻病症

许树柴临床应用经验是选用单味赤石脂 20 ～ 40g，碾成粉末，加入少量开水调匀，待温热时服下或鼻饲导入，一日 2 ～ 4 次，治疗药物性腹泻 11 例，效果甚佳[1]。

2. 坐骨神经痛

董恒星的临床治疗经验是重用赤石脂 20g，选方乌头赤石脂汤加减应用治疗 60 例坐骨神经痛患者，取得佳效[2]。

3. 冠心病心绞痛

对心痛彻背、背痛彻心的冠心病心绞痛属心阳不足阴寒痼结证候者，刘俊士的经验是配伍组方赤石脂用量为 30g，辨证准确，均可取得较好疗效[3]。张玉岭治疗阴寒痼结型冠心病心绞痛，也是用乌头赤石脂丸改汤加味，赤石脂常用量为 15g，疗效较好[4]。

4. 病态窦房结综合征

傅强等医师的临床应用经验，是用乌头赤石脂汤重用赤石脂 20g，治疗心肾阳虚，阳气衰微，心失温煦，阴寒之邪乘虚内侵，凝结不解，致使阳气失于敷布，气血受阻的病态窦房结综合征，疗效明显[5]。

5. 用于急慢性肝炎

吴成安对阴黄属久病中虚、下元不固的各种类型的急慢性肝炎伴腹泻，在辨证的基础上加入酸温甘涩之赤石脂，用量达 70g，以温补中州，固摄下元，每获良效，常用处方：茵陈，炮干姜，党参，黄芪，防风，苍术，焦白术，甘草，赤石脂[6]。

参考文献

[1] 许树柴 . 单味赤石脂治疗药物所致腹泻 . 时珍国药研究，1993，4（3）：41.

[2] 董恒星，吕长青 .《金匮》乌头赤石脂丸治疗坐骨神经痛 60 例 . 四川中医，2001，19（9）：31.

[3] 刘俊士 . 乌头赤石脂丸的辨证新用 . 北京中医，1987，6（4）：28.

[4] 张玉岭 . 乌头赤石脂汤临床应用举隅 . 河北中医，2010，32（5）：691.

[5] 傅强，吕长青，李华 . 乌头赤石脂丸治疗病态窦房结综合征 20 例 . 浙江中医杂志，2006，41（8）：452.

[6] 吴成安 . 赤石脂治疗肝病腹泻发微 . 中医杂志，1999，40（3）：188.

三十一、乌头（川乌　草乌）

（一）张仲景用量

《金匮要略》5 枚 2 方。

（二）折合公制

25g。

（三）经方记载

乌头汤、大乌头煎。

（四）《药典》用量

3 ～ 9g。

（五）现代应用

1. 糖尿病周围神经病变

仝小林院士临床报道：治疗一例糖尿病 6 年双下肢麻木疼痛 2 年的 50 岁男患者，夜间疼痛难眠，遇凉加重，伴乏力健忘，口干口渴，夜尿频，大便溏，舌淡红，舌底瘀，苔白腻等。以沉寒凝滞，血脉瘀阻证治，用川乌、草乌合黄芪桂枝五物汤加减，其中重用制川草乌各 30g，服上方 40 剂，双下肢发凉消失，疼痛持续时间缩短，照上方制川草乌各加到 60g，又服药 28 剂，疼痛减轻 80%，其余兼症亦轻，守上方配丸剂服用巩固（仝小林主编《重剂起沉疴》82 页）。又报道治疗一糖尿病 10 年双下肢疼痛麻木 3 年的男患者，疼痛剧烈，几欲轻生，覆盖 3 层棉被仍无法缓解，伴全身乏力，视物模糊，大便干，口干口渴，舌暗红，苔薄黄，以寒凝经络、中焦热结证治，处方：乌头汤合黄芪桂枝五物汤合大黄黄连泻心汤加减，其中用制川草乌各 15g，患者连服以上方药 2 个月，2 个月中间又在上方中将制川草乌增加至各 45g，仍觉效果不明显，故调整处方将制川草乌又加至各 60g，并要求将此两药先煎 8 小时。患者服此方 7 剂后，下肢疼痛凉麻等顽固之症竟明显缓解并逐渐消失。治后体悟到：一是立法处方确系无误却收效枉然似山穷水尽之时，可考虑增大主药剂量；二则毒峻药使用得当，可成为治病利器，无须畏之如虎[1]。

2. 变应性亚败血症

全国名老中医裴正学临证治疗变应性败血症，观察发现此类患者体温虽高，但四肢末端大多发凉，脉象大多沉紧，四诊辨证为寒盛于内，格阳于外，虚阳外越所致，故重用川乌和草乌组方配伍，以热因热用之法，川乌和草乌剂量分别达 20g，并将两药先煎 60 分钟去其毒，用乌头大辛大热、益火之源以消阴翳，从而达到回阳救逆之效。在此基础上，再加麻黄、细辛开腠理以解除外热；佐知母、白芍酸甘收敛以防大剂量乌头劫阴之弊。咽部红肿者加金银花、连翘；关节疼者加薏苡仁、桑枝，豨莶草；纳差乏力者加党参、豆蔻，咳嗽痰多者加杏仁、生石膏；尿蛋白阳性者加益母草、丹参；贫血者加生地黄、女贞子；多汗者加当归六黄汤；午后低热者加青蒿鳖甲汤[2]。

3. 痹证

袁健健临床对证属风寒湿凝滞经络的痹证，治疗经验是常以温经散寒、祛风除湿之法，重用制川乌 30g，制草乌 30g，配伍独活 10g，防风 10g，生甘草 30g，蜂蜜 30g，认为川草乌用大量而不中毒，其关键是配伍之药和煎法，生甘草和蜂蜜，既可解其毒，又不妨碍乌头的搜风去湿、散寒止痛的镇痛作用，久煎可使制川草乌的毒性明显减退[3]。王士福名老中医治疗寒痹型的坐骨神经痛，常选用《金匮要略》中的乌头汤合四物汤，重用制川草乌各 30g，配以生甘草 30g，二乌先煎 1 小时，结果其病 1 剂即可缓解，2 ～ 3 剂病止大半，甚至疼痛消失，或只感痛处微麻。此时可停用二乌，加薏苡仁 30g，泽泻 20g，通草 10g，服用 2 ～ 3 剂，以此甘淡方药渗泄其毒，防止积蓄为害。如此反复十余剂，使寒痹散、痛病止，且不伤正，临床多可痊愈[4]。戴云波老师认为，痹症是阳虚为本，寒邪为标，所以治疗各类痹证，在辨证的基础上加入制乌附 30 ～ 120g，先煎 2 ～ 3 小时，再加生甘草和蜂蜜同煎，乌头附子生者固然有剧毒，炮制后也仍有毒性，但经单独久煎后，则毒性基本消失，而有效成分不会被破坏[5]。

徐晓峰老师认为，川、草二乌皆温经定痛之药，但川乌力缓而持久，草乌则起效快而药力短暂，故临床对疼痛明显的痹证，均每每二乌并用。对痹证日久的风寒湿疼病，常用制川草乌各 30g，生甘草 30g，先煎 2 ～ 3 小时，然后再入他药同煎，体验到二乌大剂量应用，可迅速达到病止肿消之功效[6]。全国名老中医专家朱良春治疗痛痹，常以川草乌配桂枝、细辛、独活等温燥之品，温经散寒以止痛，凡寒邪重者用生川乌，寒邪较轻而体弱者用制川乌，用量宜逐步增加，一般成人每日量由 3 ～ 5g 开始，逐步加到 10 ～ 15g，且与甘草同用，既不妨碍乌头的作用，又有解毒之功，草乌治疗痹痛的功效较川乌为著，重证可同时并用。

余洋、宁玲临床治疗痛痹，重用制川乌 20 ～ 50g，先煎 1 ～ 2 小时，再同桂枝 12g，细辛 5g，独活 15g，当归 20g，木瓜 12g，制乳香 10g，制没药 12g，威灵仙 15g，开水煎服，2 日 1 剂，体验到，加大制川乌用量，以其为君，取其温经散寒之长，除久患之顽痹，非大辛大温，不能释其凝寒之苦[7]。曲永爱自拟桃汤方治疗风寒湿痹症，效果满意，方用制川乌 30 ～ 90g，先煎，再加五加皮 15g，海桐皮 15g，五灵脂 9g，土茯苓 30g，秦艽 20g，石菖蒲 9g，白芍 30g，木香 9g，松节 9g，甘草 9g，通治风寒湿痹痼疾，但需严格掌握适应证，阴虚阳盛热症者忌用，有房室传导阻滞者不用，有一般心肌疾患和肝功能障碍者慎用。乌头的用量应根据患者个体差异和病情轻重等严格掌握，一般用量宜由小到大，严密观察，适可而止。川乌头经炮制煎煮后，生物碱含量可消失 81.3%，故此药需煎煮 3 小时左右[8]。

4. 腰椎间盘突出术后综合征

仝小林院士治疗一例腰椎间盘突出症手术后仍小腿和足麻木疼痛患者，首诊大乌头煎中制草乌用量为 15g，二诊时患者症状减轻不明显，故加大制草乌君药用量为 30g，配伍组方，治疗半年，疗效良好[6]。

5. 化疗后外周神经毒性反应综合征

林岫报道对化疗后外周神经毒性反应综合征的防治经验，认为本病症属于正气不足，本虚标实，临床上辨证分型为气虚血瘀、寒凝血瘀、阴虚阳燥 3 种证候类型，在防治过程中无论患者属于何种证候类型，其基础方剂是用制川草乌各 20g 为君药，并必须与炙甘草 10g，大枣 6 枚组方先煎 1 ～ 2 小时，其余药物则根据患者个体证候类型随证配伍组方[9]。

参考文献

[1] 仝小林 . 重剂起沉疴 . 北京：人民卫生出版社，2022.

[2] 裴正学 . 中药与植物分类 . 中医药学刊，2006，24（5）：798.

[3] 袁健健 . 重用川草乌治疗痹证 1 例体会 . 南京中医药大学学报，1997，16（4）：21.

[4] 周德生，胡华 . 大剂量中药临床应用 . 太原：山西科学技术出版社，2016.

[5] 乌头类方在痹证中的应用体会 . 首届“经方临床学术讲坛”（珠海）会议专家讲稿 .

[6] 逄冰，赵锡艳，彭智平，等 . 仝小林应用大乌头煎验案举隅 . 中国中医基础医学杂志，2013，19（1）：101.

[7] 朱良春 . 痹病治疗必须抓住三个环节，重点解决三大主症 . 河南中医，2008，28（2）：1.

[8] 曲永爱 . 乌头治痹临床体验 . 山东医药，1984，24（3）：56.

[9] 林岫，张良玉，林守香 . 制川乌、制草乌防治化疗后外周神经毒性的经验总结 . 齐齐哈尔医学院学报，2014，35（8）：1157.

第四章

编者应用研究

一、大剂量牡丹皮地龙组方治疗中晚期高血压

学习张仲景君药大剂量应用的学术思想和临床经验，在临床中重用牡丹皮、地龙，配伍组方“凉肝通络汤”，治疗Ⅱ、Ⅲ期高血压53例，收效比较满意，现总结如下。

【诊断标准】

按照“常见心血管流行病学研究及人群防治工作1979—1985年规划”中关于高血压的诊断和分期标准。

【一般资料】

收集整理了1985年9月—1987年12月全部为专科门诊观察治疗的病例，Ⅰ期高血压及临界性高血压均剔除。男23例，女30例。最大年龄72岁，最小年龄35岁。35～40岁6例，41～50岁20例，51～50岁22例，61～72岁5例，以41～60岁为最多，平均年龄53岁。病程最长20年，最短1年，1年者6例，2年者7例，3年者6例，4年者6例，5～10年者21例，11年以上者7例，平均病程10年。

收集的病例均符合国家诊断标准。Ⅱ期44例，Ⅲ期9例，收缩压最高者28kPa（210mmHg），舒张压最高者16kPa（120mmHg），53例患者的平均血压为22.71/14.3kPa（170/107.5mmHg）。胸透左心室肥厚或扩大者29例，眼底检查动脉硬化者44例，眼底出血或渗出者4例，尿常规检查蛋白微量者5例，心电图异常者3例，有高血压脑病史者4例，有中风发病史并曾住院者4例。

收集的病例的主要症状，出现频率最高的是头晕，53例均有此症。其他症状依次为，头痛或兼胀痛26例，烦躁易怒23例，心悸12例，胸闷10例，头面烘热10例，口苦10例，口渴10例，眼昏9例，颜面及下肢浮肿9例，失眠8例，肢（指）麻木7例，乏力6例，腰膝酸软6例，耳鸣6例，自汗5例，咳嗽4例。脉有弦象者48例，舌质红、边有瘀斑或瘀点者46例，苔白薄者34例。

【临床治疗方法】

凉肝通络汤（自拟）：牡丹皮30g，地龙30g，栀子12g，白芍24g，石决明24g，牛膝15g。以此为基本方，心悸，加桂枝；口渴，加玄参；肢（指）麻木，加金银花；胸闷，加川楝子；眼昏或耳鸣，加菊花；腰膝酸软加桑寄生；面及下肢浮肿，加黄芪、熟附片；咳嗽痰喘，加礞石、半夏。根据患者素体特性及兼夹症状，随证加用2～3味相应药物，以不改变或降低主方的功用为宗旨。为突出专药专用和对药的性能，便于观察总结牡丹皮、地龙的效用，所加药物用量均不接近或不超过主药的用量，一般

均在 12 ～ 15g，以免喧宾夺主。每日煎服 1 剂，不加用任何降压西药、中成药或其他治法。服药最少 15 剂，最多 37 剂，其中服 15 ～ 18 剂者 9 例，21 ～ 30 剂者 17 例，32 ～ 37 剂者 27 例。3 个月后观察效果。

【临床治疗结果】

疗效评定标准：降压疗效评定仍按照“常见心血管流行病学研究及人群防治工作 1979—1985 年规划”中关于高血压降压疗效的评定标准。症状疗效评定采用自拟的标准，即：显效：症状基本消失；有效：症状有所改善；无效：症状无变化。

疗效分析：53 例患者的收缩压治疗后平均下降 5.3kPa（40mmHg），舒张压平均下降 2.3kPa（17.5mmHg）。降压疗效：显效 47 例，有效 4 例，无效 2 例。症状疗效：显效 44 例，有效 5 例，无效 4 例。全部病例服药后无任何不良反应。

【临床应用体会】

1. 中晚期病，乃缘肝血瘀热，经脉痹阻

夫肝藏血，主疏泄，体阴用阳，主升主动。肝将贮藏之血布散外周，是依靠肝的疏泄功能在血液运行方面的调节作用。若疏泄失职，气机不畅，则肝血不能正常向外输布，而致肝血瘀滞。血瘀久滞，易化热生火，阳气升腾，即又形成血瘀兼肝阳上亢之证，故有头晕胀痛、烦躁易怒、面部烘热、耳鸣眼昏等症；另一方面，中晚期高血压，属眩晕久病，气血紊乱，必血运停滞，久病入络，瘀血阻脉，痹阻不通，即成经脉痹阻之证，故有久病不愈之病期病史。这种肝血瘀热、经脉痹阻的机制，我们认为是本病的实质发病原理。本组病例出现频率较高的主要症状，即是最好的说明，而多数病例有瘀血征象的舌质，同样可作上述病机的佐证。顺便提及，本组病例脉象和舌苔的表现，似对此种瘀痹型高血压的辨证，没有多大的论治意义。再看本组病例经现代仪器检查，与中医肝脏有紧密联系的眼底血脉的改变例数较多，与中医血脉有密切关联的心电图的异常改变例数较多，胸透心脏实质形态变异的例数较多，以及平均 10 年的较长病程，等等突出体征，也充分证明了这种肝血瘀痹型高血压病机诊断的临床客观基础和它的科学性。

2. 病机特异，只因久病必瘀，邪深病笃

关于久病必瘀、经脉痹阻而致高血压Ⅱ、Ⅲ期的认识和见解，正是提高中晚期高血压临床疗效的关键。《素问 · 痹论》云“病久入深，营卫之行涩，经络时疏，故不通”，指出病久不愈，经络不畅，可产生“瘀血”。又云“痹在于骨则重，在于脉则血凝而不流”“心痹者，脉不通”。《素问•平人气象论》亦云“脉涩曰痹”，均指出血脉瘀滞为“痹”证。对此，我们认为，痹者，病久入里，瘀血较重，痹阻不通者是也，非风、寒、湿痹之意。孰知张仲景对瘀血久病重病，开抵当汤、鳖甲煎丸、当归四逆汤等方药运用之先河。王清任倡“痹证有瘀血说”，创立身痛逐瘀汤、癫狂梦醒汤、黄芪赤风汤等名方。叶天士有“积伤入络，气血皆瘀”和“病久入络”之说，认为血瘀久滞，深居隐伏，久稽锢结，为普通“药所不及”，指出应以虫类通络法，搜剔透络，以“松透病根”。前贤所论，诚为经验之谈，证之实践，本组病例即说明了这种客观存在的瘀久入络、邪深病重的特殊病理特征。若仅按显现明露的中医症状来辨治，瘀血的征兆和现象是较少的，虽有现代仪器的理化微观检查，可延伸中医四诊的内容，但中西医检查诊治的原理及术语等有别，毕竟是两种不同的理论体系，故此中医瘀血的病机就难以确切成立。而若依久病必瘀、瘀重病深、经脉痹阻之证治，则收效是显著的。可见Ⅱ、Ⅲ期高血压，用一般常用治法而血压下降不明显时，都应充分考虑这种特异的病机。因此，我们认为这种瘀痹型高血压的机理，在中医临床上有较大的实用意义，值得重视和进一步研究。

3. 制伏顽疴，当由丹皮地龙，大剂重用

根据上述病理机制和实质特征，即应以凉血清热、化瘀散结、平肝通络、通脉解痹立法，选用治顽症、祛重病、起沉疴之药。多年来，我们就是在此思路支配下，逐渐摸索出重用牡丹皮和地龙配伍组方治疗此病的。盖牡丹皮苦寒，能清热凉血，具辛散之性，可行血化瘀，其气又清香，可以透达入里而清热化滞，善透阴分之伏火，入通心、肝、肾，能够清君火、凉肝热、泻相火，并化诸脏之瘀血，实具“清”“凉”“泻”“化”的要点，故《本草汇言》曰牡丹皮“其气香，香可以调气而行血；其味苦，苦可以下气而止血；其性凉，凉可以和血而生血；其味又辛，辛可以推陈血，而致新血也”。再考地龙咸寒，主入肝经，能清热平肝，尤其有通利经络的功效，擅治血滞经络、热盛动风之证，概括它的功能有“清”“平”“通”的特点。二者配伍，清通为用清凉为功，平化共施，清热平肝之力增加，通利化瘀之性突出，能充分发挥共有的清热凉血、清肝泄热、透络蠲痹、通脉化瘀的功能。《药典》及《中药学》注明牡丹皮的常用量是 6 ～ 12g，地龙的常用量是 3 ～ 12g，本病既然瘀久不解，附骨著脉，邪深病重，若病重药轻则势单力弱，缓不济重。故而又大剂量使用，此盖因量重为君，能突出牡丹皮、地龙的药效以主治病机，且施以大剂，量重味厚，功专效强，自能松解“常药所不及”之证，故我们对此病的治疗，是在选用牡丹皮、地龙各 30g“量重为君”的基础上，配伍组方，另辟蹊径，出奇制胜，克伏顽疾。

二、大剂量地龙治疗出血性中风

在长期的中风防治临床实践中，我们对出血性中风急性期的中腑证，以半身不遂、口舌歪斜、舌强语謇、偏身麻木、神志恍惚或迷蒙为主症，且能口服汤药的阳亢风动、痰热腑实证患者，常重量应用地龙组方配伍治疗，疗效明显。我们的应用经验是干地龙每剂常用30g，超过《药典》和《中药学》注明的6～12g的常用量，每日1剂，水煎服3次，并配伍相应的祛除风、热、痰、瘀等药物。实践证明，重用地龙治疗此病症，有以下几方面的作用。

1. 化瘀

出血性中风的阳亢风动、痰热腑实证，乃血之与气并走于上，而为之血溢发病，急性期最忌破血之品，以免使出血加重。但脑部溢离经脉之血又为瘀血，若过用止血之品，则易使离经之血凝聚固结而遏滞脑内，继而加重病情，此非化瘀则出血之病理产物不能除。古今医家多有用地龙治疗中风半身不遂，我们的实践经验体会，地龙活血而不破血，化瘀而不生瘀，对出血性中风有化瘀活血通络对立统一、相兼并治的作用。

2. 通腑

重用地龙有腹泻的不良反应，此不良反应对出血性中风急性期又是一种治疗作用，因出血性中风中腑证，多有大便秘结、神志恍惚、舌苔黄厚、口气臭秽等症状，而重用地龙组方，大便得以很快泻下，腑气得以畅通，则神志病情很快转危为安，此为通腑之法的运用和体现，此种用药方法，尤妙在抽薪而不伤正。

3. 清热

地龙性寒，寒以清热。《本草经疏》言其“寒能祛热邪，除大热，故疗伤寒伏热狂谬”，常用于肝阳上亢、肝火炽盛、热极生风等主症或兼症，故对出血性中风具有的火热之症能清热以除之。

4. 化痹

地龙有平喘利水的作用，对哮喘咳嗽有较好的疗效。我们利用地龙化痰的功能，治疗出血性中风的喉中痰鸣、痰蒙脑窍非常有效，还能防治中风并发的肺部感染。

5. 息风

诸风掉眩，皆属于肝。地龙主入肝经，《日华子本草》云其能“治中风并癫病”，《滇南本草》谓其能“祛风”，因其功擅平肝息风，故对肝风内动、痰热腑实之出血性中风能平息之。

6. 通络

出血性中风的病理实质是血离经脉，脑脉痹阻，经络不通，影响肢体、语言与神志等，地龙能搜剔透络，通经活络，治常药所不及之病，对出血性中风能促进侧支循环，增强脑血管的血流灌注量。重用地龙，行窜而不燥热，通络而不峻猛，不会引起脑血管渗血或再破裂，是一味温和性寒的通络之品。

7. 利尿

出血性中风多有脑水肿、颅内压增高的现象，地龙入脾与膀胱经，有利尿通淋之功，《本草纲目》谓其“性寒而下行，性寒故能解诸热疾，下行故能利小便”，对出血性中风有减轻脑水肿、降低颅内高压的作用，且还能防治并发的尿路感染。

8. 降压

凡出血性中风多有高血压的病症，现代药理研究表明地龙有明显的降压作用，且降压快，疗效好，持续时间较长，效果确切。

三、大剂量葶苈子治疗中风痰热腑实证

葶苈子是一味泻肺平喘、利水消肿之药，现代多用于主治痰涎壅滞、咳嗽喘促的气管炎、支气管炎、肺炎、渗出性胸膜炎、胸腔积液及肺心病、心力衰竭等病证。我们在临床实践中，运用葶苈子为主配伍组方治疗中风急性期病证，发挥了葶苈子通腑化痰的功能效用，对此积累了一定的经验和体会。

（一）功擅痰热湿

葶苈子味苦而能清热祛湿，味辛而能温通辛散，性大寒而具清热泄下之特长，性

味结合运用，其清热利湿、疏散泄下之力量较甚，故《本草经疏》言其：“辛能散，苦能泻，大寒沉阴能下行逐水。”《本草正义》谓：“葶苈子苦降辛散而性寒凉，故能破滞开结，定逆止喘，利水消肿。”由此可知，葶苈子治疗的病症主要适用于热邪积结、湿邪凝聚、痰浊阻塞的病机证候。所以《神农本草经》言其：“主癥瘕积聚结气，饮食寒热，破坚逐邪，通利水道。”我们概括认为，葶苈子的适应病症是“痰”“热”“湿”三种邪气之实证。现代医学研究表明，葶苈子可降低颅内压、减轻脑水肿，还可降低血液黏稠度，改善微循环。为方便快捷地掌握中风的诊治要领和时机，我们在临床上不论对中经络、中脏腑，也论缺血性、出血性，在中风急性期（或恢复期，不含后遗症期），只要是有痰热湿实证病机的，均以葶苈子为主组方配伍辨证治疗。

（二）紧扣主兼证

1. 通腑排便，釜底抽薪，救治危急神昏

痰热湿型中风早期神志昏蒙阶段，常伴有大便秘结症，此为腑实肠闭病理结果。脑为元神之府，脑主神明，若腑实燥结，邪扰清阳，闭塞清窍，则出现神昏。此时如抢救不力，或失治误治，延长神昏时间，则易使病死率高、致残率高。实践中我们观察到，运用葶苈子通腑排便，多排出臭秽褐浊大便，热毒燥实痰湿之邪一旦被泻出，患者神志很快清醒，危重症情即刻化险为夷。我们体验到使用葶苈子，必以出现腹泻为度。若不能很快排下燥结粪便，则神昏症难解、不解或趋向恶化，预后不良。现代医学亦证实，使用通下法排出肠道积聚物，消除肠内毒性物质，既能降低腹压，又能有效增加腹腔内脏器的血液灌注量，促进体内新陈代谢，对因急性大脑血液循环障碍而出现的组织缺血缺氧有明显的改善作用。

2. 通肠降逆，清泄热气，肃散肺部感染

痰热湿型中风常因六淫偏盛、邪气鸱张、痰浊壅塞，导致发热、肺部闻及干湿性啰音及喘促痰鸣的并发症。运用葶苈子通腑排便，能通降肺经痰热气机，因肺与大肠相表里，肺主全身之肃降，其痰热气机得以降逆下泄，可使全身气机升降通畅，百脉朝向于肺，肺气得以肃降，则有利于肺部感染的吸收和改善。如《开宝本草》言葶苈子：“疗肺壅上气咳嗽，定喘促，除胸中痰饮。”现代临床报道证实，葶苈子有较强的降低肺水肿、促进炎症吸收和促进新陈代谢的作用。

3. 通调水道，疏凿溺窍，化解尿路感染

痰热湿型中风，急性期还常易并发尿路感染，此因湿热蕴结、痰浊内阻、蓄积膀胱、开阖失司、水道不利所致，故症现发热、小便不利及尿中大量脓球等。肺为水之上源，主通调水道，此症情使用葶苈子，能归入肺经，宣肺利水，下输膀胱，疏通水道，利尿排浊，以消除缓解尿路感染。故《别录》曰其能："下膀胱水，伏留热气……身暴中风热痱痒，利小腹。"现代药理研究表明，葶苈子含有芥子碱，有强心苷作用，故能利尿。

（三）伍用求法度

药有个性之长，方有合群之妙。我们临床发现，用葶苈子治中风，如完全依赖此一味药则大厦将倾，独木难支，当不能缺少协同辅佐之药。针对中风痰热湿实证类型，我们临床上以葶苈子为主组方常配伍三类药品。一类是协助化痰通络以息风，如常加用僵蚕、天竺黄、白芥子等，对痰浊阻塞之病症，配伍应用以增加化痰散结之能量；一类是协助清热泻火以息风，如常加用生石膏、黄连、栀子等，对热积、阳亢、火盛之病症，协同加强其泄热降火的作用；一类是协助祛湿以息风，湿邪易与痰、热、水、瘀胶柱鼓瑟，互结为患，易致阻遏气机，蒙蔽心脑神明，故常加用土茯苓、龙胆草、金钱草等，促其祛湿利水，以防湿邪壅盛，伤阳闭窍。上述三类药品视病机主次矛盾，常单类协同运用或互相结合运用，以充分发挥葶苈子通腑泄浊、蠲痰清热、利水祛湿的主导作用。

《药典》和《中药学》上均注明葶苈子每日常用量为 6 ～ 12g，我们在临床上使用此药常用剂量为每日每剂 30g，根据病势之轻重，决定用量之大中小。能口服则一定口服，不能口服者则鼻饲插胃管。葶苈子生用苦寒性味较重，易出现呕恶现象，故常用炒葶苈子，临床上尚未发现不良反应。葶苈子泄便醒脑神，泄肺涤痰喘，泄水降浊阴，主要针对中风痰热湿实证类型而选用组方，若非邪实之病症则不宜应用，否则孟浪从事，易犯虚虚之戒。

（四）临证实验录

按照 1986 年全国中医内科学会《中风中医诊断、疗效评定标准》，我们以葶苈子为主组方配伍，治疗 20 例中风急性期痰热湿实证类型患者，采用计分法，观察急性期 1 个月内的病证恢复状况，其中服用中药期间静滴清开灵针剂 50mL/d，每日 1 次用 2 周。做常规治疗用法。结果，治疗前最低 0 分，最高 12 分，平均 8.64 分；治疗后最低 2 分，最高 19 分，平均 15.07 分。经统计学处理（$P<0.01$），有显著性差异，证明葶苈子为主组方配伍，治疗中风痰热湿实证类型患者作用明显，疗效确实。如患者李某，男，67 岁，1994 年 4 月 15 日诊，因生气突发中风 3 天，左侧半身不遂，神志恍惚，舌强语謇，痰喘气促，头痛恶心，心烦不安，视物不清，小便发黄，大便秘结，苔白厚，脉弦数，血压：180/105mmHg，左侧肩关节仅能摆动，指关节屈指不能伸直，左下肢髋关节仅能摆动平移，趾关节略能动。脑 CT 检查诊为：脑梗死（右侧基底节区）。中医诊为：中风，急性期，痰热湿实证类型。中药处方：炒葶苈子 30g，黄芩 12g，龙胆草 12g，黄连 6g，栀子 12g，牡丹皮 15g，天竺黄 12g，钩藤 30g，蝉蜕 12g，川贝母 12g，天麻 12g，菊花 12g，菖蒲 12g，僵蚕 12g，玄参 12g，珍珠母 30g，石决明 30g，地龙 20g，甘草 12g。服药 3 剂，泻下臭秽粪块和白色黏沫，神志转清，痰喘减轻，诸症有减，血压：130/85mmHg，腑气得通，痰热湿邪浊得以泄下，内风上扰清窍之势已降，仍续服上药，葶苈子逐渐递减 12g → 10g → 6g 运用。施治 1 个月，神志清晰，诸症续减，左侧肩关节能上举平肩，指关节能握拳伸指，下肢髋关节能抬高 45°，趾关节能屈伸但仍无力，言语成句，可自行站立行走，病势转为坦途，趋于恢复期，继而以天麻钩藤饮合化瘀通络药调治 3 月余，临床基本治愈。

（五）简要结论语

葶苈子通腑泄浊性能，涵盖了通利大便、通降肺气、通利小便 3 种作用，有较强的实用性和科学性。目前国内众多医家实践证明，通腑泄浊法对中风急性期病症的疗效是确切的。运用葶苈子通腑泄浊，收到了息风宁神、平喘利尿、缓解症状的疗效，说明其独特功效和应用价值不可低估。对此我们将进一步深入研究，继承弘扬，开发和创制发挥葶苈子通腑泄浊功用的速效便捷中成药，提高和拓展通腑泄浊法的中医基础医学应用。

四、大剂量杏仁银花麻黄组方配伍治疫毒热病
——基于伤寒与温病辨别中东呼吸综合征

起源并蔓延于中东，散发于欧美，传播于韩国，输入于我国的中东呼吸综合征，由于其死亡率较高，对国际社会及我国造成较大的威胁，加强对此病症的感染预防控制管理和防治研究，以及对密切接触者的健康监测等，是非常紧迫的重要工作。

对此疾病目前西医药尚无特效治疗药物和防治疫苗，选择中医药防治疫疠传染病，发挥中医药防治急危重疑难病的特色和优势，此时就显得十分必要和及时。依据中医

辨证施治的特长，我根据长期临床应用中医药治疗“急性外感热病”的实践，从临床角度谈对此疾病诊断治疗的初步认识和思路方法。

中医对此病病机的认识资料表明，中东呼吸综合征的主要表现是发病急、病情重，呈现高热，伴有畏寒或寒战、头痛、胸痛、咳嗽、咯痰、全身肌肉关节酸痛、乏力、食欲减退。从中医急性外感热病的辨治经验和规律来看，以张仲景的伤寒学术理论来指导辨证，此属伤寒阳经病位病症。《伤寒论》第7条开宗明义地说：“病有发热恶寒者，发于阳也；无热恶寒者，发于阴也。”阳盛则热，故发热，阴盛则寒，故恶寒。发热与恶寒并见，是阳气与邪气相争所致，若只恶寒不发热，则属阳气尚未与邪气相争。三阳经均有发热，三阴经均无发热，故此病属伤寒阳经病症。三阳病中，太阳病发热有表实表虚之异，阳明病发热伴有大汗、脉洪大及恶热之象，少阳病发热乃寒热往来是其特点，故此病在太阳。

从中东呼吸综合征的主要表现看，此病又属伤寒太阳病表实证。张仲景在《伤寒论》第3条明确指出：“太阳病，或已发热，或未发热，必恶寒，体痛，呕逆，脉阴阳俱紧者，名为伤寒。”《伤寒论》第35条还说：“太阳病，头痛发热，身疼，腰痛，骨节疼痛，恶风无汗而喘者，麻黄汤主之。”显然，其属伤寒太阳病表实证。风寒袭表，遏制卫阳，故发热、恶寒或寒战；寒邪侵犯太阳经脉，腠理闭塞，营阴郁滞，经脉不通畅，故头痛、胸痛，全身肌肉关节酸痛，乏力；足太阳膀胱经与手太阴肺经相表里，太阳主表，肺合皮毛，外邪侵肺，肺失宣降，故咳嗽、咯痰；寒伤阳气，阻遏胃气，伤风能食、伤寒不能食，故现食欲减退症状。本病发病急骤、病情重笃、较易传染，是为疫疠，此乃天地间异常的病邪，与六淫不同，且又太过，故病邪性质为之“毒”症。总之本病病因病机是，既感受风寒，也感受疫毒，属伤寒太阳经病变，风寒外束，卫阳被遏，营阴瘀滞，经气不利，肺失宣降，寒邪化热，热毒内生。

（一）太阳病兼证变证复杂多变

根据中东呼吸综合征病例诊疗方案（2015年版），该病可发生呼吸困难为主症的急性呼吸窘迫综合征。对此，张仲景在其所著的《伤寒论·辨太阳病脉证并治》篇中也有治疗记载，如第67条的“心下逆满，气上冲胸”，第177条的“脉结代，心动悸”，第36条的“太阳与阳明合病，喘而胸满”，第63条的“发汗后……汗出而喘……可与麻黄杏仁甘草石膏汤”，第34条的“表未解，喘而汗出者，葛根黄芩黄连汤生之”。此类征象完全与现代医学的呼吸窘迫综合征相似，应根据不同的病情，辨证选择不同的治法方药。如发汗后汗出而喘，是外无表证，仅内热壅肺，肺失清肃而作喘，重点清泻肺热，不用发汗解表，需用麻杏甘石汤；表未解汗出而喘，是外有表邪，内有里热迫肺，肺气不利故作喘，重在用葛根黄芩黄连汤，既解外表兼清里热。

资料显示该病还可能发生呕吐、腹泻等症状，此与张仲景《伤寒论》的治疗记载也不谋而合。如第 32 条的“太阳与阳明合病者，必自下利”，第 33 条的“太阳与阳明合病，不下利，但呕者”，第 172 条的“太阳与少阳合病，自下利者，与黄芩汤；若呕者，黄芩加半夏生姜汤主之”。

太阳经络肾属膀胱，肾与膀胱相表里。太阳病失治或误治，常随经发生蓄水证和肾阳虚证。表现为烦热发渴、水入则吐、小便不利的五苓散证，以及小便不利、头眩、身瞤动、振振欲倒地的真武汤证。此又相当于中东呼吸综合征出现的急性肾功能衰竭病症。

若兼有恶心、呕吐，当属太阳、少阳并病；若兼有腹泻、腹痛，当属太阳、太阴并病；若兼有恶心、呕吐、腹泻、腹痛等，当属太阳、少阳、太阴三经合病。太阳病的兼证变证，寒热错杂，虚实兼夹，复杂多变，中医药治疗的规律和经验均可遵循《伤寒论》的治疗原则，“观其脉证，知犯何逆，随证治之”。

（二）治疗要重视寒温统一理论

笔者认为中东呼吸综合征的特点是即感受风寒邪气太过，复感染疫疠毒邪，既要按外感类疾病的伤寒学六经理论辨治，又要按发热传染类疾病的温病学卫气营血理论辨治，如此方能体现科学性、先进性和实用性。伤寒学与温病学的证治规律和特点虽不同，但其八纲辨证的应用方法是相同的，故中医学的寒温统一理论学说是永恒的，经受住了历史和现实、时间和实践的检验。对中东呼吸综合征的辨证与治疗，当应用寒温统一的理论学说，立法组方施治。

根据以上简要辨证，确立治则为辛温发汗，解表散寒，宣降肺气，清热解毒，方选麻杏甘石汤合银翘散合清营汤化裁，药物及用量：炙麻黄 12g，桂枝 10g，杏仁 20g，连翘 30g，金银花 40g，生石膏 20g，葛根 12g，黄连 6g，黄芩 15g，川贝母 12g，牡丹皮 12g，玄参 12g，麦门冬 15g，地龙 10g、生甘草 12g。方意：麻黄、桂枝辛温发汗、解表散寒；杏仁、川贝母、麦门冬清肺止咳；金银花、连翘、黄连、黄芩清热解毒；牡丹皮、玄参凉血清营；葛根、石膏、地龙透邪泄肺，共同针对表寒、肺阻、热毒之病机而发挥综合治疗功效。

（三）君药量大是治疗急危重疑难病的关键

理法方药量的统一，既是中医辨证施治的目的，也是中医临床治疗应用的标准和结果。上方是成人用量，方中麻黄、杏仁、金银花是君药、主药，根据《方剂学》的组方要义，针对主病主证且用量较大的药物是谓君药，即量重为君，故此三味主药用量较大，只有药味纯厚，性能突出，功专效强，才能起领军主导作用，才能率领诸药直捣黄龙，针对性强，见效快，疗效高。

中东呼吸综合征乃感受风寒之邪太过，又感染了较强的疫疠之毒症，对此种急危重疑难病，临床常规的中小剂量的药物应用，则如轻描淡写，隔靴搔痒，缓不济急。笔者认为非大剂量无以抗毒烈，非大剂量无以拯急难，故对主药用量较大。

需要特别指出的是，医圣张仲景治疗急性外感热病的专著《伤寒论》，是中医学运用大剂量药物治疗急危重病的典范。

《伤寒论》开创了中药大剂量应用的先河，其独到的、高效的学术思想和经验特长，对突出和发扬中医药特色优势，扭转社会上对中医疗效的无知和偏见，提高中医药治疗急危重和疑难病的临床疗效，有重大的学术意义和实践价值。

笔者汇集现代大剂量麻黄的应用文献报道，发现麻黄重量运用取效倍捷，平喘堪称圣药，且大剂量应用久服很少出现毒副作用。今天组方治疗中东呼吸综合征，麻黄用量 12g，也实属君药的大剂量应用，且还有所保守，理当能够高效地治疗中东呼吸综合征这种急危重疫毒病。

杏仁的用量也源于笔者平时治疗各种急性重症气管炎、哮喘、肺气肿、肺心病的用药经验。金银花的用量笔者则参考了有关期刊的公开报道组方经验。如《中医杂志》1989 年报道治疗“鼠咬热”大剂量应用金银花 50g，1993 年报道治疗“高热待查”用量 50g，2001 年报道治疗“脑脓肿”用量 60g，1984 年报道治疗“钩端螺旋体病”一天用量高达 750g。

文献报道显示中药大剂量应用时有的量重骇人，古今少见，但疗效之好，又显得十分显赫和出奇，说明中药的大剂量应用有临床基础和适应病症，这些客观存在的现实，大胆开拓性的探索，为中药的大剂量应用研究提供了宝贵的实践经验和资料，也为仲景学术的深入发展、创新发展，为中医药临床疗效的提高，提供了新的研究课题与方向，对于我们今天辨证组方治疗中东呼吸综合征也提供了十分有益的启示和借鉴。

五、大剂量黑甘草治疗支气管扩张咯血

支气管扩张咯血，属于中医学咳嗽与咳血并病的范畴。多因肺阴素虚，感受风热燥邪；或肝火犯肺，肺失清肃；或阴虚火旺，损伤肺络；或肺脾气虚，气不通血等，

以致咳嗽、咯血。故有清热润肺、清肝宁络、滋阴降火、清肺止血、益气摄血等主要治疗方案。在上述的治疗方案基础上，重用黑甘草组方配伍，对各型支气管扩张的咯血均有显效。现举验案一例，以供同道参考：曲某，女，20岁，1983年10月3日诊。

主诉：咳嗽、咯血2个月。

2个月前因劳累受凉，感冒发作，诱引宿疾，致咳嗽频繁，因工作较忙未连续服药，渐见咳嗽、咯血。经X线透视仅见肺纹理粗重紊乱。又服西药，效果欠佳。10月10日，患者服麻杏甘石汤、泻白散、止咳散合方加黑地榆、黑栀子、仙鹤草等，用药6剂，无效。复又用西药治疗月余，仍不显效。

于12月1日行支气管造影，报告为“左肺下叶尖支气管扩张”，建议转中医治疗。发病来每日咯血4～6次，每次30mL左右，血色鲜红，自觉气短乏力，头晕心烦，纳呆眠差。患者5年前罹患气管炎，后每年发作，尤其在受寒劳累后易犯，既往不曾咯血。

检查：体温37.8℃，眼面轻度浮肿，左侧肺底部可闻及散在细湿啰音。血红蛋白9.5g，白细胞11000/mm^3，中性粒细胞65%，淋巴细胞30%，嗜酸粒细胞5%，脉细数，舌质红，苔少。

辨证：患者久患咳嗽，缠绵发作，耗伤肺气，肺之清肃下降失常，故咳嗽、喘作、气短并眼面虚浮；反复咳嗽，肺蕴热邪，则损伤肺之血络，且肺气虚亦不能摄其血，故致咯血；面色㿠白、乏力、纳差，均为气虚之故；青年女子久病不愈，易情志不畅，故气滞化热而有头晕、心烦等症；脉细为虚，数为热，舌红苔少也为虚热之象。综观本例，主要病机当属肺虚气逆、血热妄行。故治以清热益气，降逆凉血。遂给予自拟方咳喘血静汤：黑甘草30g，白及15g，黑黄芩15g，黑大黄15g，五味子15g，黑地榆20g，黑姜炭10g，桑白皮30g，半夏15g，桔梗20g，地龙30g，杏仁15g，车前子20g，五倍子12g，黄芪15g。每日1剂，煎服3次。

12月12日，患者服上药9剂，咯血及低热、微肿均消失，咳嗽亦轻，自觉诸症明显减缓，唯晨起稍有咳喘，照上方去地榆，加磁石30g，6剂。12月22日，患者药后仍未咯血，仅有微咳，断为临床治愈。改为中成药橘红丸、利肺片、穿心莲片合用，善后巩固。于1996年8月随访，迄今遇寒稍有咳嗽，咯血未再复发。

体会感悟：甘草归心、肺、胃经，《别录》谓其能“温中下气，烦满短气，伤肺咳嗽，止渴、通经脉、利血气、解百药毒”。《汤液本草》谓其能“治肺痿之脓血”。因甘草能益气止咳，通脉缓急，故本病例肺气虚弱，气不裹血，重用甘草能补益肺气，摄气统血；又经炭制，故甘草既能益气，又能止血，此正适于肺虚出血之病症。现代药理研究表明甘草有抗炎及抗变态反应的作用，其原理与抑制毛细血管通透性和抗组织胺有关。另外，其含有的甘草次酸有中枢神经性止咳的作用，对支气管痉挛有保护作用。古今对甘草的性能虽认识有异，然其效用却一致相同。故我们认为，重用黑甘草治疗支气管扩张咯血，止咳止血，通经脉，利血气，其疗效是确切的。

六、大剂量用药治疗脑血管病经验

脑血管病是缺血性和出血性脑血管病的统称。缺血性脑血管病包括短暂性脑缺血发作、腔隙性脑梗死、动脉粥样硬化性血栓性脑梗死、脑栓塞、颅内静脉及静脉窦血栓形成、高血压脑病等，占所有脑血管病的 80% ～ 85%；出血性脑血管病包括脑出血和蛛网膜下腔出血，占所有脑血管病的 10% ～ 15%。

脑血管病发病率高、复发率高、死亡率和致残率高，是危害我国中老年人健康及生活质量的主要疾病。据流行病学调查显示，自 21 世纪以来，我国多数地区脑血管病发病率呈上升趋势，目前全国平均发病年龄约 60.1 岁，存活患者中有 70% ～ 80% 不同程度地丧失生活和工作能力，严重影响生活质量的中重度比例达 61.5%，90 天复发率达 20%，现存脑血管病患者约 700 万人。脑血管病已跃居我国城乡居民疾病致死原因的第二位，给社会和家庭带来沉重的经济负担和压力。2030 年，我国将成为全球人口老龄化程度最高的国家，脑血管病的防治形势也将更加严峻。

脑血管病的预防、治疗和康复，是目前国内外专业学者的研究热点。在脑血管病危险因素的干预、早期诊断、溶栓治疗、神经保护、介入治疗，以及开展中医治未病、未病先防、既病防变、瘥后防复的综合康复等多方面已取得长足进展。多种中医注射针剂及中成药新制剂、新产品不断问世，以及中医卒中单元及中医诊疗路径的推广，使广大患者倍加受益，中医、中西医结合防治脑血管病取得许多明显的成果和进步。

中西医学的迅猛发展和新技术、新方法、新药物的广泛应用，使脑血管病的防治面临新的机遇和挑战，进一步提高中医药的临床疗效，探索脑血管病中医临床治疗学的突破和发展，是当前急需解决的迫切问题。我们在长期的医疗实践中，学习运用张仲景大剂量药物治疗急危重疑难病的学术思想和技术方法，应用大剂量药物治疗脑血管病的相关急性期、亚急性期、恢复期和后遗症期，均取得了较好疗效，积累了一些心得体会。为了拓展提高中医药治疗脑血管病疗效的思路，今将个人的临床用药经验做简要总结。

（一）应用概述

脑血管病的急性期、亚急性期，多兼有高血压，多呈现血瘀血热、肝阳上亢、肝风内动等症象，活血则易致络破血溢，止血则易使病症延误。对此，我们临床上常大剂量选择牡丹皮作为君药配伍组方治疗，牡丹皮苦寒辛散，清热凉血，祛瘀行滞，能通达经脉而清热化滞，善透营分之伏火。归心、肝、肾经，能清君火，凉肝热，泻相火，并化诸脏之瘀血，独具“清”“凉”“化”的特点和长处。故《本草汇言》曰牡丹皮“其气香，香可以调气而行血；其味苦，苦可以下气而止血；其性凉，凉可以和血而生血，其味又辛，辛可以推陈血，而致新血生也”。

牡丹皮既不耗血动血，又不止血凝血，对脑血管病适材适选，恰如其分，故我们临床常用此药30g配伍组方，大剂量应用，功专效强，以清散营分血分之瘀阻热邪。现代药理研究表明牡丹皮有降血压、抗凝及抗血栓形成、抗动脉硬化、增强巨噬细胞功能、清除自由基、抑制溶血反应、镇痛镇静、抗惊厥、解痉利尿等作用。

重用牡丹皮治疗出血性脑血管病常使用清营汤化裁，效果显著。重用牡丹皮时常配伍或加用相关药物。兼阴虚者，宜配加玄参、生地黄以滋阴凉血；兼便秘者，宜配加大黄、大白（槟榔）以清热导下；兼吞咽障碍者，以配加远志、白芥子蠲痰利窍；兼语言不利者，宜配加菖蒲、郁金以化痰通窍；兼口眼歪斜者，宜配加僵蚕、全蝎以祛风通络；兼下肢困软者，宜配加牛膝、寄生以补益肝肾；兼肢体麻木者，宜配加鸡血藤、豨莶草以养筋通络；兼痰多者，宜配加川贝母、天竺黄以清化痰浊；兼身体寒凉者，宜配加熟附片、桂枝以温阳祛寒；兼有湿邪者，宜配加土茯苓、薏苡仁以祛湿通络；兼易生气者，宜配加蒺藜、川楝子以平肝理气；兼易感冒者，宜配加狗脊、苍耳子以助阳散寒。以上皆可在重用牡丹皮凉血化瘀的基础上，酌情选择配伍应用。

（二）初步体会

1. 大剂量用药的思路特点

脑血管病至今还是大病重病，国内外都在深入攻关、不断探索。此病起病急骤，病因病机错综复杂。应用中医药方法若常规治疗则井深绳短，病重药轻，犹如隔靴搔痒。我们借鉴张仲景大剂量用药的临床经验和技术方法，对邪气猖獗的急危重病症病势，投以重量大剂，量重味厚，功专效强，能很快遏止病态，拯救急重，说明大剂量用药有独特的作用和优势。

2. 大剂量用药的重要前提

大剂量用药治疗脑血管病，绝不是随心所欲，孟浪莽撞。我们体会到必须认准病机，精准辨证，坚持理法方药量的高度统一，才能取得显著的疗效。中医学的优势特长是辨证施治，中医的疗效秘诀和威力也在于辨证施治。我们的实践表明，在辨证施治的正确思维指导下，不管是急性期、亚急性期或者是恢复期和后遗症期，只要辨证准确，病因证候确切，立法严谨、选方贴切、用药对证，且又配伍得当，制方科学，就可大刀阔斧，重量应用。此即是大剂量用药治疗脑血管病的原则和前提，对此应予重视。

3. 大剂量用药的安全规范

大剂量用药卓效与风险并存，如用葶苈子治疗痰热腑实的脑血管病急性期及恢复期，稍有不慎，易致腹泻，泻则易伤及正气。所以大剂量用药不仅是一种临床医疗的技术，而且是一种社会实践的应用艺术。我们既要有大剂量用药的策略，又要有善于应用大剂量用药的技巧。我们的经验，一是贵在辨证：不可用西药的诊断观点替代中医的辨证思维，一定要用中医的主体意识、诊断思维和辨证方法，一定要用中医的病位、病因、病性三要素诊查断病，如此病机才能看得准，证候才能认得清。二是重在配伍：如君药大剂量应用地龙配伍组方治疗痰热风动的脑血管病。地龙清热通络，平肝息风，大剂量用药治疗急危重病，对症用药效果就是好。但重用也有易腹泻的现象，对此临床上我们常配伍少量的白芍。大剂量牡丹皮治疗出血性脑血管病，疗效确切，但重用有易胃脘痛的情况，对此，应用中我们常配伍少量陈皮。我们的体会是，大剂量用药治疗特殊病症，配伍得当，不让大剂量药物出现不良作用，且又充分发挥大剂量用药的特长和作用，才能抵抗急危重病的毒烈和邪恶。霸药给予一定监制，方能无往而不胜。三是小量递增：葶苈子泻下作用较强，非实邪实证就不能在初起就马上给予大剂量。根据患者体质强弱，我们常从小剂量用起，逐步加大用量。只要对症，不宜更方，病邪不去，加倍用之，逐渐增量，中病即止。遵循取之有度、稳步前进的方法，在稳妥中大剂量用药，这是一种两全其美的治疗上策，对此应予以特别注意。

七、大剂量苍耳子组方治疗鼻渊

在中医脑病的临床防治研究中，我们发现头痛病症常见且多发，经检查多属于脑血管病，辨证治疗也在常理常识之中。但还有许多头痛病症经检查属于急性鼻窦炎或慢性鼻窦炎，中医称“鼻渊”。对鼻渊（急慢性鼻窦炎）对症治疗，多数患者很快好转或痊愈，但也有部分患者效果不著，易反复。借鉴张仲景君药大剂量应用治疗疑难病的经验，又在偶然重量用药有效的情况启示下，我们对久治不愈或反复发作的鼻渊，大剂量应用苍耳子30g配伍组方，经临床观察研究，效果很好，故对此做简要总结。

（一）一般资料

男性23例，女性54例。最大年龄60岁，最小年龄7岁，10岁以下2例，10～20岁29例，21～30岁11例，31～40岁17例，41～60岁18例。其中，工人9例，农民16例，干部13例，学生28例，教师7例，医生2例，警察2例。患病时间最短7天，最长10年，7天至1个月者25例，1个月至5个月者10例，半年至1年半者20例，2年以上者22例。

（二）方药

重苍平渊汤（自拟）：炒苍耳子30g，藿香15g，白芷12g，辛夷12g，荆芥10g，炙麻黄6g，桔梗18g，牡丹皮15g，生石膏15g，连翘20g，玄参20g，桑白皮20g，甘草10g，水煎3次，每日服3次，饭后服用。全部病例均单纯用此汤药，无一例配合西药，也未配用其他治法。

根据患者素体特性及兼夹症状，随证加用两味相应药物，以不改变或降低主方的功用。如兼发热、恶寒，热壅肺窍者，加金银花、黄芩；兼口苦、咽干，胆火上炎者，加龙胆草、栀子；兼气短、自汗，肺气虚弱者，加五味子、百合，兼口疮、便干，胃火炽盛者，加大黄、芒硝；兼失眠、头晕，心神不安者，加磁石、珍珠母；兼咳嗽、痰喘，肺气不降者，加杏仁、苏子；兼肾阴虚，加枸杞子、山茱萸；兼肾阳虚，加熟附片、淫羊藿。

（三）诊断及疗效评定标准

诊断标准：根据中医“鼻渊”的病理机制，主要以“鼻流脓涕、头痛、鼻塞、不闻香臭”四大症状为诊断标准，其中鼻流脓稠浊涕是辨证要点，其特征是涕色黄黏，常有不已，每揩不净，故从症舍脉舌，凡具备上述四大主症，即可为本组观察治疗的对象。

疗效评定标准：临床治愈：鼻流脓涕及其余症状完全消失；好转：鼻流脓涕基本消失，其余症状明显减轻。

（四）治疗结果

77例中临床治愈45例，治愈率58%，好转32例，好转率42%，近期总有效率

100%。服药2剂者1例，4～6剂者59例，8～12剂者17例，此17例中大多是病程一年以上的患者，说明患病时间久，相对服药剂数也要多一些。全部病例服药1剂后即觉有效，且未发现明显毒副反应。

（五）典型病例

毕某，男，42岁，教师，1985年6月19日就诊。主诉：鼻流脓涕，鼻塞不利，头痛头昏，不闻香臭已半年余。迭经中西药医治，效果不佳，久不见瘥，甚感烦恼。患病后易感冒，斯时诸症犹加，甚或夜间张口呼吸，睡眠不安，更增健忘，神疲身倦，常觉口苦咽干，时有咳嗽阵作。平素呼吸通畅，既往无特异病症。查脉弦，舌质淡红，苔薄白满布舌面，望之见擤鼻有脓稠黄涕，按压眉棱骨及鼻柱两旁疼痛明显，闻之鼻音重着，患者自述体力活动后鼻窍通，活动少则易鼻塞。余无他症，诊断为鼻渊。处方：重苍平渊汤减牡丹皮、连翘加黄芩12g、杏仁15g，2剂。

6月22日：药后鼻腔通利，头痛减轻，黄涕明显变稀减少，心中甚感快慰，要求续服上药。照上方2剂。6月27日：黄涕无，头痛消失，能闻香臭，宗上方2剂。7月2日：诸症尽除，为巩固疗效，再服2剂。1986年9月随访，迄今病未再发。

（六）讨论与体会

1. 为探索鼻渊的中医辨证诊断客观化、规范化、标准化，我们以《实用中医内科学》和《中医疾病的整理研究》为据，相互参照结合，制定“鼻流脓涕、头痛、鼻塞、不闻香臭”四大症状为鼻渊的诊断标准。其中鼻流脓涕必不可少。此四症标准，易望，易闻，易问，简便易行，容易掌握和运用，值得在基层推广使用。

2. 本病属肺，涉及胆、脾、肾（脑），证情往往寒热虚实夹杂，虽证情复杂，但有一共同病理反映，即邪壅清道、蒸液下流。自拟“重苍平渊汤”具有发散风寒、温化湿浊、蠲痰开窍、清肺祛热之功效，完全适用于风寒湿热稽留表里、盘踞清窍之繁复错杂证。

3. 本组病例重用苍耳子30g，力大功专，使急发病状迅速缓解，慢性沉疴得以根除。中医界传统认为苍耳子用量较大易生毒副作用，为了对患者负责，做到服药安全无意外，要求患者必须饭后服此汤药。笔者在此汤方临床观察使用前，曾在两年内患6次鼻渊，为此曾亲自做过6次饭前服药、6次饭后服药的比较试验，结果饭前服药时有轻度的恶心发呕或胃部不适感，而饭后服药则无任何反应，故切身体验到饭后服此汤药，可减少对胃肠的刺激，避免不良反应。本组随访结果，无一例有明显不良反应，说明重用苍耳子组方，饭后服用，安全可靠。关于历来服食苍耳子中毒的记载，可能与单用有关。本方虽重用苍耳子，但配伍应用，可能抑制了其毒性。

4. 方中苍耳子用量重大、气味明显特厚，诚为方中之君药，为治疗本病的重要药物。岐黄卷帙，古今医家早有定评。然近年同类中医专题总结，俱是需服药多剂的临床报道。为了缩短疗程，提高疗效，我们大胆突破常规用量，重用苍耳子 30g，使该药煎煮后浓度高，气味醇厚，力大功专，增强针对性，使其在体内就能充分发挥有效成分，强力祛邪，加快效应，使急发病状迅速缓解，慢性沉疴得以根除。

5. 古来方药家慎用苍耳子，是依据《中药大辞典》谓本品用量为“1.5 ～ 3 钱”，《药典》（1985 年版）规定用量“3 ～ 9g”，《中药学》（第五版）注量为“3 ～ 10g”。与这些常用量相比，本方用苍耳子明显量重，是对经典界限的较大突破。鉴于国内外至今尚未见有重用苍耳子配伍治疗鼻渊的多病例总结报道，故仅初步整理，以期医界同仁重视探讨。

6. 我们认为本治法是专病专方专药在中医临床研用方面的新的实践，突出了中医特色，体现了专病专方专药的科学性，这也是张仲景专药专方学术思想的具体应用和发展。因专病专方专药是辨证论治的升华，是历代中医药学者实践和智慧的总结，本组临床观察收效较好，表明进一步广泛深入地开展突出中医特色的辨病论治学说研究和探索，有较大的实践应用价值。

八、大剂量用药治疗难治性高血压

《金匮要略》大黄牡丹汤具清泻热毒、逐瘀破结、化痰散浊之功，近代临床常用其治疗肠痈及阑尾炎。我们在长期的医疗实践中，认为仲景书中原论肠痈之热毒内聚即是热积，血结肠中则为血瘀，脓肿腹痛实乃痰浊，此热积血瘀、痰浊相兼的病理基础，与难治性高血压的多元病因病机颇多一致。难治性高血压属于“应用非药物治疗和包括利尿剂在内至少 3 种药物足量、合理、联合治疗仍不能将血压控制在目标”[陆再英、钟南山主编《内科学·原发性高血压》（第 7 版）]。患者临床多嗜好烟酒，肥甘厚味，活动较少，体格强壮，男性较多，病程较长，降压效果不理想。在中医诊断上多表现为脉舌症为实证突出，病位涉及较多脏腑，病理特点是痰瘀互结，热毒侵蚀，五脏受累，邪气偏盛。由于此类高血压病机繁复，故我们认为具有治疗血瘀热积、痰浊相兼作用的大黄牡丹汤完全可用于治疗此种多元因素并存的难治性高血压。因此，我们结合临床运用经方的体会和经验，用“加味大黄牡丹汤”治疗难治性痰瘀热阻型高血压，在应用西药降压药的基础上，适时配合服用或间断服用中药，常收到收缩压或 / 和舒张压明显下降、西药降压药数量减至2种即可维持的疗效。具体处方：牡丹皮30g，桃仁12g，大黄3g，栝蒌仁30g，芒硝3g，赤芍15g，地龙15g，黄芩15g，其方药证治力求扬仲景辨证之精髓，古为今用，推陈出新，以提高疗效为主旨。随着对此病辨证施治的深入发展和对此方药的广泛运用，我们常根据患者个体特性及具体病情，联系脏腑辨证，归类加味用药，初步形成了独特的治疗思路和点滴的用药经验，对此简介如下。

（一）心脏病症明显者，重用散结功效速

临床上如果兼有烦躁易怒、失眠多梦、口舌生疮、手足心热、小便黄赤、神情活跃并多言多语、脉数、舌质红或舌边尖有瘀点、瘀斑等，治疗用“加味大黄牡丹汤”加连翘、白僵蚕。连翘常用量40g，白僵蚕常用量15g。连翘味苦性寒，主入心、肝经，清热解毒，散结消肿为其长，重量应用连翘，能消散阳气结聚之热、泄化脉络凝滞之瘀，我们实践体会其临床降压疗效很明显，且无不良反应。白僵蚕独具化痰散结、除风止痉之功，对心肝火旺的头晕头痛效果很好。

（二）肺脏病症明显者，配用辛凉以驱逐

临床上如果兼有气逆胸闷、善太息、胸胁胀满、咽干、喉痛、咳嗽、痰多、大便干、脉弦、舌质红、苔白等，治宜“加味大黄牡丹汤”加生石膏、荆芥。生石膏常用量30g，荆芥常用量15g。生石膏味辛入肺，性寒而专主清泄肺热，更因其质重能以重镇清金抑木。荆芥归经于肺、肝，能散风热，清头目，利咽喉，治项强，疗目中黑花，特别是荆芥入足厥阴经气分，其功长于祛风邪，散瘀血，为治风病、血病之要药。这种荆芥入血分，调治血脉热病的特点，正是治疗难治性痰瘀热阻型高血压的根据和奥秘所在，耐人寻味，值得重视。我们临床体会到，荆芥疏肝宣肺，除风止血，功劳独特，不可以其微贱易得而忽视之。

（三）脾脏病症明显者，增用疏利病蠲除

临床上如果兼有头重或头发麻发木、脘闷胁痛、腹部胀满、厌食嗳气、眼睑或皮肤四肢水肿、脉弦或滑、舌质红、舌有瘀斑、苔白厚或黄腻等，治用“加味大黄牡丹汤”加大白、金钱草。大白常用量6～12g，金钱草常用量40g。因本病的基本特征是痰浊、血瘀、热积共为一体，相互交织为患，大白对这3种病机病证皆能治疗，故配伍此药增强其祛邪作用。实践证明，用此药后，多见患者腹部咕噜，或胸胁胀满消失，或大便勤并溏泻而舒服，最重要的是血压明显下降。金钱草利水通淋，消散肿毒，有

化痰化瘀之功效。本证型病位主要在脾经，脾恶湿，脾不健运易生痰浊，故在使用既定方药的同时，加用此两味药，重在痰瘀同治，诚为作用于本证的丝丝入扣之品。

（四）肝脏病症明显者，伍用清息为之助

临床上如果兼有头晕胀痛、急躁易怒、面红目赤、视物不明或雀盲、眼干涩、耳鸣耳聋、头面烘热、口苦胁痛、指（趾）麻木、溲黄便秘、脉胘、舌质红、苔白薄或薄黄等，取用“加味大黄牡丹汤”加龙胆草、白蒺藜。龙胆草常用 15 ～ 18g，白蒺藜常用 30g。龙胆草清肝胆湿热，尤擅清泻肝火，对此高血压证，是为适材适选。痰瘀互结过久，易致肝热内生，阳亢风动，白蒺藜平息肝阳，镇肝风，清肝热，现代药理研究有降血压的作用，故用此药降压效果十分明显，可防治中风偏瘫前病变。白蒺藜还有独特的疏肝解郁作用，肝病多郁，肝脏痰瘀热阻，既影响肝木的疏泄和条达，反过来又易加重痰瘀热阻病变，相互影响，互为因果，用此药疏肝解郁，平肝息风，无异于釜底抽薪，直捣黄龙，既治疗痰热瘀阻病证，又拦截病势进展，防止生风逆转，非它药作用于此可比。

（五）肾脏病症明显者，加用镇降病邪伏

临床上如果兼有耳鸣、肢体麻木、筋惕肉瞤、腰膝酸软、五心烦热、视力模糊、舌质红、苔薄白、脉弦或脉沉等，治以“加味大黄牡丹汤”加磁石、牛膝。磁石和牛膝均常用 30g。磁石平肝潜阳，镇心安神，性寒而能清热，走肝肾而有摄纳之功，且本品质体最重，能重镇平肝，诸功能相互结合，治疗肝肾痰瘀热阻之高血压，不啻药证吻合，疗效确切。另外，牛膝也专一归经肝肾，性善下行，配用此药，一则取其“引热下泄”之能，善引肝肾郁热、积热、虚热上逆之邪热以下行；二则取其“导瘀下行”之功，善引肝肾失调所产生的瘀阻症状而下消。现代药理研究表明牛膝有降压、利尿作用，实践证明牛膝的降热降血功能，以及在此基础上起到的降血压作用，效果非常确实。

九、大剂量用药治疗中风后遗语言障碍

因大脑病变而致语言障碍称失语症，也即失语症是因大脑损伤而产生的语言障碍。中风后遗语言障碍，是指脑血管卒中后经过急性期的抢救和恢复期的治疗，病程在 6 个月以上，仍遗留有语言障碍的病症，是中风患者常见后遗症之一[1]。中风发病率高、死亡率高、致残率高，资料显示，在中风后存活的患者中有 10% ～ 18% 遗留有不同程度的语言障碍[2]。此病症严重妨碍患者的社会交往，影响患者的生存质量，甚至给社

会和家庭带来沉重的经济负担，属于难治之症。现代医学将其分为运动性失语、感觉性失语、命名性失语和混合性失语等4种主要类型，在病理认识和检查方法上有较深入的研究，但在药物治疗上并没有满意的方法和理想的效果。中药、针灸等疗法治疗此病症显示了较好的疗效和前景[3]，更有建立“络病证治体系”研究辨治血管疾病的独特疗法，为防治血管疾病疑难病展示了良好的前景[4, 5]。临床上有中风后遗语言障碍独立的病症，也有语言障碍兼有半身不遂等症状的，多年来，我们在对中风后遗语言障碍为主的病症的治疗实践中，从中医的心络脉理论着手，以“心络瘀痹、气血神阻”病机立论，确立“通络化瘀、补气活血、开窍醒神”为治则，单用中药治疗中风后遗语言障碍，取得了比较满意的疗效。

（一）病机特征

中风后遗语言障碍的主要病位在心脏及其经络和舌体，因舌为心之苗，心开窍于舌，心主血脉，心气通于舌。若心脏经络的气血神明正常，则舌体灵活，语言流利；反之，若心脏经络的气血神明失常，则舌体强硬，语言謇涩。所以，知犯何逆，辨证施治，调理心脏经络的气血神明，就能有效地治疗语言障碍。

中医学的经络指的是经脉和络脉，经脉包括十二经脉、奇经八脉等，络脉包括十五别络等。经络的区别是，经，指经脉，有路径的意思，经为主干；络，指络脉，有网络的含义，络为分支。经脉、络脉的共同性能是运行全身气血，联络脏腑肢节，抵御客邪侵袭。而络脉的功能是对全身上下内外渗濡灌注、沟通表里、贯通营卫、津血互换。经脉主干通道粗大，纵向线性运行，其发病演变过程易于被医者认识和把握。络脉支横别出细小，横向面性弥散，故易久病入络，久瘀入络，易滞易痹，胶结难愈。舌与脏腑经络联系紧密，如足少阴肾之经脉挟舌本，足太阴脾之经脉连舌本，这是经脉与舌的主要连属，对心脏经络发挥正常的气血神明起了很大的作用，更重要的是《灵枢•经脉》篇曰“手少阴之别……系舌本”，形成了手少阴心经之络脉渗灌舌体的通道。由于络脉的生理特征和独特性质，若中风在急性期、恢复期失治或误治，病程较久，迁延时日，就造成了中风语言障碍难治难愈。所以我们认为，经脉与舌的联系，对中风后遗语言障碍有很大的影响，而络脉与舌的联系，则是导致中风后遗语言障碍的主要成因。

手少阴心经之络脉联系舌，是舌与全身脏腑形体官窍、精气血神之间相互联系的主要基础，心络脉虽然支横别出细小，但同样有运行气血、主宰神明的功能。我们认为，由心络脉导致中风后遗语言障碍的发生有3个基本病因病理：一是久瘀入络，血瘀日久，瘀阻心络，络脉堵塞不通，久凝滞痼，导致心络瘀阻痹结；二是久病入络，心络不能通畅地运行气血，气机失调，血运逆乱，导致心络气血不和；三是络伤神明，心络也是五脏六腑之大主的重要组成部分，心之络脉瘀滞梗死，思维意识主宰失控，导致心络闭塞神志。心之络脉的瘀阻痹结、气血不和、神志闭塞，是中风后遗语言障碍的主要病机症候，我们把其概括为“心络瘀痹、气血神阻”。

（二）治疗特点

心络脉支横别出，承载经脉中的气血神明，并将其敷布充养到舌体，因此心络脉通畅无滞，气血运行正常，才能维持控制舌体语言功能的正常发挥。中风后遗语言障碍较难治愈，其根本病理实质是心络瘀痹、气血神阻，故我们采取化瘀通络、补气活血、开窍醒神的治疗原则，切中病机，丝丝入扣，针对此病的实质矛盾，调整心之络脉的病理状态。我们常用的经验方是“中风语言汤”，其药物组成及用法是桃仁 4 份，川芎 4 份，僵蚕 4 份，水蛭 4 份，土鳖虫 4 份，全蝎 2 份（服用煎剂则需焙干研面冲服）、钩藤 10 份，鸡血藤 10 份，蜈蚣 2 份（服用煎剂则需焙干研面冲服），地龙 10 份，黄芪 10 份，人参 3 份，丹参 10 份，当归 10 份，牡丹皮 4 份，赤芍 4 份，栀子 4 份，菖蒲 4 份，远志 4 份，郁金 4 份，冰片 1 份（不入煎剂只入胶囊剂或丸剂）等。根据患者体质强弱，在上述用量范围内酌情增减，煎剂 2 日 1 剂，日服 2 次，饭后服用。也可取本方 5 倍剂量，共为粉面，装胶囊，每粒 0.3g，每次 6 粒，饭后服用。或炼蜜为丸，每次 6g，日服 3 次，饭后服用。方中人参、黄芪补益心气、扶助正气，川芎、桃仁、当归、丹参活血化瘀、通行经络，钩藤、鸡血藤柔筋透络、养血除风，赤芍、牡丹皮、栀子凉血祛瘀、清心解毒，菖蒲、远志、郁金、冰片开窍醒神、化浊辟秽，土鳖虫、全蝎、蜈蚣、地龙、僵蚕等多味虫类药配伍应用，共奏通达心络、化瘀破痹、活血通脉、开窍醒神之功，切实作用于中风后遗语言障碍的改善和恢复。该方一个重要特点是在活血祛瘀的基础上多味重用虫类药组方，虫类药性善走窜，化瘀通络，是治疗络脉病症的尖刀利剑，也是中医药治疗络脉病症的独具特色的专药。中风后遗语言障碍，是因久瘀久病入络，瘀血痹结较重，不是一般常见的血脉不和症状，非草木药物之攻逐可以奏效，用虫类药化瘀通络，搜剔透络，攻积除坚，破痹拔结，实践证明有明显的疗效。

（三）典型病例

吴某，男，67 岁，农民。2011 年 6 月 3 日就诊。主诉：语言不利，左侧半身肢体困软 2 年 10 个月。2008 年 12 月脑卒中，在县人民医院诊为脑梗死、冠心病、高血压、高脂血症，经治一个月，好转出院，但仍说话含糊不清，右侧肢体明显半身不遂、行走困难。一直坚持服降压、降脂、抗凝西药及活血化瘀的中成药等，右侧半身不遂逐渐好转，但言语不清不见好转。现语言謇涩不利，自觉舌体发硬，右半身肢体困软，脉弱，舌质红，苔白，舌体向左歪，血压 120/80mmHg，神疲，身困，大便干。中医诊为“心络瘀痹、气血神阻”之中风后遗语言障碍，西医诊为卒中后语言障碍，运动性失语，处以上方药 3 剂试探之。药后自觉有效，续服 1 个月，感觉效果明显，患者信心大增，主动要求续服此药。2011 年 7 月 5 日照原方 5 倍配制成胶囊服用。2011 年 8 月 28 日随访，患者服上药共近 3 个月，现精神很好，说话流利，语言障碍恢复正常。

参考文献

[1] 高素荣 . 失语症 .2 版 . 北京：北京大学医学出版社，2006.

[2] 王永炎，谢雁鸣 . 实用中风病康复学 . 北京：人民卫生出版社，2010.

[3] 王新志，王海军，李燕梅 . 中风失语研究述评 . 中医杂志，2005，46（1）：68.

[4] 贾振华，吴以岭，高怀林，等 .“脉络 —— 血管疾病”辨证诊断标准 . 中医杂志，2007，48（11）：1027.

[5] 贾振华，高怀林，谷春华，等 . 基于 3469 例血管病变患者证候分布规律的脉络病变共性探讨 . 中医杂志，2009，50（10）：920.

十、大剂量用药治疗顽固性失眠

顽固性失眠是一种常见病、多发病，中医谓“不寐”，多属于思虑过度、过于疲劳、紧张恐惧、情境变迁等引起的持续的睡眠质量使人不满意的状况，主要表现为经常性的、反复的入睡困难，睡眠不深不实，易惊醒，易早醒，梦多等症状。伴随着社会经济的快速发展，工作与生活节奏的不断加快，失眠发病率越来越高，久治不愈的顽固性失眠也越来越多，此病症严重影响人们的生活和工作质量。现代医学对失眠常用苯二氮卓类药物、非苯二氮卓类药物、褪黑色素类药物及抗抑郁药物治疗，长期大量地服用此类药催眠，易形成依赖成瘾，从而造成肝肾功能损害，导致精神不振、认知功能减退、精神障碍、呼吸循环功能障碍等。中医药治疗失眠，较之西医药的最大特点是从整体观上调治，在辨证施治的原则与方法指导下，对病因、病位、病性的把握有独到的个性化和灵活性，能从多层次、多环节、多渠道着手干预。从古至今大量的中药饮片、中医方剂、各种中成药等，数不胜数，临床上辨证治疗失眠疗效明显，各有千秋。但对顽固性失眠的治疗尚乏见效快、疗效确实满意的中药新药，因此，对顽固性失眠的中药新药的研制开发及市场化应用是急待解决的问题。

在长期的中医专科专病的医疗实践中，在大量的专业文献的学习应用中，我们发现某些中药的大剂量应用对顽固性失眠有较好的疗效。为了拓宽治疗顽固性失眠的思路，给中药新药的研制开发提供有效的药物线索，今以超过《药典》[1]中的中药用量作为大剂量用药的标准，根据《方剂学》[2]中“量重为君”的原则，收集国内专业期刊公开发表的以中药为君配伍组方治疗顽固性失眠的文献报道、经验报告及验案介绍等，做一简要概述和浅说。

（一）概述

1. 半夏：胡氏治一不寐两月余的62岁男性患者，服多种中药汤剂皆乏效，用半夏秫米汤加味，径用半夏60g，服3剂，得以安睡，体会到用半夏治不寐，不用30～60g的大剂量就效果不显[3]。熊氏治疗失眠在半年以上的病症，常用半夏60g，配薏苡仁，效果满意，未见一人有不良反应[4]。马氏用炙法半夏40g，配伍百合、合欢花、茯苓、菖蒲各15g，治疗30例失眠，取得了显著效果，并且疗效巩固，其经验是先用常用量不明显，再加大半夏用量而显效[5]。

2. 蔓荆子：王氏以蔓荆子30g配伍黄连15g，治疗肝郁化火之不寐，即使前服安定类药效不著者也均有较好的疗效[6]。

3. 桔梗：杨氏介绍北京东直门医院周教授常用补心汤化裁重用桔梗30g配伍组方治疗失眠的经验，其中治疗一例失眠10年余的60岁女性，服中药柏子养心丸、朱砂安神丸、安神补脑液及每晚2～3片安定均无效，但服此中药21剂逐渐显效，其后不服安定也可入眠[7]。

4. 夏枯草：钱氏重用夏枯草30g，配伍小剂量的白芍、黄芪、旱莲草、朱茯苓、枸杞子、朱麦门冬、淮小麦、炒牡丹皮、桑叶、合欢皮，治疗更年期功能性子宫出血引起的不寐，效果满意，其经验是中病即止，不能久服[8]。

5. 酸枣仁：朱氏治疗一重症失眠患者，患脑神经衰弱已1年，以肝气失调、阳跷脉旺、卫不入阴证治，重用炒酸枣仁30g，配伍丹参、柏子仁、朱茯神、知母、香附、川芎、夜交藤、甘草应用，服药8剂，睡眠正常[9]。

6. 五味子：王氏等介绍重用五味子50g，茯神50g，配伍合欢花15g，法半夏15g，治疗失眠健忘证50例，追访近远期疗效均佳[10]。

7. 升麻：王氏报道运用方药中教授使用补中益气汤的加减法经验，重用升麻15g配伍，治疗气虚证为主的41例顽固性失眠，患者睡眠均明显好转，精神转佳[11]。

8. 淫羊藿：许氏介绍治疗发病在 3 ～ 10 年的顽固性失眠患者，在相应的方药中加用淫羊藿 20 ～ 30g，效果颇为理想[12]。

9. 茯苓：朱氏介绍治疗顽固性失眠，以归脾汤出入，用茯苓宁心安神，常重量用至 30 ～ 100g，临床疗效得到较大提高，认为此药无论虚实病证，皆可投用是其特点[13]。王氏等介绍用茯神 50g，五味子 50g，配伍合欢花 15g，法半夏 15g，治疗失眠健忘症 50 例，疗效卓著[10]。

10. 黄精：陈氏介绍治疗失眠的经验，在随症用方中酌加黄精 30 ～ 40g，共治 67 例，每收佳效，观察到若方中去掉黄精则失眠再现[14]。

11. 鸡血藤：李氏总结用鸡血藤熬膏内服，治疗顽固性失眠效果良好，介绍治疗一例失眠 4 年患者，以气虚血少、气血瘀滞处方，鸡血藤 500g，加水 2000mL，浓缩后加红糖适量收膏，每次用黄芪 20g 煎水冲服鸡血藤膏 20g，每日 3 次，治疗 2 个多月后，睡眠如常人，神清气朗[15]。

（二）浅说

1. 大剂量用药的实践值得重视和深入研究

顽固性失眠之所以顽固，是因其发病病程长，各种治法疗效较差，治疗难度较大。现今中医药治疗此病症，尚乏见效快、效果确实的高效速效中成药，说明中医药的诊治思路急待调整和改进，中医药的应用方法急待深化和拓展。前述大剂量用药治疗顽固性失眠的报道，为我们进一步提高治疗此病症疗效提供了难得的思路与方法，也为我们确立研究方向、创新应用课题提供了宝贵的经验与措施。临床实践充分说明，大剂量中药治疗顽固性失眠，有确切的临床基础，有此病的适应证候和药物应用的靶向目标。

2. 大剂量用药的特长值得传承和创新发展

前述大剂量用药治疗顽固性失眠的载述，是客观现实的，这种大剂量用药的特点并不是现代中医临床上才有的，而是有历史渊源的。张仲景及众多古代医家在其医籍专著中大剂量用药的记载，是中医药学独到的学术精华和应用技术，既是治疗急危重症和疑难病的尖刀利剑，也是研究治疗顽固性失眠的学术理论基础和有效的经验方法。这种鲜明的学术特长，在近现代也得到了一定的挖掘继承，但还不深入、不系统、不全面、不突出，有待今后进一步传承发展。

3. 大剂量用药的经验值得效法和推广应用

收集大剂量用药治疗顽固性失眠的有关公开报道，我们发现这些总结或介绍都不是随心所欲随便使用大剂量中药的，而是遵循并使用了辨证施治方法的。辨证施治是中医药学的特色和优势，也是中医药学实践应用的模式和法宝，大剂量用药治疗顽固性失眠也概莫能外。如用半夏，自《内经》半夏秫米汤以降，以半夏为主药的方剂应用不可胜数，但用治失眠，多辨证属于胃失和降，痰气郁结，或饮犯阳明，痰湿壅盛而致胃不和则卧不安，药证相符，重用则效如桴鼓，古今相袭，屡用不爽。用升麻，是因气虚失眠，重用升麻能益气升阳，调补脾胃，使神能归舍而显效。蔓荆子，苦、辛，平，入肺、肝经，能散风热，疗头痛，重量用于肝郁化火引起的失眠，疗效满意。五味子，对证属肝肾不足之失眠，重用能酸收入肾，滋阴和阳，敛阳入阴，以达安神定志之妙。鸡血藤，辨为血虚血瘀之失眠，重用补血行血，通脉安神，可达到治愈失眠的目的。大剂量用药的前提是辨证，辨证准确方是大剂量用药的基础，这是众所周知的临床共识，但现实中我们发现，仅仅辨证准确，如果用药平淡无奇，则不足以治好顽固性失眠，欲治愈顽固性失眠，必须出奇制胜。我们从报道的文献中可以看出，顽固性失眠大多是反复服用中西药而乏效，或者是长期依赖安定药而效差，这是造成失眠顽固难治的原因。顽固性失眠必有顽固性的特征，治疗顽固性失眠，不能忽视其病程，不能忽视其反复用中西药乏效的病症特点，必须在辨证准确的原则下，在中药的用量上有所改进。所有资料显示，顽固性失眠选用大剂量用药是提高疗效的手段和重要方法，大剂量用药强力祛邪扶正，是有效治疗失眠的依据。

4. 大剂量用药的报道应当理性对待和规范处置

归纳大剂量用药治疗失眠的报道及经验，显示了张仲景《伤寒论》《金匮要略》大剂量用药的学术思想和技术专长在现实得到了延续和传承。不论是专题总结，还是经验介绍，不论是短篇报道，还是医案报告，其重要价值是来源于实践观察，来源于应用研究，其中有的符合样本初试要求，有的符合现代个体化治疗特点和模式，其学术价值和现实意义不容否定，为中医药治疗顽固性失眠拓展了新的思路、新的疗效，为中医药科研开发提供了新的线索、新的课题。但也应看到，文献总体数量较少，病例资料较少，应用观察认识深度不足。因此，严格进行随机、对照、重复研究，并开展循证医学实验，大样本地科学观察总结大剂量用药治疗失眠的应用经验和规律，是今后努力的方向。

参考文献

[1] 药典委员会 . 中华人民共和国药典（一部）. 北京：中国医药科技出版社，2010.
[2] 段富津. 方剂学. 上海：上海科学技术出版社，1996.
[3] 胡学刚 . 漫话半夏之用量 . 中医杂志，1986，27（10）：67.
[4] 熊永厚 . 半夏秫米汤加味治疗失眠 . 新中医，1983，15（11）：24.
[5] 马明和 . 重用半夏治疗失眠 . 中医杂志，2001，42（2）：73.
[6] 王雪英 . 蔓荆子泻肝潜阳治不寐. 中医杂志，2000，41（12）：713.
[7] 杨洪娟 . 周平安运用“三两三”治顽症简介. 中医杂志，2001，42（4）：204.
[8] 钱国蓉 . 夏枯草治疗失血性不寐 . 中医杂志，1999，40（8）：454.
[9] 朱祥麟 . 奇经病医案 6 则. 中医杂志，1996，37（9）：527.
[10] 王俊槐，王志军. 重用五味子治疗失眠健忘症 . 中医杂志，1998，39（6）：325.
[11] 王华明 . 补中益气汤加减治疗失眠 43 例. 中医杂志，1983，24（7）：61.
[12] 许英章 . 淫羊藿有益气安神之效 . 中医杂志，1999，40（12）：709.
[13] 朱庚甫 . 平平淡淡话茯苓 . 中医杂志，1999，40（1）：59.
[14] 陈秀杉 . 黄精为镇静良药. 中医杂志，2001，42（1）：12.
[15] 李学文 . 鸡血藤治疗顽固性失眠症. 中医杂志，2003，44（10）：729.

十一、大剂量用药治疗络病性失眠

失眠属于一种常见多发的睡眠障碍，是以经常不能获得正常睡眠为特征的一种病症，表现为每周出现 3 次以上并持续 2 周以上的入睡困难、睡而易醒、醒后不能再睡、晨醒过早、时睡时醒或整夜不能入睡。本病多见于现代医学的神经衰弱、抑郁、精神分裂、焦虑、脑外伤综合征、药物反应及某些躯体疾病、脑器质性病变等，直接影响日常的生活和工作。西医临床上治疗失眠，普遍使用的是苯二氮卓类药物，此类药物作用明显，应用广泛，但长期服用易致耐药和成瘾，可出现白天嗜睡、头昏乏力、思维迟钝、健忘、共济失调等症状，对慢性阻塞性肺病、青光眼、肝肾功能损害、重症肌无力、妊娠期及哺乳期妇女都有不同程度的影响。

失眠属于中医“不寐”范畴。中医认为，情志失调是失眠的主要发病原因，病位涉及心、肝、脾、肾等脏腑，病机多由痰湿、气郁、热毒、瘀血、阴亏、气虚等病理因素单独或互结为患。笔者 30 多年来临床运用中医药辨证治疗失眠，实践证明疗效较好。近 10 年来，我们对病情复杂、病程较长的失眠，应用络病理论治疗，发现疗效格外明显。

（一）失眠与脑部络脉有密切的联系

脑主神明，神明被扰，易出现失眠，即失眠属于脑部病变，这是因为脑与经脉和络脉的联系十分广泛和密切。如直通于脑的经脉有督脉、足太阳膀胱经。从目系入脑的经脉有足太阳膀胱经、足阳明胃经、手少阴心经、足厥阴肝经；经别则有足少阳胆经、足阳明胃经、手少阴心经。从目周入脑的经络有阴跷脉、阳跷脉、任脉、足太阳膀胱经、足阳明胃经、足少阳胆经、手少阳三焦经、手太阳小肠经。在脑部，经脉之支脉旁出者为络脉，这就是脑络脉。脑络脉纵横交错，密如蛛网，遍及全脑，营养环流脑窍，与脑部经脉脑髓共同构成了脑主神明生命、脑统血脉运动、脑主思维感能、脑为纯阳清窍等功能，正如《医学衷中参西录》所云“人之神明有体用，神明之体藏于脑”。脑络脉一旦受害，则致脑主神明失职，出现失眠，故改善脑络脉病变，就能治疗失眠，换言之，治疗失眠离不开对脑络脉的调理。

（二）脑络脉患病的特征是久病入络瘀阻脑窍

脑络脉既是脑与络脉及其脏腑组织、气血津液的运行通道，也是邪气内生、相互传变、生发致病的基础。故脑络脉病变涉及中医学久病入络的致病因素和学术观点。清•叶天士认为“初病在经在气，久则伤血入络”“大凡经主气，络主血，久则血瘀”。清•王清任云“久病入络入血”。中医学认为，无论外邪侵袭、七情内伤、劳逸失度等，病变既久，均可由经脉入络脉，由气分入血分，而形成络脉病，即呈现“久瘀血滞”的特征。脑络脉的久瘀血滞，痹阻脑络，脑窍不通，气血运行敷布失常，乃至脑髓失充，元神失养，影响脑主神明的功能，就会出现失眠。

（三）以络病理论治疗失眠的方法

我们临床上发现，有相当一部分的失眠用络病理论治疗收效显著，说明久瘀血滞、痹阻脑络是失眠的重要病理机制之一。这类失眠，大多病势缠绵，病程较长，瘀血阻滞脑络，多呈顽难痼结、胶凝难解、反复难愈之态势。《素问•调经论》曰“病在血，调之络”。久病邪深，入血入络，只有解除脑络脉的瘀血痹阻，才能达到治疗的目的，故我们在治疗上遵循了“络以通为用”的原则，运用虫类药组方，充分发挥其搜剔通络、破坚攻积的功效，起到促运神机、净化清窍的作用。我们的基础方药是地龙、土鳖虫、水蛭、僵蚕、蝉蜕、半夏、栀子、牡丹皮、磁石、夜交藤、甘草等，此方以虫类药为主，取名“脑络安神汤”。方中应用多种虫类药，深入脑髓，透达络脉，治常药所不及之病。现代实验研究证实，虫类药可明显降低血液黏度，减少血小板聚集，提高红细胞变形能力，降低纤维蛋白原的水平，从而改善微循环，增加脑血流量，改善脑供血，营养脑组织，为恢复神经细胞的功能提供了动力和条件。多种虫类药同用，起到相加和增强的作用。同时，方中还有地龙兼能清热利尿，僵蚕又能解毒散结，土鳖虫功专破血逐瘀，蝉蜕兼能凉散风热，水蛭导滞破闭力猛，另外半夏燥湿化痰，栀子清心除烦，牡丹皮凉血化瘀，磁石镇心安神，夜交藤通络安神，甘草调和诸药，对久瘀血滞、痹阻脑络脉的失眠病症，共奏通透脑络、清散瘀滞、宁心安神之功。应用时我们对兼有痰湿阻滞证，常加云苓、南星；兼有火毒蕴滞证，常加黄连、黄芩；兼有血热瘀滞证，常加赤芍、紫草；兼有气机郁滞证，常加香附、柴胡；兼有心神不安证，常加珍珠母、龙骨；兼有气虚证，常加黄芪、党参；兼有血虚证，常加熟地黄、当归；兼有阴虚证，常加生地黄、玄参；兼有阳虚证，常加桂枝、薤白；兼有阳亢证，常加菊花、天麻。实践中，在辨证施治的基础上，视具体病情和兼夹症状，观其脉证，知犯何逆，随证治之。一般春夏季日服 3 次，秋冬季日服 2 次，水煎服用。

失眠作为临床上日渐增多的病症，正受到越来越多医家的重视。现代医学认为失眠按其病因可分为 4 类，即身体原因、生理原因、精神原因、药物原因。不论何种病因，按照中医学的诊治原则和要求，都可以从络病辨证和八纲辨证来认识失眠“久瘀血滞，痹阻脑络”的病因病机。清•吴鞠通说：“医家不识络病因由，与络病治法，非见血投凉，即见血补阴，无怪乎愈治愈穷也。”我们认为，从络病论治失眠的观点和治法，对于深入开展失眠的络病理论研究和临床研究，进一步提高失眠的理论认识水平和临床防治疗效，都具有重要的实践应用价值和意义。

（四）验案举例

闫某，女，56 岁，幼儿园退休职工。2001 年 10 月 5 日就诊。主诉：失眠 8 个月。自述发病起初因为家务操劳和生气，又兼连续 1 周夜间楼上住户频发响动引起，随之经常失眠，夜晚不易入睡，半夜醒后又难以入眠，每至午夜 3 时就再也睡不着觉，自觉异常痛苦。曾经市、县三甲医院、二甲医院多次就诊，先后做 24 小时动态心电图、经颅多普勒、脑电图、心脏彩超、脑细胞 T 检查，以及肝、胆、脾、肾、子宫附件等 B 超检查，均无异常发现。多次做血脂、血糖、大小便、肝功、肾功、心肌酶检查及血流变检验，也均无特殊报告。经多家医院中医诊治，或按气乱症，或按气郁症，或按心火症，或按痰湿症治疗，服用 100 多剂中药汤剂，配合服用天王补心丹、柏子养心丸、舒心颗粒、磁珠丸、脑心舒口服液、安神补脑液等中成药，效果不著。先后服用舒乐安定、地西泮、唑吡坦、佐匹克隆等西药，初用有效，续用欠佳，停药则失眠依旧。平素伴口干发渴但不欲饮，夜间心悸烦躁尤为明显，整日头闷头晕，头面部阵发性烘热，胸脘闷胀，下肢时有颤抖现象，舌质暗红，脉沉弦，苔薄白，血压120/70mmHg。诊断为顽固性失眠，辨证为“久瘀血滞、脑络痹阻”，处方：僵蚕 12g，地龙 12g，土鳖虫 6g，水蛭 10g，蝉蜕 6g，牡丹皮 15g，栀子 12g，磁石 30g，夜交藤30g，半夏 15g，珍珠母 30g，柴胡 12g，香附 20g，赤芍 15g，生地黄 15g，生甘草 12g，水煎服，日 1 剂。初服 3 剂后，晚上能睡 4 个小时，服 9 剂后，晚上能睡 5 个小时，随后逐渐减停苯二氮卓类药物，服药 15 剂，晚上能睡 5 ～ 6 个小时，坚持服药 21 剂，睡眠正常，伴有症状消失，随访至今，失眠未复发。

参考文献

[1] 中华人民共和国卫生部 . 中药新药临床研究指导原则（第一辑）. 1993：186.

[2] 国家中医药管理局．中医病证诊断疗效标准．南京：南京大学出版社，1994.

[3] 中华医学会精神科分会．中国精神障碍分类与诊断标准．3 版．济南：山东科学技术出版社，2001：118.

十二、大剂量用药治疗脑中风后抑郁

随着脑中风后伴发抑郁现象的日渐增多，临床治疗上对此也有了广泛的进一步认识。我们在长期的脑中风的防治实践中，正确认识和辨证中风后出现的抑郁，努力应用中医药精准组方治疗，积累了些许经验。

（一）明确特征，重视郁证

卒中后抑郁是指脑血管病后发生的以情绪低落、兴趣下降、思维行为迟缓“三低”症状为主的情感障碍，主要表现为精神不振、倦怠无力、痴呆话少、反应迟钝、头痛眩晕、喜静独处、不想活动、纳差食少、失眠梦多、胸痛身痛、心情烦闷、自卑自责，甚至出现自伤、不想活的念头或自杀行为等，患者身体不适和无法解释的症状体征较多，在卒中病急性期、恢复期、后遗症期各个阶段都可出现，是卒中病的常见并发症，其发生率国内报道为 40% 左右[1]，综合医院神经内科患者伴发抑郁的比例高达 50%[2]。该病证可加重卒中病的病情程度，可使卒中康复时间延长，增加病残率和死亡率，延长住院或治疗时间，增加家庭和社会的医疗费用和负担，降低患者的生活质量。对此病症的治疗，西医学已有共识，即推荐选择 5- 羟色胺再摄取抑制剂为常用药物[3]，如氟西汀、舍曲林、西酞普兰、帕洛西汀等，治疗此病证效果尚可，但存在肝肾功能损害、服药时间过长、疗效不确切等弊端。

卒中后抑郁发生，相当于中风后伴发的郁证，因中风是常见多发的脑病重病，发病率高，致残率高，死亡率高，其发病后的半身瘫痪、口眼歪斜、舌强不利、语言障碍、吞咽困难，甚至昏迷等症状，使患者不同程度地产生忧愁、恐惧、悲哀、焦虑等神志方面的系列症状，这些症状属于中医的郁证，西医的抑郁。我们临床上治疗卒中后抑郁，是把中医的这种郁证，作为中风后的一种兼夹病症对待，中西医病名相互关联，名称虽异，疾病症状却一致，所以我们认为对这种中风后的兼夹郁证绝对不可掉以轻心。实践证明仅按单纯的中风治疗，而罔顾郁证的存在，则中风出现的常见症状就恢复得较慢，效果不理想，此亦证实了情志因素在中医发病和病理演变中的作用和重要性，因此对中风后出现的郁证，必须高度重视，认真对待，提高识别率与诊治率，降低漏诊率。近年来我们在临床中逐渐积累了对卒中后抑郁的一些辨治经验，体会到在中风发生后就要及早、及时、精准地辨证应用中药，可确切地缩短卒中恢复时间，缩短住院时间，提高临床疗效，提高患者生活质量。

（二）执简驭繁，辨识四郁

卒中后抑郁的中医临床特点表现为脑卒中是始发病、基础病，抑郁是继发病、伴发病，在掌握脑卒中基本病机的基础上，进而辨析抑郁的病机，是中医的整体观念，以及“先病后病、统筹兼顾”诊治原则的整体观。我们在临床上对卒中的脑出血，多辨证为阳亢风动、络破血溢基本病机证候，卒中的脑梗死多辨证为正气亏损、风中络阻基本病机证候。不论是出血性卒中后抑郁，还是缺血性卒中后抑郁，都分别在此基础上共同辨清是否兼有气郁、血郁、火郁和痰郁 4 种郁证病机类型，并按此中医四郁病机立论来治疗卒中后抑郁。

我们的具体辨识经验是，在卒中的常见症状和情志“三低”症状基础上，如兼有胸胁胀满、闷痛、串行、脘闷嗳气，此属气郁证。因肝主疏泄，性喜条达，其经脉布胁肋，以贯膈，肝气郁结，疏泄功能失常，经脉气机不畅，故见气郁诸症状。如兼有身体任一部位的疼痛，舌质有瘀点、瘀斑或舌质紫暗，此属血郁证。因血之与气，并走于上，而成大厥，血行不利，瘀阻不通，故而出现血郁诸症状。如兼有胸膈憋闷、恶心呕吐，舌苔白或黄而满布、或厚腻者，此属痰郁证。因体内湿盛，聚湿生痰，痰气交阻于胸膈，浊蒙清窍，故见痰郁诸症状。如兼有烦躁易怒、舌干口苦、便秘、舌质绛红或深红，苔黄脉数，此属火郁证。因卒中后，瘀久化火，气郁化火，阳热化火，火性上炎，扰心刑金，伤津耗液，故而出现火郁诸症状。

卒中后抑郁的症状在临床上比较繁多，一般来讲，卒中后的瘫痪、失语、吞咽等躯体症状容易诊断，而抑郁病症较易漏诊。然而抑郁的“三低”核心症状表现特殊，只要具备神志精神方面的基础知识，临床上也不会轻视或忽略。对于中医的辨证，只要按照气郁、血郁、痰郁、火郁 4 种典型中医郁证病理证候提纲挈领，也是简明清晰、较易掌握的。当然，单纯的四郁一种病症，容易辨认，相互兼夹的郁证就需要相应的学识和洞察力了。另外，我们临床上发现，卒中病情的轻重、患者性格内向、家庭关系不和睦、发病年龄较小、多次复发卒中，合并有高血压、糖尿病、高血脂或心脏病的，则抑郁状态多发或加重抑郁程度，对此应在中医证候及分型辨证中给予极大关注。

（三）疏通开郁，各治其属

我们临床上体会到，卒中后抑郁，中医多属实证，其根本病机多因邪气结聚，不得发越所致，治疗当疏通开郁，随证施治。气郁证者，常用四磨饮（木香、沉香、枳实、乌药、槟榔）为经验方，其中槟榔用量要重，常用 20 ～ 30g，因槟榔除有理气之功外，还有行气消水的作用，对卒中后易并发的尿路感染很有效。血郁证者，常用血府逐瘀汤（当归、桃仁、红花、枳壳、赤芍、柴胡、川芎、桔梗、牛膝、生地黄、甘草）配伍，其中常重量使用桃仁 30g，因桃仁化瘀力强，且为仁类药，有通便之功，对卒中后出现的大便干结现象非常有利，有通腑醒神的作用。痰郁证者，常用涤痰汤（胆南星、半夏、橘红、枳实、云茯苓、菖蒲、党参、竹茹、甘草）组方，其中常重用半夏 30g，因半夏和胃化痰，降逆止呕，无论是对广义的痰、狭义的痰，还是热痰、寒痰、老痰、顽痰，皆能开痰散结，无往不胜。火郁证者，常用黄连解毒汤（黄连、黄芩、栀子、黄柏）化裁，其中常重用黄连 18 ～ 20g，方中其余三味药常同时小剂量应用，四药合用，苦寒直折实热，功专效强，不但清泻火毒力盛，且现代药理研究证实，该方还能增加脑血流量，改善脑血循环，治疗急慢性脑血管中风导致的脑功能障碍。上述治法和经验，常在出血性卒中和缺血性卒中中医病机辨证施治的基础上，在各期分别配合选用或协同组方应用，效果显著，值得在临床上进一步研究探讨。

参考文献

[1] 龙洁，刘永珍，蔡焯基 . 卒中后抑郁状态的发生率及相关因素研究 . 中华神经科杂志，2001，34（3）：20-23.

[2] 江开达 . 中国抑郁障碍防治指南 . 北京：北京大学医学出版社，2007.

[3] 神经系统疾病伴发抑郁焦虑障碍的诊治专家共识组 . 神经系统疾病伴发抑郁焦

虑障碍的诊断治疗专家共识 . 中华内科杂志，2008，47（1）：80-83.

十三、大剂量用药治疗难治性风湿痹病

（一）概论

痹病是中医学特有的疾病，是指因外邪侵袭肢体经络而导致肢体关节疼痛、麻木、屈伸不利的病症，严重者可致肢体残废，丧失劳动力。痹病相当于现代医学自身免疫病的风湿病范畴，诸如类风湿关节炎、风湿性关节炎、强直性脊柱炎、骨性关节炎等，尤以类风湿关节炎、风湿性关节炎多见。

现代医学的风湿病与中医学的痹病，在疾病的症状表现、病变特征及危害程度、难治性程度上有许多相似、相同、相一致之处，故合而称之为“风湿痹病”。

难治性风湿痹病是中西医医疗界共同面临的急待解决的临床问题，也是值得我们重视的研究课题。

在长期的临床医疗实践中，在大量的专业文献的学习借鉴和推广应用中，我们发现《伤寒论》和《金匮要略》中某些经方药物大剂量应用，对难治性风湿痹病疗效较好。此为我们拓宽治疗难治性风湿痹病的思路方法，增加其治疗措施技术，进一步提高本类病的临床疗效，并为中药新药的研制开发提供了药物线索，开启了新的视野和境界。

在临床上治疗难治性风湿痹病，常用张仲景的桂枝芍药知母汤、黄芪桂枝五物汤、通脉四逆汤、桂枝去芍药加麻黄细辛附子汤等，并以这些方剂为主加减化裁，或与时方、验方合方应用，疗效明显。针对难治性风湿痹病我们常用桂枝、麻黄、细辛等作为君药大剂量配伍组方效果显著。

结合我们对张仲景君药大剂量应用治疗急危重疑难病的临床研究，今以超过《药典》中的中药用量作为大剂量的用药标准，收集国内专业期刊公开发表的有关名老中医专家以中药为君配伍组方，治疗难治性风湿痹病的文献报道、经验报告及验案介绍等，做一简要概述和评论，借以强化对名老中医专家中医药学术技术的传承和发展。

（二）常用中药

1. 麻黄

有报道，著名中医专家董建华教授治疗痹病，凡辨为寒痹，常给予麻黄、川乌相配伍。凡出现腰骶疼痛如掣，向下肢放射，不能直立，夜间疼痛尤剧，形寒肢麻，虽

投温经散寒之品，疗效不著者，董老投以麻黄、川乌各15g，配活血通络药，一般6剂服后腰痛大减，已能直立，再服6剂，疼痛缓解，可独立行走。

唐祖宣国医大师等治疗坐骨神经痛，善用桂枝芍药知母汤，方中重用麻黄15～30g，认为若运用量小，则不能起发散风寒湿邪之作用，用至30g，其风寒痹痛之症多能应手取效。因方中有白术、芍药等配伍大剂量麻黄不致大汗，仅能濈然汗出，故重剂运用未见毒之弊。

傅氏应用“乌附麻辛桂姜汤”治疗风寒顽痹疼痛也善重用麻黄。常用麻黄24g与30g，前例服药4剂，后例服药3剂，均很快收到痛止、身轻、关节屈伸灵活之效。

董氏报告治疗2例痹病，1例为湿热痹症类风湿关节炎，拟越婢加术汤合乌头汤加减，初用麻黄12g，服药6剂，效果不著；继加重麻黄30g，服药3剂，病情未减；后加重麻黄最大为120g，服药1剂后汗出如洗，第2天诸症悉去，随访多年未再发；另1例为顽痹类风湿关节炎，发病10余年，症情笃重，仍用越婢加术汤合乌头汤加减，其中麻黄120g，服后汗出如洗，次日关节肿胀全消，行动自如，继以益气养血、补益肝肾而恢复正常。

董氏撰文总结认为，对以上痹病，麻黄用量虽重而治疗百余例未见弊端，经验是取上述合方煎，取两次混合于晚上顿服，体质弱者麻黄用量80g，配生石膏300g，生白术50g（余药用常规量不变），体质较强者麻黄用量120g，配生石膏500g，方能汗出。故认为，以大剂量麻黄为主药组成的发汗剂，只要把握病机，煎煮得法，以汗出邪去为宜，自能获效。——《药典》规定麻黄用量为9g。

2. 桂枝

赫氏用黄芪桂枝五物汤，重用桂枝24g，分别治疗风痹、寒痹、湿痹，效果良好。

有老中医用桂枝30g治疗老年屈不能伸、伸不能屈之重症痛痹，认为“此类痼疾，寒阻经髓，下元衰疲，非用逐沉寒、温下元之品不可”，断定凡“曾用温药无效者，非方药之差，实力不足”，确为经验之谈。

戴氏对“慢性顽痹”常用桂枝12～45g，效果非常满意，开设了治疗痹证的专科门诊。还有报道以桂枝附子汤加川芎、元胡，治疗此病，桂枝重用50g之多，效如桴鼓。更有用乌桂黑虎汤治疗寒痹腰椎肥大性改变，重用桂枝60g，连服月余，无不良反应，能基本治愈。

有专家报道治疗雷诺氏病，常用当归四逆汤加减，重用桂枝15g，服药月余，诸症尽除。

何氏报道，治此病用温经活络法，桂枝一般用量 15 ～ 25g，血虚寒盛用至 40 ～ 50g，治疗 32 例，近 5 例遇凉再发，其他服药均未再发作，服药期 20 ～ 40 天。——《药典》规定桂枝用量 9g。

3. 半夏

刘小栗介绍天津中医学院名老中医王士雄治疗着痹的经验，主张“治痹之秘，在于重剂”，故平常之方就重用半夏 60g。实践证明，重剂可止痛，能大大减轻患者痛苦，缩短疗程。——《药典》规定半夏用量 9g。

4. 生地黄

《神农本草经》中有生地黄“逐血痹”“除寒热积聚”“除痹”的记载。著名中医学家姜春华教授根据中西医结合实验结果认为，生地黄有延长抗体存在时间的作用，是促进免疫功能的药物，且又可调节抑制性 T 细胞的功能，从而抑制自身抗体的形成，同时还有保护肾上腺皮质功能的双向调节作用，既有促进肾上腺皮质激素的作用，又能抑制西药激素的不良反应，故姜教授在临床上对类风湿关节炎常用生地黄 90 ～ 150g 加入温经通络复方中温痹清营、扶正祛邪、刚柔相济，疗效明显。著名中医学家朱良春教授治疗热痹型类风湿关节炎，重用生地黄 45g，配合活血通络药，效果也很显著。何子良认为热痹型风湿性关节炎后期属于肝肾亏虚，筋骨失养，重用生地黄 60g，配合化瘀通络药，治疗 2 个月，能坚持上班，正常工作。——《药典》规定生地黄用量 30g。

5. 细辛

王氏治疗阳气不足、寒湿久蕴、经脉痹阻之腰膝关节炎、疼痛，常在方剂中重用细辛 15 ～ 20g。项氏治一妇女，患腰椎关节炎，腰以下冷痛 20 余年，虽在盛夏，犹日着绒裤，夜盖棉被。用独活寄生汤加用细辛 3g，未见寸效。将细辛加至 10g，冷痛减轻不明显，但感觉全身舒服，于是大胆将细辛加至 15g，5 剂后冷痛大减，再进 5 剂，多年痼疾竟霍然而愈。

何氏治疗寒痹型坐骨神经痛，常以独活寄生汤化裁，将细辛加至 30g，一般连服 2 天，疼痛即缓解。张氏治疗患类风湿关节炎 20 余年的患者，始终靠激素维持，停药后病情变重。用乌头汤加细辛 20g，煎服 2 剂，全身出汗，关节痛减，后依独活寄生汤加减，其中重用细辛 15g，调治 2 月余，病情控制得以上班。

还有报道治疗 100 例类风湿关节炎，均辨为寒凝虚弱证，方用细辛 30 ～ 160g，制附子 10 ～ 30g，豨莶草 30 ～ 100g，日服 4 次，治疗时间最短 10 天，最长 180 天，总有效率 100%，服药期间均停服激素，共重用久用细辛甚至长达半年之久，均未见有任何不良反应。南氏报道，用上述方法重复试治，效果确实。——《药典》规定细辛用量 3g。

（三）评价

1. 难治性风湿痹病的治法思路急待深化拓展

难治性风湿痹病病程长，病因病机复杂，发病率和致残率较高，中西医都尚乏高效、速效、长效的治法药物，至今依然影响着广大民众的身心健康，依然困扰着广大科学家和医务工作者。我们为了寻求高效的中医药治疗方法，调整和改进了治疗思路，在中西医期刊文献方面进行了广泛的学习阅览和认真钻研。

我们查阅了大量的全国各地中医药文献资料，虽然地域、年份、期刊尚不周全，难免挂一漏万，但却发现了应用中药大剂量配伍组方治疗风湿痹病的一些独到的经验。这种超过《药典》中用量的治法，报道显示其药性纯厚，功专效强，疗效显著，客观真实。我们认为这种大剂量用药治疗难治性风湿痹病的经验和方法是有巨大的研究空间和应用潜力的。

大剂量君药的应用和组方配伍，性味厚重，效力强盛，足以救治急性热病重病和疑难病症。这种鲜明的中医应用特长，是张仲景治疗急危重疑难病的学术思想和临床经验，也是中医药学的学术精华和主要治法，更是我们攻克难治性风湿痹病的重要借鉴和传承法宝。

2. 辨证准确的基础上应用大剂量君药是科学创新

认真分析有关名老中医专家治疗难治性风湿痹病的经验，我们发现都不是随便地使用大剂量用药的，而是完全按照中医学特有的辨证施治方法治疗的。辨证施治是中医学的特色和优势，也是中医学实践应用的模式和方法，大剂量用药治疗难治性风湿痹病也概莫能外，必须遵循。

如用麻黄，麻黄既有发散风寒的作用，又有温经散寒的功能，因其味辛，性温，辛味能散能行，温性阳热散寒，消除阴痹，故对寒湿痹证效果较好。现代药理研究表明麻黄所含麻黄碱的药理作用与肾上腺素相似，对中枢神经有明显的兴奋作用，有较强的镇痛作用。

桂枝，也具有辛温性味，有疏散风寒作用，因归入心经，故能走营血而温散经脉之寒邪。桂枝发散风寒之力不及麻黄，但温经通脉、通阳散寒作用强于麻黄，麻黄通经络为主，主治寒痹，桂枝通经脉为主，主治风痹。现代药理研究表明桂枝有镇痛及强心作用。

半夏燥湿化痰，消痞散结，对于痰湿阻滞经络的肢体疼痛、肿胀变形，当必选用。此种风湿痹病，属于中医学的“着痹”，痰湿伏骨，黏着痼结，缠绵难愈。

生地黄，味甘苦，性寒，归心肝肾经，对血脉热瘀而致的肢体肿痛，有清热凉血、解郁消散作用，《神农本草经》谓其能“逐血痹，除寒热积聚，除痹”。此种风湿痹病，属于中医学的“热痹”。

细辛，性味凶烈，主用邪实之证，可通引十二经络，上达巅顶，下至足跟，外彻皮毛，内透脏腑，既可发散在表风寒，又可祛除里之寒邪，有较强的止痛作用。现代药理研究表明其挥发油有镇痛镇静和局部麻醉作用，治疗风湿痹病的疼痛是其特长。

文献的报道，临床的实践，名老中医专家的应用，古今专业资料的佳证，大剂量用药是提高难治性风湿痹病疗效的主要手段，难治性风湿痹病是君药大剂量用药强力祛邪扶正、有效治疗的依据。这种针对难治性病症的特点，在准确辨证的基础上运用大剂量君药治疗风湿痹病的方法是中医药学理论科学性与实践有效性的宝贵结合，对于进一步提高中西医结合治疗难治性风湿痹病的临床疗效有较强的指导意义和实用价值，值得在临床上大力效法和深入研究。

参考文献

[1] 中华人民共和国卫生部．中药新药治疗痹证的临床研究指导原则．北京：中国医药科技出版社，1993．

[2] 王长洪，陈光新．董建华治疗痹证的临床经验．中医杂志，1982，23（2）：15．

[3] 唐祖宣等．桂枝芍药知母汤的临床运用．云南中医杂志，1984，5（5）：50．

[4] 付传国．应用“乌附麻辛桂姜汤”治疗痹证的体会．成都中医学院学报，1982，5（2）：52．

[5] 董长富．汗法治疗类风湿关节炎的临床体会．辽宁中医杂志，1984，27（7）：29．

[6] 赫文彩．黄芪桂枝五物汤的临床运用．云南中医学院学报，1982，5（2）：36．

[7] 陈沛坚，李志铭．中草药治疗痹证——江世英老师经验介绍．新中医，1977，9（4）：19．

[8] 刘小粟．药味要紧　份量更要紧．中医杂志，1992，33（5）：57．

[9] 贝润浦．著名老中医姜春华治疗某些疑难杂症的经验．上海中医药杂志，1983，17（12）：2．

[10] 朱建华，朱琬华．热痹佐用热药的体会．中医杂志，1989，30（2）：16．

[11] 骆传佳，何启会．何子良治疗热痹的经验．中医杂志，1991，32（4）：14.

[12] 王振祥．细辛用量之我见．吉林中医药，1982，3（1）：48.

[13] 项济华．对细辛毒性和用量的探讨．江苏中医杂志，1986，31（10）：38.

[14] 何永田．细辛止痛作用与剂量的研究．浙江中医杂志，1984，19（2）：70.

[15] 张玉连．“细辛不过钱”是一种误解．中医药学报，1986，12（6）：27.

[16] 冯恒善．重用细辛治疗类风湿关节炎 100 例分析．河北中医，1984，6（1）：16.

[17] 南正九．重用细辛治疗类风湿性关节炎效果好．河北中医，1986，8（4）：8.

[18] 王心东，张风梅，史代萌．《伤寒论》药物大剂量应用初步探讨．中国医药学报，2002，17（5）：270-273.

[19] 王心东，张风梅，王杏．《金匮要略》大剂量用药初步探讨．中医杂志，2010，51（2）：177-179.

十四、大剂量葛根治疗冠心病

冠心病作为临床常见病、多发病，近年来，发病率呈逐年上升的趋势，严重危害人类的身心健康，并带来严重的社会与经济负担。全球疾病负担研究结果显示，冠心病已成为全球非传染性疾病导致死亡人数最多的疾病，死亡人数增幅达 16.6%[1]，面对如此严峻的现实，对冠心病的防治策略进行优化刻不容缓。中医药已被证实对冠心病的防治具有良好作用，并且在改善临床症状、延缓疾病演变、改善预后方面具有其独特优势，目前已经成为防治研究的重要目标和课题。

（一）当代中医学对冠心病病因病机及证治的认识

《金匮要略•胸痹心痛短气病脉证治》篇云“夫脉当取太过不及，阳微阴弦，即胸痹而痛”，提示本病基本病机为本虚标实，古代中医学家的这种经典认识，至今仍在临床效法应用。近年来，现代临床医家在总结前人观点的基础上，又提出了许多对此病病因病机的不同认识。如陈可冀 提出冠心病属血瘀证候为主，认为心血瘀阻，不通则痛，导致胸痹之证，故全面系统整理了活血化瘀法的治疗研究[2]。廖家祯提出冠心病的基本病机是气虚血瘀，将冠心病本虚标实的病机明确化、具体化，促进了对冠心病的病因证治的认识[3]。张页拟定补气祛痰方治疗冠心病心绞痛[4]，沈绍功提出从痰瘀互结认识冠心病心绞痛病机，深化了在血瘀病证基础上，顽症痰作祟、血痰互为因果的病理证候[5]。戴国华提出心肾失调是冠心病的主要病机，强调补益心肾的重要性[6]。

综观近年来国内中医名家对冠心病的病因病机及证治的研究，可谓百花齐放，百家争鸣，各述其见，特色鲜明，有力地传承发展了中医药学的学术精华，推动了中医药学的广泛普及应用，切实地提高了中医药的临床疗效，有效地预防和治疗了常见多发的冠心病，降低了冠心病的发生率和死亡率。在中西医结合证治中，宏观来讲，中医药在消除冠心病症状方面，在改善心电图及生化指标方面，都取得了积极的进展。中医药对冠心病的治疗功莫大焉。

（二）现今冠心病治疗的难点和疑点

我们在肯定中医药对治疗冠心病有重要贡献的基础上，也应看到现实临床上对急危重症的冠心病，有时中医药仍显得力不从心，或效果不著，或茫然无措。突出表现是，中医对冠心病的病因病机及证候类型，看得很准，辨证也很清楚，但用起方药来就是疗效不突出、不明显。我们在长期的临床实践中反复观察，发现这与用药量小，特别是在君、臣、佐、使的配伍组方中，君药用量较少，药量不突出有一定的关联。全国中医药院校统编教材《方剂学》（第五版）[7]将方剂的组方配伍规定为“针对主病或主症起主要治疗作用的药物是君药，且用量要大于臣、佐、使药”，这种“量大为君”的概念定义，是我们辨证施治组方配伍用药的原则和指南。结合临床实际，的确有辨证虽准，但因用药量小，明显的隔靴搔痒，缓不济急，井深绳短，疗效不卓。我们在不断地读经典、作临床、勤总结的过程中，认真学习古今医家的临床经验，及时总结证治处方中的经验教训，注重在治疗急危重冠心病的实践中加入大剂量葛根，显示了对此病有意想不到的明显疗效。

（三）发现葛根的潜在功能

葛根，《神农本草经》言其“气味甘辛平，无毒，主消渴、身大热、呕吐、诸痹，起阴气，解诸毒”。《本草备要》云其“辛甘性平，轻扬升发，升清气”。辛可散结，通经活络散诸痹，性平，阴阳病症皆可对症加减，升举清气可降浊气，对于上虚夹实者尤为适宜。而《金匮要略》谓胸痹“阳微阴弦”即为阳气虚少，而阴邪（痰浊、瘀血、寒饮）亢盛，葛根升举清气而补阳，味辛可散结通络通痹而去浊，至今对于临床仍有指导意义。概括言之，葛根既可辛散通经，活络除痹，升清降浊，又可消散胸阳不振之胸痹，故对“阳微阴弦”的胸痹，即对冠心病类的病证就丝丝入扣，针对性强。现代文献对此也多有报道，如黄胜光等治疗胸痹必用葛根，且葛根量多在30g以上，认为《本经》言葛根“主诸痹”，此“痹”字当包括胸痹，且葛根蔓长，上通于天，下通于地，畅气机而利血脉，乃治疗胸痹之佳品[8]。何志军用菖蒲葛根汤治疗冠心病36例，葛根用量30g，取得了满意疗效，总有效率83.3%[9]。贾永宽用葛根汤加味治疗冠心病心绞痛心律失常，葛根用量25g，服药4周后，胸闷痛消失，心电图正常，自觉症状消失[10]。南小利从风论治冠心病心绞痛的临床体会中认识到，在对症方药中加入葛根30g治疗冠心病心绞痛往往收到意想不到的疗效[11]。姬生勤将葛根用于治疗多例β受体功能亢进症，基本方用葛根30～60g，党参20g，麦门冬20g，五味子15g，酸枣仁20g，龙骨30g，疗效满意。一般坚持服药4周后，症状、心电图等即有明显改善[12]。现代药理研究证实，葛根经过化学提取表明其主要的药理成分是葛根素和葛根总黄酮，在心血管方面的药理作用机制为拮抗垂体后叶素，明显扩张冠状血管，改善冠脉血流，缓解心绞痛等[13]。上述文献报道葛根大剂量的应用，通经活络功效显著，显示了葛根大剂量用药的特长和独到经验，疗效确切，为我们的实践应用提供了有力的证明和确切的经验。

（四）葛根大剂量君药治疗急危重疑难病的本原依据

我们反复学习有关载述葛根的传统本原功效，参阅现今期刊文献的有关葛根治疗冠心病的应用报道，发现国内有关中医专家大剂量应用葛根的实践经验，此种独特的用法与我们的实践思路不谋而合。葛根一药在张仲景《伤寒论》中组方葛根芩连汤，其中葛根的用量为半斤，折合现代用量为24g，而《药典》规定用量为15g，确凿无误地显示张仲景的葛根用量超过了《药典》的用量，张仲景由此开创了葛根大剂量用药治疗急危重疑难病的先河，为我们大剂量应用葛根提供了可资借鉴和充分发挥的依据。

（五）葛根大剂量应用的实践经验

在长期的治疗冠心病的临床实践中，在大剂量应用葛根的情况下，我们的一些主要经验和做法是：①剂量不同，侧重有异：我们发现葛根用量在30g以上对冠心病心绞痛活血止痛效好，用量在30g以下对伴有双上肢痉挛现象的缓急解痉效好。②配伍多样，效能迥异：对兼有胸阳痹阻证候的患者，在大剂量应用葛根30g的基础上，酌加少量的干姜、附片配伍，活血通痹为主，辛热温阳为辅，主次矛盾不可混淆；对兼有湿热证候的患者，大剂量葛根可与黄芩、栀子配伍；对兼有痰浊壅塞证候的患者，大剂量葛根可与半夏、南星配伍。③适应方药，协同增效：对血脉瘀滞证候的，常用血府逐瘀汤加入大剂量葛根，可加强通经活血之功；对心肝郁热证候的，常用丹栀逍遥散加入大剂量葛根，可加强行气消滞之力。④注意事项，勿要孟浪：胃气虚弱，可适当减其剂量，防止升散太过而伤胃气，仿张仲景方书原意“先煎，去上沫，纳诸药”，不仅缓其性，还可增加药物溶出度，增强临床疗效；伴有胃恶凉饮、心闷腹胀的患者，注意饭后服药，不宜空腹服用。

（六）典型病例

刘某，男，60岁，冠心病史十余年，近2个月来，胸闷痛较剧，发作频繁，心悸并手臂颤抖，气短，活动后加重，甚至休息时亦发病，伴精神不振，面色苍白，乏力，舌暗淡，脉弦细。心电图示：窦性心律，ST-T改变，V1-4T波压低。胸片示：心肺未见明显异常。西医诊为：冠心病，不稳定心绞痛。中医诊为：胸痹，气虚血瘀，心脉瘀阻型，治以益气活血、化瘀通络之法，方选党参30g，黄芪30g，丹参30g，葛根40g，川芎12g，当归10g，檀香6g，砂仁3g，茯苓15g，白术15g，5剂。每剂加水300mL，煎煮20分钟，取汁150mL；再次煎煮取汁约100mL，两汁混匀，分早晚2次温服。服药5剂后，胸闷痛、气短、颤抖、乏力等症明显减轻。上方加减调治月余，诸症消失，心电图恢复正常。随访半年安然无恙。

参考文献

[1] 游佳华．中医药治疗冠心病的研究进展．河北中医，2005，27（4）：312.

[2] 陈可冀，史载祥．实用血瘀证学．北京：人民卫生出版社，1999.

[3] 廖家祯，刘娴芳，宋崇顺，等．中医气血理论指导冠心病的临床与实验研究．中药药理与临床，1986，1（1）：40.

[4] 张页．补气祛痰方治疗冠心病心绞痛的临床研究．中国中医急症，1999，8（5）：207.

[5] 沈绍功．诊治冠心病的新思路．中国中医急症，1999，8（2）：51.

[6] 戴国华．冠心病风病说．山东中医药大学学报，2003，27（3）：172.

[7] 段富津．方剂学．上海：上海科学技术出版社，1995.

[8] 黄胜光，陈孟溪．章亮厚运用葛根经验拾零．湖南中医杂志，1990，6（5）：13.

[9] 何志军．菖蒲葛根汤治疗冠心病36例．湖南中医杂志，2008，24（2）：63.

[10] 贾永宽．加味葛根汤治疗心脑血管病的应用．黑龙江中医药，1993，12（1）：13-14.

[11] 南小利，任红杰．从风论治冠心病心绞痛的临床体会．中医临床研究，2012，4（15）：97.

[12] 姬生勤．葛根用于β受体功能亢进症．中医杂志，1999，40（3）：134.

[13] 赖建有，李兴波．葛根的化学成分和药理作用和用途．农业与技术，2018，38（20）：36.

十五、大剂量用药治疗顽固性心力衰竭经验

顽固性心力衰竭又称难治性心力衰竭，临床症状主要表现为呼吸困难、乏力、水肿等，发病率及死亡率非常高[1]。临床常选用强心、利尿、扩血管、抑制神经内分泌激活、逆转心室重构、醛固酮拮抗剂等药物治疗，但因常需长期或反复多次住院治疗、医疗费用昂贵等问题给患者家庭及社会带来沉重负担[2]。此外，很多顽固性心力衰竭患者常合并心动过缓、血压偏低等，影响血管紧张素转换酶抑制剂、β受体阻滞剂等药物的使用，从而影响患者预后[3]。因此，寻找高效、速效的治疗方法是目前临床面临的研究课题。

（一）特异性证候

根据顽固性心力衰竭的临床表现及病理特点，可将其归为中医学“心悸”“不寐”“心痛”“喘证”“水肿”等范畴[1]。临床多由外感之邪入里伤正，导致正气亏虚、心阴气血受损、寒邪凝滞、血瘀阻遏、痰湿壅盛等邪聚心包、虚实夹杂而为病[2]。中医学认为本病病机是以心肾阳气亏虚为本，血瘀水泛、上凌心肺、外溢肌肤为标的本虚标实。《中药新药临床研究指导原则》将本病分为心气阴虚证、心肾阳虚证、阳虚水泛证、气虚血瘀证、心阳虚脱证，并针对这5种中医证候类型分别确立了益气养阴法（选用生脉散加味）、补益心肾阳虚法（选用保元汤合右归丸）、温阳利水法（选用真武汤加减）、益气活血法（选用保元汤合膈下逐瘀汤）、急救回阳大补元气法（选用四逆汤合人参汤加味）。临床大量研究证实：这些治法方药对心力衰竭有一定的疗效[3-7]。然而，笔者在长期的临床实践中认识到，若单纯运用以上证候类型和治法方药对顽固性心力衰竭进行治疗，思维有所局限，疗效不太显著。

（二）顽固性心力衰竭的特点

笔者认为顽固性心力衰竭之所以顽固，是因其有4个方面的特点：一是患者多经众医治疗，遍服中药或与西医药物结合运用，效果不明显；二是患者病史较长，时轻时重，反复发作，迁延不愈；三是病性复杂，多表现为寒热相兼、虚实夹杂，病因较多，病机多元，导致心力衰竭病邪因素相互影响、痼结难解；四是张仲景大剂量用药治疗急危重疑难病的临床经验及诊疗技术没有在顽固性心力衰竭的治疗中被重视和运用，多数心力衰竭患者的用药量平平或量少效低，缓不济重。

（三）大剂量用药经验

1. 本原性用量

笔者对《伤寒论》《金匮要略》深钻细研，挖掘出张仲景运用大剂量药物组方配伍治疗急危重和疑难病的经验及记载。如按《中药学》“汉代 1 两 = 现今 1 钱 = 3g”的药量折算，张仲景在书中分别大剂量运用麻黄 6 两 18g、桂枝 6 两 18g、附子 3 枚 30g、麦门冬 1 升 30g、苇茎 2 升 60g，而 2010 年版《药典》规定麻黄用量为 9g、桂枝用量为 9g、附子用量为 15g、麦门冬用量为 12g、苇茎用量为 30g，照此对比，张仲景书中的用量超过《药典》的 2 倍。笔者据此发现了张仲景大剂量用药的独到经验和技术方法，并总结概括张仲景大剂量用药的奥秘之一是超过《药典》用量 2 倍以上。

2. 独特性经验

笔者对《伤寒论》和《金匮要略》深入研究后发现了张仲景针对主病主症予以大剂量主药两药并用或三药并用的经验。如《伤寒论》中抵当汤主治血结在里蓄血重症，其中重用虻虫 30 个，折合公制为 10g，而现今《药典》规定其用量为 1.5g，故张仲景之用量是《药典》用量的 6.7 倍；另重用水蛭 30 个，折合公制为 40g，而现今《药典》规定其用量为 3g，故张仲景之用量是《药典》用量的 13.3 倍。此在抵当汤中属于大剂量两药并用。炙甘草汤在太阳病中主治心气、阴、血俱虚证，分别重用了炙甘草 12g，生地黄 50g，红枣 30 枚，针对性地补益气虚、阴虚、血虚，属于大剂量三药并用。笔者的学习研究和学术发现揭示了张仲景大剂量运用药物治疗急危重疑难病的原创性、综合性和独特性的技术特长，在此基础上形成了针对顽固性心力衰竭中医药辨证治疗及组方配伍的独特证治经验，并在该病的治疗中沿用了张仲景多个药物大剂量并用的治疗经验和处方技巧[8-9]。如对于心气阴虚型，重用党参 30g，生地黄 30g；对于心肾阳虚型，重用杜仲 30g，补骨脂 30g；对于阳虚水泛型，重用熟附片 20g，茯苓 50g；对于气虚血瘀型，重用黄芪 40g，泽兰 20g；对于心阳虚脱型，重用党参 30g，熟附片 20g，干姜 15g。笔者临证治疗复杂病证，常根据以上证候类型和治法方药，或单一、或联合、或多方配伍，且大剂量重用主要对症药物，获得了满意疗效。

（四）病案举例

患者，男，61 岁，2018 年 7 月 10 日初诊。主诉：间断胸闷、气短、乏力 4 年余，再发半个月，加重 2d。现症：神志清，精神差，颜面部浮肿，活动后胸闷、心悸、气短明显，端坐呼吸，畏寒肢冷，易疲劳乏力，大便溏，小便少，纳眠差，舌质暗红，舌下络脉迂曲，苔白滑，脉沉涩。体征：双肺呼吸音低，可闻及湿性啰音，心浊音界向左下扩大，心率 106 次 /min，心律不齐，可闻及早搏（>5 次 /min ），心尖部可闻及 3/6 级收缩期杂音，双下肢中度凹陷性水肿。心电图检查示：窦性心动过速，广泛心肌呈缺血性改变，完全性左束支传导阻滞，频发室性早搏，室性阵发性心动过速。心脏彩超检查示：升主动脉近端增宽，全心扩大，多瓣膜返流，左心功能不全，左室射血分数（EF）21% 。实验室检查提示心肌酶及血电解质在正常范围内。西医诊断：①充血性心力衰竭（心功能Ⅳ级），②窦性心动过速，③完全性左束支传导阻滞，④频发室性早搏，⑤室性阵发性心动过速。中医诊断：喘证，辨证为气虚血瘀和阳虚水泛证。治宜益气活血，温阳利水。处方：党参 40g，黄芪 60g，熟附片 30g，桂枝 15g，云茯苓 50g，白术 12g，丹参 15g，泽泻 30g，川芎 12g，赤芍 12g，泽兰 20g。7 剂。每日 1 剂，水煎，分早晚 2 次温服。2018 年 7 月 18 日二诊：胸闷、气短减轻，时有心悸、心慌，乏力，水肿消退明显，纳食改善，睡眠差，二便正常，舌淡，舌下络脉迂曲稍减，苔薄白，脉细涩。上方加茯神 30g，炒酸枣仁 15g，龙齿 15g，继服 7 剂。2018 年 7 月 25 日三诊：胸闷、气短、心悸、心慌均消失，纳食可，睡眠改善，双下肢无水肿。动态心电图检查示：仍有室性阵发性心动过速，但室性早搏明显减少。原方再服 15 剂，病情平稳，未再发。

按：本例顽固性心力衰竭为气虚血瘀、阳虚水泛证候复合相兼的病证，病位在心、脾、肾；病机为本虚标实，其中气虚、阳虚为本，瘀血、水湿为标；气虚血瘀是本病病机之关键，存在于病变发展的全过程[10]；阳气虚衰、寒水凌心是本病的病理结果。因此，治疗原则为标本兼治、扶正祛邪，尤其是益气活血应贯穿治疗的始终，温阳利水体现在重要阶段。方中党参为益气之要药，益气健脾，补养正气；熟附片味辛，性大热，回阳救逆，补火助阳，散寒止痛；黄芪补气升阳，益卫固表，利水消肿；桂枝发汗解肌，温经通脉，助阳化气；泽兰活血祛瘀，利水消肿；丹参凉血化瘀，安神养心，活血调经；赤芍入肝经，善走血分，能清血分郁热而凉血散瘀，活血化瘀不伤正气，中正平和，可使气血充盈、脉络通畅；川芎活血化瘀，通上走下，行内达外；云茯苓利水渗湿，健脾安神；白术补气健脾，燥湿利水，为补气健脾、治痰饮水肿之要药。诸药合用，共奏益气温阳、活血利水之效。整个组方中，重用黄芪、泽兰、熟附片、茯苓，分别针对气虚、血瘀、阳虚、水泛证候而选用，丝丝入扣，针对性强。全方药味纯厚，功专效强，补泻兼施，补中寓通，通不损正，化瘀泄水，攻不伤正，故获佳效。

（五）小结

顽固性心力衰竭属于急危重疑难病，因其病史长、病因多、病机杂、病情重，治愈较难、恢复不易，属当前国内外中西医诊治的难题。笔者尊崇经方，擅用圣药，发现了张仲景大剂量用药的经验，在此基础上对顽固性心力衰竭运用大剂量药物配伍组方，性味纯厚，针对性强，传承和弘扬了张仲景方药治疗急危重疑难病的独到优势和特色，有显著的科学性、创新性、实用性，其学术理论和临床实践经验值得进一步深入探索和研究。

参考文献

[1] 张艳，礼海，王彩玲 . 谈慢性心力衰竭中医病名病机研究 . 时珍国医国药 ，2011，22（6）：1547-1548.

[2] 杨建兵，袁惠芬，郑雪华 . 中西药联合血液净化治疗顽固性心力衰竭 32 例 . 浙江中医杂志，2014，49（11）：804.

[3] 章敬芳 . 益气养阴活血法治疗慢性心力衰竭患者 60 例 . 环球中医药，2017，10（1）：97.

[4] 李永新 . 补益宗气联合艾灸法治疗慢性心力衰竭患者的临床研究 . 现代中西医结合杂志，2015，24（17）：1846.

[5] 吕勇辉 . 强心保元汤治疗顽固性心力衰竭疗效观察 . 河南中医 ，2004 ，24（8）：32.

[6] 何庆勇 . 真武汤治疗顽固性心力衰竭验案采撷 . 中国中医药信息杂志，2013，20（10）：77.

[7] 刘琛怡，李济廷，卢洁，等 . 四逆汤合参附汤治疗慢性心力衰竭阳虚血瘀证 . 长春中医药大学学报，2018，34（4）：715.

[8] 王心东，张风梅，史代萌 .《伤寒论》药物大剂量应用初步探讨 . 中国医药学报，2002 ，17（5）：270.

[9] 王心东，张风梅，王杏 .《金匮要略》大剂量用药初步探讨 . 中医杂志，2010，51（2）：177.

[10] 张振千，李忠业 . 顽固性心力衰竭的中医病因病机和证治初探 . 四川中医，2009，27（2）：43.

十六、大剂量用药治疗癌因性疲乏的临床经验

（一）特异性证候

癌因性疲乏（Cancer-related fatigue，CRF）是一种患者在肿瘤治疗过程中的主观感受，以长期的、持续的、令人痛苦的疲劳感觉，并伴随着情感和认知功能的疲惫，兴趣丧失，无法从事原来可以胜任的工作，且不能通过休息或睡眠达到缓解为特征。有研究表明，CRF 在恶性肿瘤患者中发病率高达 60%[1]，严重影响患者生活质量，越来越受到医学界的关注。现代医学尚未有治疗 CRF 的有效方案，而中医学在 CRF 的治疗中优势显著，已取得了令人瞩目的成绩[2]。如储真真认为 CRF 可责之于肝，提出疏肝养血法治疗 CRF 的治疗思路[3]。另有人认为情志失畅是 CRF 发生发展的重要因素，患者可因病致郁，诊疗全程中均可出现情志不畅、气机郁滞证候，进而可诱发、加重疲乏，并提出“补疏互用”的治疗理念。冯正权认为“脾虚为致瘤之本”，在肿瘤发生发展及扩散转移过程中，脾最先受累，运化无力，故痰湿、瘀血、邪毒等病理产物相继或同时形成，成为致瘤之标[4]。龚天瑶等则从“津液”角度论证，认为 CRF 的主要病机为津液匮乏、输布障碍[5]。笔者则依据 CRF 患者病因于癌、病程长、进展缓慢，以及体瘦，自觉口中无味，纳差，面色萎黄，局部隐痛，神倦乏力，恶风畏寒，偶有低热，舌淡、苔薄，脉浮细弱等临床特点，结合脾主气，司运化，主统摄血液，主肌肉，主四肢，为气血生化之源等，总结出 CRF 应从脾虚劳伤论治，治疗上强调以扶助脾胃之气为本，以期脾旺“执中州而灌四旁”，寓攻于补，祛除邪气，维护气血阴阳的平衡[6]。

（二）治疗方法及用药特点

笔者治疗 CRF，从中医辨证入手，以脾虚劳伤立论，确立补脾益气的治法。师法仲景，健脾扶正，重用君药山药，寓攻于补，兼顾祛邪。

1. 健脾补中，君药重用，擅用山药

《金匮要略》中有 27 味药物的用量等于或超过现代《药典》的规定用量，《伤寒论》中有 34 味药物的用量等于或超过现代《药典》的规定用量[7]，这是中医学大剂量用药的历史源流，也是张仲景学术思想的重要内容和独特经验。笔者研究认为，大剂量用药，药味纯厚，效力突出，此用法功专效强，用于各种急重病、疑难病、危病绝症的治疗，效果显著[8]。仲景薯蓣丸重用山药治疗虚劳病的用药记录，显示了山药在

脾虚虚劳病治疗中的重要地位和意义，根据CRF临床表现，应归属于中医学“虚劳”范畴，故可重用山药来治疗。

2. 效法先贤，补中寓攻

笔者治疗CRF时常以补虚为主，重用山药，补中寓攻，虚实兼顾。《医宗必读·虚劳》载“夫人之虚，不属于气，即属于血，五脏六腑，莫能外焉。而独举脾肾者，水为万物之元，土为万物之母，二脏安和，一身皆治，百疾不生”。《脾胃论》中提出“元气之充足，皆有脾胃之气无所伤，而后能滋养元气；若胃气之本弱，饮食自倍，则脾胃之气既伤，而元气亦不能充，而诸病之由所生也”[9]，这与笔者提出的CRF从脾胃论治的观点十分吻合。笔者在治疗CRF时山药用量常达60～100g，山药味甘、性平，入肺、脾、肾经，具有健脾补肺、益胃补肾、固肾益精、聪耳明目、助五脏、强筋骨、长志安神等功效。笔者重视辨证配伍用药，在治疗CRF的君药配伍上，如重用山药配伍黄芪30g为君药治疗CRF兼喘促者，重用山药配伍薏苡仁30～40g为君药治疗CRF兼有湿热下注者；重用山药配伍牡丹皮30g为君药治疗CRF兼有肝血瘀热者；重用山药配伍黄芩20g为君药治疗CRF兼有肺热咳嗽者；重用山药配伍蒺藜30g为君药治疗CRF兼有肝郁气滞者；重用山药配伍桂枝15g为君药治疗此病易感冒者；重用山药配伍土茯苓30g为君药治疗CRF兼有热淋者；重用山药配伍炒葶苈子30g为君药治疗CRF兼有肢体水肿者。大剂量山药作为君药组方除针对CRF常见的脾气亏虚外，治疗中还应注意兼顾邪伤其他脏腑和兼夹病证。

（三）典型案例

王某，男，69岁，2016年5月17日以慢性腹泻、疲乏3个月为主诉初诊。患者3个月前无明显诱因出现腹泻，稀便，每日3～6次，伴持续性疲乏，经休息不能缓解。3天前在我院查肠镜、腹部CT平扫诊断为乙状结肠癌、肝脏多发转移。刻下：体瘦，自觉口中无味，纳差，面色萎黄，腹部隐痛，神倦乏力，恶风畏寒，眼睑轻度浮肿，偶有低热，腰膝酸软无力，小便频数，舌淡、苔薄，脉浮细弱。

中医辨治首先明确病位、病因和病性。患者年事已高，正气亏损，体瘦，神倦乏力，面色萎黄，腹部隐痛，自觉口中无味，纳差，大便稀溏，病位在脾；恶风畏寒，眼睑轻度浮肿，偶有低热，病位在肺；腰膝酸软无力，小便频数，病位在肾。体瘦，面色萎黄，舌淡、苔薄，脉细为血虚、阴虚之象；自觉口中无味，神倦乏力，恶风畏寒，眼睑轻度浮肿，偶有低热，腰膝酸软无力，舌淡、苔薄，脉浮弱为虚之征。故该病病位在肺、脾、肾，病性属气虚、血虚、阴虚。诊断为CRF，辨证属肺脾气虚，脾肾阴血亏虚证。治宜补益脾肺肾，调补气血。处方：山药60g，薏苡仁30g，白芍15g，防风15g，陈皮15g，麸炒白术10g，黄芪20g，当归10g，生晒参10g，茯苓10g，泽泻10g，桑寄生10g，盐杜仲15g，川芎10g，炙甘草5g。7剂，每日1剂，水煎取汁600mL，分早晚2次温服。药尽二诊，患者精神明显好转，恶风、畏寒不显，胃纳改善，低热频率明显减少，大便好转，眼睑轻度浮肿，舌淡、苔薄，脉细弱。继续以补益脾肺、调补气血、补肾行水之法调治。方选薯蓣丸加减。处方：山药60g，山萸肉10g，生晒参10g，茯苓10g，白术10g，生甘草5g，桑寄生10g，黄芪20g，当归10g，川芎10g，防风10g，麦门冬10g，白芍10g，熟地黄10g，阿胶10g，柴胡10g，杏仁10g，桔梗5g，车前子10g，泽泻10g，猪苓10g，干姜10g，红枣30g。7剂，每日1剂，水煎取汁600mL，分早晚2次温服。加减治疗3个月后，诸症皆有好转，复查体重增加，面色红润，饮食可，夜眠宁，未诉心慌、胸闷、乏力，无发热、恶寒，四肢有力，活动自如，二便如常。上腹部及盆腔CT平扫示局部病灶稳定。

（四）体会

笔者在“虚则补之”的基本理论指导下，治疗CRF重视补益脾胃，重用山药为君，药重功专，补益后天，寓攻于补，临床疗效卓著。该治疗方法对改善患者症状，减轻患者痛苦，提高患者生存质量，延长患者生命有重要临床意义，与“有胃气则生，无胃气则死”这一中医基本理论吻合，值得进一步研究和推广，以惠及广大CRF患者。

参考文献

[1]BORNEMAN T，KOCZYWAS M，SUN V，et al. Effectiveness of a clinical intervention to eliminate barriers to pain and fatigue management in oncology[J].J Palliative Med，2011，14（2）：197-205.

[2] 张涛，夏黎明. 癌因性疲乏的中医病因病机及辨治研究进展. 中国民族民间医药，2014，23（24）：24-25.

[3] 汪小琳，闫君梅，温婷惠，等. 储真真教授疏肝养血法治疗癌因性疲乏的临床经验. 环球中医药，2019，12（2）：207-209.

[4] 姜丙梅. 冯正权从肝脾论治癌因性疲乏经验介绍. 新中医，2019，51（1）：271-273.

[5] 龚天瑶，祝捷，郑川，等. 基于“津液”论癌因性疲乏. 湖北中医杂志，2018，40（2）：40-42.

[6] 王心东，张凤梅，王杏 .《金匮要略》大剂量用药初步探讨．中医杂志，2010，51（2）：177-179.

[7] 王心东，张凤梅，史代萌．《伤寒论》药物大剂量应用初步探讨 . 中国医药学报，2002，17（5）：270-273.

[8] 王心东，张双善，李保林 . 桂枝的大剂量应用综述．国医论坛，1988，3（2）：50-52.

[9] 李东垣 . 脾胃论 . 北京：人民卫生出版社，2005.

十七、大剂量用药治疗消化道恶性肿瘤经验

当前恶性肿瘤已经成为严重威胁人类健康的常见病、多发病、慢性病。据《2011年中国恶性肿瘤发病和死亡分析》，全国 2011 年新发恶性肿瘤病例约 337 万例，死亡病例 211 万例，居常见死亡原因的首位[1]。消化道恶性肿瘤在所有恶性肿瘤的发病率和病死率中占据前列，其中部分肿瘤如肝癌、胰腺癌和胆囊癌的预后极差，严重危害人类的生命和健康。

中医药作为恶性肿瘤综合治疗手段的一部分，有着广泛的社会基础和患者认可度，从预防恶性肿瘤到治疗全过程及治疗完成后的康复和维持治疗各个阶段，中医药被越来越多的患者所接受和采用。积极全面的中医药干预，能够为患者解除各种不同的躯体症状、心理及社会等方面的问题，尽可能地消除或减轻患者痛苦，提高患者生存质量，延长患者生存时间。

笔者在治疗消化道恶性肿瘤方面有丰富的临床经验，现将有关临证学术思想和证治经验介绍如下。

（一）辨证与辨病结合，重视多元诊治

消化道肿瘤属于疑难病、常见病、多发病，其病因病机和临床表现较为复杂。西医学利用物理、生化检测手段对其能够进行客观准确的定位、定性诊断，也为中医药治疗消化道肿瘤的疗效评判增加了有益的客观指标，但手术、化疗、放疗等疗法也有一定的局限性。长期的临床实践证明，在西医检查手段和治疗方法的基础上，加用中医药的诊治措施和方法，能确切地提高临床疗效，减轻患者病痛，延长带瘤生存时间。故对消化道肿瘤的诊断治疗，尤其是在治疗方面，在运用西医手术、放化疗等经典手段治疗的同时，配合中医的辨证施治，可发挥中医药的特色和优势。消化道肿瘤为多

种病因病机交互为患，复杂相兼，互相联系，互相影响，采用多种中医治疗原则和方法的“多元并治”观点，符合中医既病防变、已病防传的“治未病”思想，有拦截病势、干预此病继发传变的实践价值[2]。临床证明，单一或单纯地确立中医证候类型，相对地用单一的或单纯的治法方药来拮抗或逆转病情进展，往往难以收到理想的疗效。

（二）中药与西药共用，重在中药应用

治疗消化道肿瘤常用的西药有紫杉醇类、氟尿嘧啶类、铂类等。这类化疗药物，或静脉应用或口服，都有一定的疗效。但此类化疗药物不良反应较明显，易致肝肾功能及血液系统严重损害，对机体的免疫功能也有较大的损伤。因此，在选用化疗药物规范治疗的同时，运用中医方药，既能改善患者症状，也能防治或减轻西药应用时出现的不良反应。

中药的应用原则及取得疗效的秘诀在于辨证施治，中医的“三因制宜”“同病异治”“异病同治”的治则也是讲究个体化治疗的。由于消化道肿瘤患者体质各异，病情轻重、兼病兼症等各不相同，故治疗中常选用中药汤剂、中药丸（片、胶囊）剂和中药膏滋剂 3 种剂型。汤者，荡也，能快速拦截病势，防微杜渐，适用于病程的早、中、晚期及恢复期、康复期全过程，尤其适用于急危重症。丸者，缓也，缓图徐进，长期久服，以图根本，适用于各类病症的恢复期、后遗症期、康复期及晚期。除服用国家批准的各种剂型的中成药外，为了经济方便，在一些患者服用汤剂显效后，笔者嘱其用固定的汤药处方自制为水丸或蜜丸，长期服用。另外，笔者擅长应用膏滋药，即在辨证施治的理论和方法指导下，根据患者的疾病特征和病机证候，制定处方，煎煮浓缩加阿胶收膏内服，用于调和气血，平衡阴阳，扶正祛邪，达到减轻或改善临床症状，减少放化疗不良反应，提高患者生存质量，有效延长生存时间的目的。此种用法尤其适用于消化道肿瘤术后，以及大病、重病、恶病质及转移致多脏器损伤的恢复期。临床上不管面对何种复杂病机证候，在熬制内服膏滋药时，都少不了在收膏时加入适量的东阿阿胶，以加强补益生血、补阴扶正的作用，对于肿瘤术后共有的阴血耗伤症状有良好的临床疗效。

（三）治标与治本兼顾，重用君药组方

笔者认为，消化道肿瘤在临床上不论手术前后是否实施放化疗都属难治性疾病，中医辨证多属虚实相兼、气血同病、痰瘀交结、郁毒互患、正虚邪实的复杂证候，以多元因素互相结合，治本治标，相互兼顾，就显得十分必要和迫切。对此，笔者常采

用君药大剂量应用配伍的措施和方法。肿瘤类病症，用一般治法和药物，如隔靴搔痒，井深绳短，有时还受到社会的质疑和诟病。故效法医圣，辨证准确，大剂量应用君药，标本兼治，虚实兼顾，常可收到较好的临床疗效。如对食管癌、贲门肿瘤、胃肠道各部位肿瘤，证属痰湿壅盛者加半夏 30 ～ 60g；气虚为主的加黄芪、党参各 40 ～ 60g；脾虚明显的加白术、薏苡仁各 60 ～ 90g；血瘀证加当归 30 ～ 60g，土鳖虫 15g，莪术 30g，赤芍 40 ～ 60g，牡丹皮 30 ～ 40g；热毒证加连翘 40 ～ 60g，土茯苓 40 ～ 60g，白花蛇舌草 40 ～ 60g；湿热证加栀子、黄芩各 30g；气郁证加蒺藜 30 ～ 40g，莱菔子 30g。对术后及放化疗的不良反应，如发热、呕吐、疼痛、腹泻、脱发等，皆观其脉证，知犯何逆，审因论治，病方相应，君药组方，科学配伍，随证治之。

（四）巩固与维持递进，重在防治转移

消化道肿瘤术后及放化疗后，如何防治肿瘤的转移是中西医学界同样面临的重要课题。肿瘤转移的特点是发病率高，防不胜防，难以早期发现，其可怕之处在于能转移到全身任何部位和组织，并严重影响患者的生存质量，甚至威胁其生命。癌症转移的发生，是肿瘤术后及放化疗后的并发症和继发症，它加剧了肿瘤病机的复杂性，增添了中医药治疗消化道肿瘤的困难。笔者认为此属多元病因，邪毒内侵，流窜经络，稽留脏腑所致。笔者的经验是在消化道肿瘤术后及放化疗后，分阶段注重对肿瘤转移复发的辨治，关键是不忘应用虫类药通络散结。具体应用是在消化道肿瘤术后及放化疗后的 0.5a 内服用中药巩固治疗，即为“巩固疗法”。在消化道肿瘤术后及放化疗后的 2a 内服用中药维持治疗，即为“维持疗法”。两种疗法的区别之一是治疗时间的长短不同，两个阶段先后依次进行治疗，依据辨证加用不同的虫类药，因虫类药有通血脉、通经络、通骨髓、破积散结的功用，能治疗窜行经络、深伏痼结的病症。

如肿瘤转移在上焦，如肺、颈部、锁骨下、纵隔、腋窝等，常加用僵蚕、地龙配伍；转移在中焦，如肝胆、腹部淋巴结等，常加用穿山甲、土鳖虫配伍；转移在下焦，如腰椎、肾、膀胱、结直肠等，常加用水蛭、全蝎配伍。因肿瘤术后及放化疗后患者多正气亏虚，而虫类药峻毒散结易伤正气，故应用此类药配伍均不用大剂量，巩固疗法常用中等剂量，维持疗法常用小剂量。其他中药中、小剂量的不同应用也是“巩固疗法”与“维持疗法”的区别之处。两个阶段的共同特征是均可应用中药汤剂、免煎颗粒或膏滋剂，分别辨证应用或相互结合应用。

参考文献

[1] 陈万青，郑荣寿，曾红梅，等 .2011 年中国恶性肿瘤发病和死亡分析．中国肿

瘤，2015，24（1）：1-10.

[2] 王心东，熊伟，张风梅. 浅淡中医“治未病”及“多元并治”理论在脑动脉硬化症治疗中的应用. 光明中医，2009，24（5）：800-801.

第五章

学说构建研究

《伤寒论》和《金匮要略》是东汉著名医家张仲景所著，两书将中医基础理论、临床医学和方药学融为一体，创造性地奠定了中医辨证施治的基础，形成了理法方药量比较完备的独具特色的中医临床治疗学，充实了中医药学术体系，在理论和实践上都具有较高的指导意义和实用价值，对于中医药学术事业的发展有重大的贡献和深远的影响[1]，所以被古今医家赞誉为方书之祖、医方之经，成为我们学习应用中医学必读的经典范文。

在当今科学技术繁荣发展的今天，随着疾病谱的改变，各种急危重疑难病乃至许多罕见病症，依然影响着广大民众的生命健康，依然困扰着广大科学家和医药卫生工作者。随着人们对中医学的深入了解，中医药全方位、全链条地参与融合，中医药在临床各科的应用卓有成效，特别是在中医药的实际组方配伍应用中，医圣张仲景的学术思想和临床经验，以及经方君药大剂量应用的治疗技术和方法，在提高中医药临床疗效方面，彰显了独特的作用。为了深入探讨经方君药大剂量在现代临床上的应用特点和规律，进一步发挥中医药的特色和优势，为治疗急危重疑难病提供有效的中医药参考和指导，兹根据我们的临床实际体验，结合有关的文献学习[1]，并联系国内此方面的应用发展状况，粗浅地讨论“张仲景君药大剂量应用治疗学”这一学术观点的构建思路和认识。

一、“张仲景君药大剂量应用治疗学”的内容含义

我们的研究是以全国中医院校统编教材 1 两等于 3g 为折算标准[2,3]，以《方剂学》中的“量大为君”为组方标准[4,5,6]，以等于或超过《药典》[7]的中药上限用量为大剂量应用标准，以张仲景书中的药物大剂量应用记载进行统计总结，发现张仲景大剂量用药参与组方 165 个，占比 52%，作为君药应用 235 方次，占比 80%，尤其总结发现书中有超过《药典》[7]大剂量 2 倍、超大剂量 6 倍和特大剂量 14 倍的 3 种君药大剂量应用类型和方法；归纳其药物大剂量应用有 9 个方面的安全用药方法和注意事项；以国家中医药管理局制订的急危重疑难病的诊断定义，概括张仲景君药大剂量用药的适应病机是寒热虚实复杂多元叠加相兼，并制订 3 种大剂量用药的适应病症风险程度等级；以现代国医名师君药大剂量用药的临床报道和学术经验诠释印证；比较系统地对张仲景君药大剂量应用治疗的记载和状况进行了初步全面的总结整理[8,9,10]。

中国中医药文献检索中心河南分中心2024年3月7日针对“张仲景药物大剂量应用治疗急危重疑难病的传承与创新研究”的《科技查新报告书》显示，课题整理研究成果目前国内尚无相同研究内容。课题的代表性论文属国内外首次发表，先后于2002年和2010年在核心期刊《中国医药学报》和《中医杂志》发表，分别被引30次、他引19次和被引13次、他引7次。其余研究论文也发表在核心期刊，总被引用97次。中科院院士仝小林教授主编的专著《重剂起沉疴》中被引用2次。

综上，我们的观点是运用张仲景《伤寒论》和《金匮要略》中的药物作为君药大剂量组方配伍治疗急危重疑难病的技术经验，即为张仲景君药大剂量应用治疗学的学说主张内涵，或简要称为应用张仲景君药大剂量应用治疗急危重疑难病的方法观点。我们认为，张仲景经方君药大剂量应用的经验和内容，已形成张仲景学术思想和临床经验最基本的具有普遍指导意义的学术体系，是中医学自主原创发展的宝藏精华和重要源泉。实践产生理论，理论指导实践，传承张仲景君药大剂量应用经验和方法，发挥张仲景君药大剂量应用的特色和优势，古为今用，守正创新，至关重要，故特提出构建“张仲景君药大剂量应用治疗学”的学术观点和主张。

二、“张仲景君药大剂量应用治疗学”的创新要点

（1）我们是国内少有的最早对《伤寒论》药物大剂量应用的经验和记载，进行了专题系统探讨[9]。

（2）我们是国内少有的最早对《金匮要略》药物大剂量应用的经验和记载，进行了专题系统探讨[10]。

（3）我们旗帜鲜明地强调“君药”的大剂量用药，明确“君药＝针对病机＋用药量大”的表现形式，符合《方剂学》中“量重为君”的指导思想和概念含义[5]。而国内某些学者开展的中医药量效关系的研究，没有明确强调运用“君药”的概念[11,12,13]。

（4）我们旗帜鲜明地应用汉1两=3g的全国中医院校统编教材确定的全国统一的、权威的药物剂量折算标准，据此研究应用，既符合张仲景时代一剂量、一日量、一服量的应用实际，又符合当今不同地域、不同证候的应用实际。如果按国内近年学者研究的汉1两＝15g的折算标准，那么张仲景大剂量用药的药量则高达现代用量的30倍或60倍，既浪费药材资源，又不环保，更不符合生态文明建设之要求，更重要的是用药不安全，易致毒副反应。

（5）我们明确指出《药典》没有完整地记载医圣张仲景大剂量用药的经验，这不

能不说是一个重大的学术缺漏和遗憾。这样人为地限制了中药用量的范围，丢掉了中医药临床应用的一个主要技术特长，严重影响了中医药学的继承发展。应当增补张仲景大剂量用药的内容，方能充分体现《药典》的完整性、科学性、权威性。

（6）明确提出大剂量用药的适应病症是急危重症和疑难病，急危重症和疑难病的概念含义主要采用国家中医药管理局 1993 年 9 月《全国中医医院分级管理评审标准》规定的概念，应用全国最高级别的业务行政管理部门的统一标准，以提高临床应用的权威性、统一性、针对性。此从病症轻重程度定义的概念应用，虽然已过去了 30 年，但这种基础应用知识至今尚未过时。

（7）汇集总结了张仲景大剂量用药的本原用量。应用古今文献对比研究，确立了大剂量用药最佳的临床君药用量折算标准，即张仲景大剂量应用的药物中 7% 的大剂量用药是《药典》用量的 2 倍，15% 的超大剂量用药是《药典》用量的 6 倍，8% 的特大剂量用药是《药典》用量的 13 ～ 15 倍，平均 14 倍，这为当前经方本原剂量应用中的混乱现状，提供了一种容易掌握的临床大剂量用药方法和范围。我们不反对并仍然提倡使用中小剂量治疗常见病、多发病，但根据急危重疑难病的病机特点，选择“崭露头角型”“金鸡独立型”或“鹤立鸡群型”3 种不同大剂量用药方法，就能保证大剂量用药的方式方法得到规范安全的体现[8]。

（8）开创性地制定疾病的风险程度等级，以便选择相应的 3 种大剂量用药方法，做到量症对应、量病对应，确保大剂量用药的安全性。

三、“张仲景君药大剂量应用治疗学”的特殊性与科学性

大剂量用药是中医学中最古老、最具有代表性的中医药治疗技术方法之一，张仲景开创了大剂量用药的先河，树立了大剂量用药治疗技术的典范。当今时代，人们的健康意识高度觉醒，激发了人们对中医药保健治疗重要性的高度认识，运用中医药防治疾病，拯急救难，保健养生，强体寿身，已是国人的共识和自觉行为，中医药在社会生活中的预防治疗优势日益凸显。人类与病毒长久共存，后疫情时代已经来临，充分利用中医药生态资源，应用中医药经方的特长技术，提高人民群众对疫病的抵抗能力（卫气功用），提升人民群众对疫病的免疫能力（营气功用），固护人体正气，增强精气神，既是民族兴旺发达之需，亦是国家发展富强之需。

《伤寒论》有关于“营卫不和”的病证和治疗的内容记载（第 95 条、53 条、174 条），在调和营卫、温经助阳、扶正祛邪时，主要用桂枝、附子两味药作为君药大剂量

组方配伍，桂枝用量是 9 ～ 18g，附子用量是 30g，而现今《药典》规定桂枝最大用量是 9g，附子最大用量是 15g，张仲景用量均等于或超过《药典》用量。“卫行脉外”是人体的抵抗能力，“营行脉中”是人体的免疫能力。张仲景君药大剂量应用组方治疗“卫外不固”，对抗和消除病邪病毒对人体的侵袭，意在提高人体的抵抗力。君药大剂量应用组方治疗“营不内守”，既能减缓病邪病毒的侵害程度，又能增强对病邪病毒向内入里传变发展的阻止作用，意在增强人体的免疫力，展示了张仲景固护卫气、强壮营卫、扶正祛邪、扶阳固本的学术思想，反映了其在治未病实践中的重要性。同时也明确地提示了张仲景在运用经方配伍时，选用君药大剂量组方，以发挥其提高和增强免疫力的特殊作用。这既是张仲景君药大剂量应用的治疗优势，也是中医药学的技术优势。新冠病毒感染后的病症，不论是早期与中期、重症与危症，或者是后遗症期病症，均是不同程度的营卫不调、阴阳失衡，均是抵抗力弱或免疫力弱，或卫营俱虚。

张仲景的经典医著，将中医基础理论、临床医学和方药应用融为一体，创立了中医学辨证施治的模式和方法，形成了理法方药量比较完备的中医临床应用体系。《伤寒论》君药大剂量应用，多以治疗急危病症为主，兼顾治疗疑难杂病。《金匮要略》君药大剂量应用，多以治疗疑难杂病为主，兼顾治疗急危重症。君药大剂量配伍组方应用时，其内含的整体观念、三因制宜、主证主方、专病专药等思想，均是以理法方药量一体及“辨脉证并治”思路为主要内容的君药大剂量应用核心要素，这在两书中占有相当大的篇幅，在中医药学术中亦占据着一席重要地位，所以君药大剂量应用的学术观点和临床经验，既是指导我们学习传承运用的根本宗旨，也是我们提高治疗急危重疑难病疗效的重要遵循。

四、“张仲景君药大剂量应用治疗学”的现实性与实用性

（一）新的临床应用治疗格局

君药大剂量在临床上的应用，不但提升和增强了新的中医药治疗学术内容和体系，更为中医传承创新发展带来了新的模式和机遇。君药大剂量的高疗效及其针对性、特异性，在急危重疑难病的治疗上具有极强的广泛性和竞争力。中国中医科学院中药研究所曾经专门在华北、华南、华东和华西做过专题调研[14]，表明各地中医药的应用，从最初的个别中药大剂量，到大部分中药大剂量；从个别医者应用大剂量到相当一部分医者应用大剂量；从基层广泛使用大剂量到三甲医院也在应用大剂量；从个别的大剂量应用文献报道到期刊上多见大剂量应用文献报道；从大剂量应用研究的课题专著不断出现，到国内外中医药量效关系应用研讨学术活动的广泛开展，中医药行业的大剂量应用越来越

普遍，对其疗效越来越肯定，对其研究应用发展越来越关注，目前正以前所未有的发展态势，迅速高效地改变着中医临床多学科、多病种、多病症的治疗状态[15,16]。

（二）新的法典学术支撑

认识君药大剂量应用的实际疗效，使旧的中医药传统思维和法定用量规定被打破，中小剂量的应用不再是临床唯一的现象和状况。实践表明，君药大剂量应用已成为治疗急危重疑难病的主要方法，君药大剂量应用的概念得到临床上普遍的认识和熟悉，相关的法律规定、经典专著、学术标准、古今传承、中西临床等，多方面地支撑着君药大剂量的实际应用。

一是《药典》的法律支撑：历版《药典》指明，药物“用量是指成人1日常用剂量，必要时可根据需要酌情增减”；二是卫生部《处方管理办法》政策支撑：即医师开超量药物时需要双签字；三是《方剂学》教材学术支撑：至今多版全国中医院校统编教材或规划教材均定义中医的君药概念是“量大为君”；四是古今名医名方名著的实践支撑：先秦时期《内经》有大剂量应用半夏的实践记载，唐宋时期的《千金要方》《外台秘要》中大剂量用药的方药数量大篇幅地呈现，金元时期李东垣提出方剂中药量“为君者最多”，奠定了大剂量用药的理论基础，明清时期吴又可治温病，擅长应用大剂量大黄，张景岳擅长大剂量用药而有“张熟地”之雅称，王清任活血化瘀用大剂量黄芪为君组方补阳还五汤，至今临床上仍广泛应用，近代张锡纯临床常大剂量应用山茱萸、代赭石、怀山药等；五是现代医学应用支撑：抢救有机磷农药中毒阿托品化的应用，治疗各种菌毒血症抗生素二联三联的大剂量应用，抗休克抗过敏的大剂量激素冲击疗法，心衰救治的洋地黄化的应用等；六是新药研制规范支撑：中药新药研究与申报明确要求，新药中的君药用量是该药常规应用的大量，甚至超过常用量；七是张仲景经方用量古今支撑：张仲景书中大剂量用药的应用记载及临床经验和学术思想，奠定了中医药治疗急危重疑难病的应用基石。

（三）新的社会科技贡献亮点

在大剂量用药学术思想和经验技术的转化应用下，疾病谱的治疗范围更加扩大，急危重疑难病的病种、类型或不同阶段或时期的病症，一个一个、一类一类、一种一种、一期一期地被临床实践应用而提高疗效或被认真治愈，这将是为全球健康社会及健康中国做出的贡献！君药大剂量应用正在扩展中医临床治疗技术方法的时空格局，在突出中医药特色，促进中医药文化思维传承发展日益频繁的呼声中，君药大剂量为中医临床应用方法提供了新的选择，中医临床的学术和兴衰也会在实践和时间对大剂量用药疗效的验证中得见分晓[17，18]。

五、"张仲景君药大剂量应用治疗学"的可行性与创造性

张仲景君药大剂量应用治疗学的学术主张和观点有否可行性、引领性和先进性呢？我的回答是肯定的。

理由之一：张仲景学术是我们中医临床治疗上最有基础和条件，创新空间较大，能够确立国内外领先地位的特色优势研究领域。历史悠久、独特唯一的仲景学术思想，是一座值得不断深入挖掘的研究富矿，特别是具有君药大剂量应用记载产生发展的深厚基础，源远流长，代有传承和延续载述。中医药学辨证施治的科学技术和方药应用，相当一部分产生于医圣张仲景的《伤寒论》和《金匮要略》两部经典医籍，源自文明华厦的学术技术知识，自然要反哺于华夏文明，并将泽被五洲四海，这是文明知识传播的重要作用，也是张仲景学术文化传播的终极意义。经历 2000 多年实践和时间验证的仲景学术之光，定能星火燎原，光芒四射[19，20，21]。

理由之二：我们认为"张仲景君药大剂量应用治疗学"是提高中医药临床疗效，传承发展中医药学术事业，让仲景学术技术更加强盛出彩的综合学科。专业学术的发展，就是要有重要学术观点的出现和创建，就是要有对知识体系的贡献，就是要看是否在专业知识理论和实践上具备有力、有用、有效的作用价值。"张仲景君药大剂量应用治疗学"的提出和主张，站在中医行业内看，是深入研究中医药临床疗效的重大课题；站在中医行业外看，是积极探索中医为国家经济社会发展与科技进步贡献的重大问题；在行业上向前看，我们应比较准确地研判中医药继承发掘、创新提高的发展趋势；在行业上向后看，我们要善于有效地传承和弘扬仲景医学优秀精华，要让世界知道发展中的张仲景学术文化、开放中的张仲景学术文化，让世界更广泛深层次地知道学术上的张仲景、大剂量用药的张仲景、引领当代中医药事业对经济社会发展与科技进步做出贡献的张仲景。

理由之三："张仲景君药大剂量应用治疗学"的提出和创建，反映了新时代中医药临床实践的巨大需求。新中国成立至今，中医药学取得了重要的成绩和发展。当代中国正在进行着独特而宏大的中医药实践传承，《中华人民共和国中医药法》的颁布实施，《中共中央国务院关于传承创新发展中医药事业的指导意见》的贯彻落实，《国务院关于加快中医药特色发展的若干政策措施》的贯彻执行，当今中医药学史无前例地

得到党和政府的高度重视，出现了历史罕见的大好形势，也对中医药学的发展提出了严峻的挑战和机遇。传承不足，创新不够，是中医学存在的主要问题，中医药的传承发展也需要在改革发展的临床实践中发现新问题，挖掘新认识，提出新观点，总结新经验，构建新理论。要建设高质量、高效益的中医药事业和产业，迫切需要中医药学术的发展指引和仲景学术思想技术特长的高效支撑。“张仲景君药大剂量应用治疗学”学术观点的提出和创建，是中医药行业传承发展的需要，更是中医药临床疗效提高发展的需要，丰富仲景学说的学术内容，才能充分体现和提升新时代中医药行业中医药学术技术的研究水平和学科繁荣程度，增强其在国内外的科技影响力和竞争力！

理由之四：“张仲景君药大剂量应用治疗学”的主张和创建，对中医独到鲜明技术的传承传播，继往开来，富有根基和生命力。我们对张仲景君药大剂量应用的发掘整理研究，提出君药大剂量的观点，从经典中来又回到现实中验证，经过了两千年的实践和时间的检验，是对仲景学术思想正根、正宗、正道、正统的阐释，是传承和光大的逻辑对应，是在综合创新意蕴上的科学推论，具有与现实同步，与趋势同向，与根脉同源，与时代同行的学术特征，展示了仲景君药大剂量应用的产生之源，奠定了君药大剂量推广普及的基础，能够突出仲景学术的特色和优势。如同中医学的活血化瘀学说、络病学说、体质学说等一样，是突出中医药学术的精华和核心，凸显中医药行业仲景学术研究创新出彩的学术高地。

理由之五：“张仲景君药大剂量应用治疗学”是中医药学的自主原创核心技术和战略主张，有利于中医药科学技术的可持续发展和提高。从《伤寒论·自叙》中可知张仲景参考了《素问》《九卷》《八十一难》《阴阳大论》《胎胪药录》等，在当时集汉代以前医药典籍和经验之大成，就像我们现在的《药典》药物用量标准的制定，也参考了现今及以前所有朝代，包括东汉以前朝代的有关医药典籍。问题的关键在于，综观新中国成立后历版《药典》的中药用量基本上没有大的变动，可知 1 两 3g 的折算标准，在汉代的应用可能无出其右。前人的经验是后人实践的基础，君药大剂量的用药方法，历经无数先人的实践试验，疗效确切，记载真实。虽然古今疾病谱是不断改变的，但是人体患病的表现方式和主客观症状是没有大的变化的，所以君药大剂量应用是经过千年实践检验被证实了的中医药临床经验结晶。这种原创性的记载应用，在科学技术大力创新发展的今天显得意义尤为重大。

理由之六：“张仲景君药大剂量应用治疗学”的学术现象和主张，是从实际出发创新研制治疗急危重疑难病重大成果的重要方向措施。药量是药效的基础，药效以用量为前提，基于 1 两 3g 的折算标准，古今临床应用表明既符合张仲景时代大中小剂量的不同应用，也符合现代临床大中小不同剂量的应用实际。故凡病都可以大中小不同剂量地辨证普适应用。既能简约治疗常见病、多发病，又能倍约治疗急危重疑难病；既能预防调理各种“未病”，又能治疗重大疾病；既能治疗一种疾病，也能在多种疾病不同时期阶段不同剂量地选择应用；既能 3g、6g、10g、15g 的中小剂量应用，也能 2 倍、6 倍、14 倍的大剂量应用。一种折算率，不同剂量运用，适用范围较广，用量比较灵活，联系实际，科学性强。张仲景君药大剂量应用鲜明地体现了“量重为君”的学术内涵，是一种理论与实践紧密结合的中医治疗新技术，充分发挥了君药大剂量药味纯厚、功专效强的作用和特性，可拓展提高中医临床疗效的新思路、新方法，深化对病症现象、性质和分类的认识，丰富对中药基本效能、潜在效能和“量重为君”质变效能的实践应用创新，有利于中药新药的研制开发，有利于孵化在国内外有重大影响的科技成果。

参考文献

[1] 重庆市中医学会 . 伤寒论（新辑宋本）. 重庆：重庆人民出版社，1955.

[2] 湖北中医院 . 金匮要略 . 上海：上海科学技术出版社，1964.

[3] 李培生 . 伤寒论讲义 . 上海：上海科学技术出版社，1985.

[4] 江苏新医学院 . 中药大辞典 . 第 1 版 . 上海：上海人民出版社，1977.

[5] 雷载权 . 普通高等教育中医药类规划教材・中药学 . 上海：上海科学技术出版社，1995.

[6] 段富津 . 普通高等教育中医药类规划教材・方剂学 . 上海：上海科学技术出版社，1995.

[7] 中华人民共和国药典委员会 . 中华人民共和国药典（一部）. 北京：化学工业出版社，2000.

[8] 王心东，王放，王杏，等 . 论张仲景君药大剂量治疗急危重疑难病，中华中医药杂志，2020，35（9）：4571.

[9] 王心东，张风梅，史代萌 .《伤寒论》药物大剂量应用初步探讨，中国医药学报，2002，17（5）：270-273.

[10] 王心东，张风梅，王杏 .《金匮要略》大剂量用药初步探讨，中医杂志，2010，51（2）：177.

[11] 柯雪帆 . 普通高等教育中医药类规划教材・伤寒论选读 . 上海：上海科学技术出版社，1996.

[12] 柯雪帆，赵章忠，张玉萍，等 .《伤寒论》和《金匮要略》中的药物剂量问

题 . 上海中医药杂志，1983，29（12）：36.

[13] 仝小林，穆兰澄，姬航宇，等 .《伤寒论》药物剂量考 . 中医杂志，2009，50（4）：368.

[14] 杨洪军，黄璐琦 . 中药饮片用量标准的研究 . 福州：福建科学技术出版社，2011.

[15] 蒋士生 . 论中药大剂量用药 . 中国医学学报 .1990，5（6）：33.

[16] 李金田 . 临床大剂量用药探析 . 北京中医学院学报 .1993，16（2）：50.

[17] 肖山河，鄢丹，金城，等 . 突破中药传统用量，提高中医药临床疗效 . 中国中药杂志，2008，33（3）：1377.

[18] 程先宽，韩振蕴，范吉 . 中药超大剂量应用历史及现状 . 上海中医药杂志，2007，4（12）：69.

[19] 仝小林 . 重剂起沉疴 . 北京：人民卫生出版社，2010

[20] 仝小林 . 方药量效学 . 北京：科学出版社，2010.

[21] 仝小林，王涵 . 临证方药量效求真 . 北京：人民卫生出版社，2018.